医薬品情報学

―基礎から臨床へ―

徳島文理大学薬学部教授　岡野　善郎
徳島文理大学薬学部教授　京谷庄二郎　編集

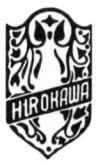

東京　廣川書店　発行

執筆者一覧（五十音順）

飯盛惠美子	第一薬科大学薬学部准教授
石田志朗	徳島文理大学薬学部准教授
市川　勤	徳島文理大学薬学部教授
大嶋　繁	城西大学薬学部准教授
岡野善郎	徳島文理大学薬学部教授
小野信文	福岡大学薬学部教授
木下　淳	姫路獨協大学薬学部講師
京谷庄二郎	徳島文理大学薬学部教授
駒田富佐夫	姫路獨協大学薬学部教授
手嶋大輔	就実大学薬学部教授
永田郁夫	久留米大学病院薬剤部副部長補佐
西村多美子	就実大学薬学部教授
宮村充彦	高知大学医学部附属病院薬剤部部長・医学部教授

医薬品情報学—基礎から臨床へ—

編者　岡野善郎
　　　京谷庄二郎

平成24年3月31日　初版発行©

発行所　株式会社　廣川書店

〒113-0033　東京都文京区本郷3丁目27番14号
電話 03(3815)3651　FAX 03(3815)3650

序　文

　薬学教育は，平成23年度に六年制の完成年度を迎えた．その基本的な構想の眼目は，薬学生の実務実習事前学習により薬剤師業務の学習と共に参加型実習を標榜した長期実務実習の導入である．旧来の薬剤師養成とは異質であった薬学教育から，臨床現場を志向した薬剤師養成への方向転換を目指したことに集約される．

　薬剤師はIT技術を駆使することにより，いとも簡単に膨大な医療情報・医薬品情報を入手できる時代にいる．多くの国民や患者が医薬品の適正使用に関わる適正な情報を切望しているという時代背景もある．そのため薬剤師には，膨大な情報の中から精度の高い情報を手早く収集し，評価して，再構築・加工後，提供し，加えて管理する能力が求められている．

　これらの能力の重要性を薬学生が身に付けるためには，教育者の真摯な教育姿勢，学習者の日頃からの研鑽と同時に適切な教材が必要である．

　本書は，医薬品の情報を学び，さらに学んだ医薬品の情報を臨床現場で如何に活かすか，この点に重点を置き編集を行った．そのため，薬学部教員および臨床現場の薬剤師など広範囲にわたる分野の方々に執筆をお願いした．

　薬学部で医薬品情報を学ぶ学生をはじめ，臨床現場で医薬品の情報業務に携わっている若い薬剤師や薬学生の実務実習を担当する指導薬剤師，医薬品の情報提供などに興味のある医療従事者の皆さん方を対象に編集した．

　「薬剤師国家試験出題基準」および日本薬学会編「薬学教育モデル・コアカリキュラム」および「実務実習モデル・コアカリキュラム」に記載されている項目を，キーワードとして本文中に網羅している．

　本書が，薬学生の臨床現場における医薬品の情報の流れや業務を理解するための一助になれば幸いである．また，臨床現場で医薬品の適正使用に邁進している薬剤師の一指針として役立てられることを願っている．

　終わりに，本書発行に御協力頂いた廣川書店会長廣川節男氏をはじめ，編集部の方々に深謝する．

2012年2月

編集者一同

目 次

I 基礎編 ……………………………………………………………………………… 1

1 医薬品情報とは ………………………………………………（岡野善郎） 1
- 1.1 医薬品と情報 ………………………………………………………… 1
- 1.2 医薬品情報の必要性 ………………………………………………… 8
- 1.3 医薬品情報の流れ …………………………………………………… 11
- 1.4 演習問題 ……………………………………………………………… 13

2 医薬品の開発と市販後の情報 ……………………………………… 17
- 2.1 医薬品の開発 ………………………………………（西村多美子） 17
- 2.2 EBM ……………………………………………………（手嶋大輔） 29
- 2.3 市販後調査 ……………………………………………（手嶋大輔） 38
- 2.4 演習問題 ………………………………………（西村多美子・手嶋大輔） 44

3 医薬品添付文書と医薬品インタビューフォーム ………（小野信文） 51
- 3.1 医薬品添付文書とは ………………………………………………… 51
- 3.2 インタビューフォームとは ………………………………………… 67
- 3.3 演習問題 ……………………………………………………………… 70

4 医薬品の情報源 …………………………………………………（大嶋 繁） 73
- 4.1 薬物治療に役立つ医薬品情報源 …………………………………… 73
- 4.2 演習問題 ……………………………………………………………… 87

II 応用編 ……………………………………………………………………………… 89

1 医療現場での医薬品情報の活用 …………………………（京谷庄二郎） 91
- 1.1 医療現場での薬事行政 ……………………………………………… 91
- 1.2 法律・制度 …………………………………………………………… 97
- 1.3 保険薬局および保険薬剤師 ………………………………………… 101
- 1.4 薬剤師にとって注意すべき刑法 …………………………………… 102
- 1.5 演習問題 ……………………………………………………………… 103

2 医療現場における医薬品情報の収集・評価・伝達 ……………（永田郁夫）107
2.1 病院における医薬品情報の収集・評価・伝達 ……………………………108
2.2 薬局における医薬品情報の収集・評価・伝達 ……………………………129
2.3 医療分野における個人情報保護の現状 ……………………………………132
2.4 演習問題 ………………………………………………………………………134

3 医薬品情報とリスクマネジメント ……………………………（京谷庄二郎）137
3.1 病院における医薬品情報とリスクマネジメント …………………………138
3.2 演習問題 ………………………………………………………………………148

4 データベースの活用 ……………………………………………（石田志朗）151
4.1 利用できるデータベース ……………………………………………………152
4.2 情報の評価方法 ………………………………………………………………162
4.3 演習問題 ………………………………………………………………………165

5 患者情報の収集・評価 …………………………………………（市川　勤）169
5.1 患者情報の必要性と問題志向型システム（POS）…………………………169
5.2 患者情報の評価 ………………………………………………………………171
5.3 演習問題 ………………………………………………………………………185

6 薬物療法の個別化に関する情報 ………………………（駒田富佐夫・木下　淳）191
6.1 遺伝的情報 ……………………………………………………………………191
6.2 年齢的情報 ……………………………………………………………………196
6.3 臓器別疾患情報 ………………………………………………………………205
6.4 演習問題 ………………………………………………………………………209

7 医療現場における中毒情報 ……………………………………（飯盛惠美子）213
7.1 急性薬物中毒について ………………………………………………………213
7.2 薬剤師の中毒への関わり ……………………………………………………213
7.3 薬剤師と中毒情報 ……………………………………………………………214
7.4 中毒起因物質の究明 …………………………………………………………214
7.5 急性中毒の処置方法 …………………………………………………………215
7.6 急性中毒時に使用される拮抗薬および第一選択薬 ………………………215
7.7 演習問題 ………………………………………………………………………216

8 医療現場における医療情報管理 ………………………………（宮村充彦）219
8.1 患者医療情報管理における医療情報保護 …………………………………219
8.2 患者医療情報管理における患者同意 ………………………………………221

8.3 治験・医師主導型臨床研究における患者情報保護 …………………………………223

索 引 ……………………………………………………………………………………**229**

I
基礎編

1 医薬品情報とは

C　薬学専門教育
C15　薬物治療に役立つ情報
(1) 医薬品情報
1　【情報】
1　医薬品として必須の情報を列挙できる
2　【情報源】
2　厚生労働省，製薬企業などの発行する資料を列挙し，それらの特徴を説明できる

　本章では，医薬品情報を理解するために，1.1 医薬品と情報の位置づけと関連，1.2 医薬品情報の必要性，1.3 医薬品情報の特徴的な流れや動きの観点から概説する．

1.1 医薬品と情報

1.1.1　医薬品情報を理解するために

1　くすりと情報

　くすり（医薬品）は使い方を誤れば毒にもなる．くすりが「両刃の剣」といわれる由縁です．くすりを逆から読むと「リスク」と表されるように，くすりの作用にはメリット（効果を期待する主作用）とデメリット（期待されない副作用）の両面があります．そのため，有効性が的確に発現し，有害な作用をできるだけ軽減する用法・用量の「さじ加減」に関する信頼度の高い情報が医師から，また適正かつ安全にくすりを飲んでもらうための服薬説明・指導に関する精度の高

い情報が患者から，薬剤師に求められています．くすりと情報はこのような関係として併存しています．

2 くすりの開発から適正使用まで

くすり（医薬品）とは，身体と心の健康を回復・維持する目的で適用されるために，常に安全性が優先されています．そのため，① 有効性，② 安全性，③ 有用性が証明され，同時に ④ 倫理性が確立され，患者等の QOL（生活の質）維持のための ⑤ 品質性および ⑥ 経済性が保証されているモノ，あるいは物質，商品です．さらに，医薬品は生活用品とは大きく異なり，⑦ 情報（医薬品情報や関連する医療情報）が必ず付随するモノです．医薬品情報の特徴は，ヒトへ医薬品が「適用される前（開発段階：治験・臨床試験）から適用段階，市販後段階に至るまで」常に多種多様の情報を伴っている点です（図1.1，第2章参照）．さらに，医薬品を適正に使用する（医薬品適正使用）ためには，モノに関する情報（医薬品情報など）とヒトに関する情報（患者情報）が不可欠であり，それらの両者が揃ってこそ適切な薬物療法が実践できます．図1.2に示したように薬剤師業務のあらゆる段階や局面で登場するのが医薬品情報と患者情報であり，適正なモノとヒトに関する情報のサイクルこそが「医薬品適正使用」そのものです．

医薬品は使用区分により，医療用医薬品と一般用医薬品に分類されています．① 医療用医薬品（処方薬）：病院や調剤薬局で処方せんにより調剤される薬剤群です．また，希少疾病用医薬品（オーファンドラッグ orphan drug）は患者数が少ない疾病に対する治療薬で，医療上その開発が必要と厚生労働大臣が指定したものです．さらに，治験薬とは，製造承認申請のために臨床試験（治験）を行っている医薬品です．また医薬品は，臨床試験・治験を経た医薬品「新薬（先発品，ブランド品）」と，「一般的な」，「普及した」という意味で新薬開発の過程が省力化されて

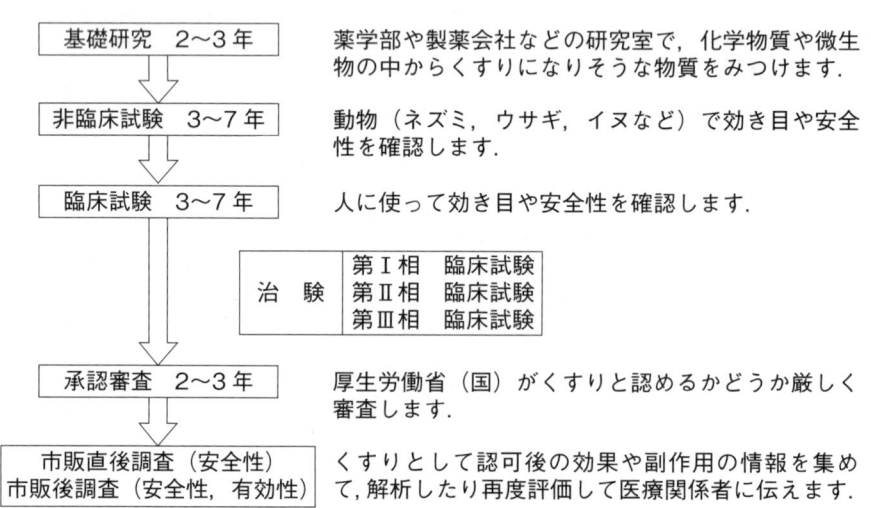

図 1.1 新薬の開発過程
（日本製薬工業協会編 製薬協ガイド，一部改変）

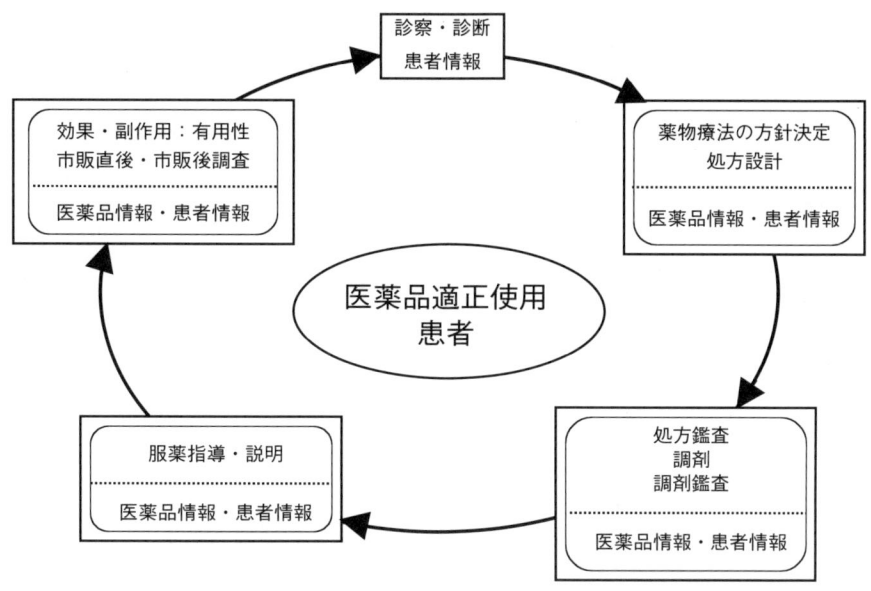

図 1.2　医薬品適正使用のサイクルと医薬品情報の関わり
このサイクルは適正な医薬品情報と患者情報により機能する．
□……□ は薬剤師が関与できる業務を示す．
（神谷他（2001）実践医療薬学，一部改変）

いるジェネリック医薬品（後発品，特許切れ後の医薬品と同一成分・効能）に分類されます．なお，ジェネリック医薬品は新薬に比べて開発過程や症例数が軽減されている分，新薬の2～7割安価な薬価となっています（一部に例外あり）．② 一般用医薬品（大衆薬），OTC drugs（over the counter drugs）は薬局で店頭販売されている薬剤群です．その中で，医療用医薬品から一般用医薬品の成分として配合（転用）が認められたものをスイッチOTC薬と称し，最近では比較的作用の強い成分を配合した医薬品もスイッチOTC医薬品として販売されています．

3　昔からのくすりと新薬で構成されている医薬品情報

　病院・薬局の医薬品調剤棚や配置棚の特徴は，「新薬，昔から存在するくすり，あるいは古いくすり」が混然雑多と併存していることです．そのため，標準的な医薬品集では新薬と古いくすりの情報が当然のことながら混在しています．

　医療機関では，新薬の上市後，新薬の導入と古いくすりの入れ替えを即座に行わず，くすりの有用性を評価するために新薬を一定期間試用し，あるいは観察し，その後も継続して使用するか，使用しないかを見極めています．このことは，薬剤師がくすりの有用性を評価する立場から，新薬と古いくすりの全般的な評価業務も担っていることを示しています．くすりの情報の特性の観点から古いくすりと新薬を比較すると，古いくすりは臨床での使用量や使用回数，使用経験も十分なため膨大な情報量が現存します．一方，新薬の情報量は臨床適用も少ないために，当然のことながら多くありません．そのため，一概に新薬が良いとはいいにくいこともあり，症例によっては選択に高度な臨床的判断が求められる局面もあるようです．

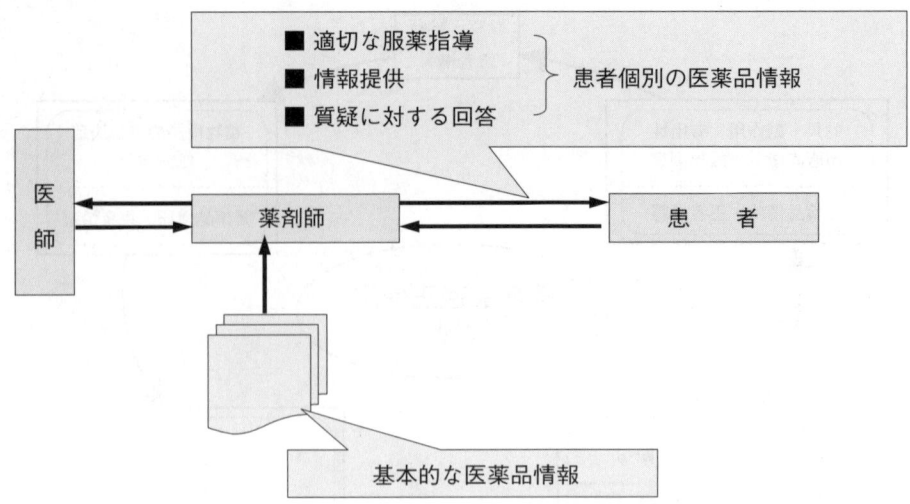

図 1.3　薬剤業務を中心においた医薬品情報の動き

1.1.2　これからの薬剤師に求められる医薬品情報とは

　臨床現場（医療現場）で得られるデータの中から有用な患者情報（患者に直接的，あるいは間接的に関連した情報）をどのようにして取り出すか，さらにそれらと適切な医薬品情報をうまく整合させるかがポイントです．そのために，精度の高いデータを解析する能力がこれからの薬剤師に必要です．すなわち，医療の高度化・地域化により派生する大量の情報の中から，医薬品に関わる信頼度・精度の高い情報を，的確かつ迅速に，薬学的な観点から評価・解析，再構築・加工を行った後，情報提供することが薬剤師に求められている訳です．薬剤業務を中心においた患者や医師に対する医薬品情報の動きを図 1.3 に示します．

1.1.3　これからの薬学生に求められる医薬品情報とは

　薬学六年制教育の実務実習（病院：11週間，薬局：11週間）は，医療現場における参加型実習として，医療現場と薬剤師を知り，薬剤業務を体験できる大切な唯一無二の機会です．医療現場の体験と共に他の医療従事者を知り，理解し，さらに医薬品の情報に実際に関わることができる機会でもあります．また，患者や家族，一般市民（利用者）に接することができる機会としても重要です．

　薬学教育の六年間に，最新かつ信頼度の高い医薬品情報・医療情報の収集・検索のしかた（みつけ方，あつめ方），評価のしかた（信頼度・精度の高い情報のみつけ方），整理のしかた（迅速なまとめ方，配り方）などを学習し，身に付ける必要があります．また，十分に訓練するための六年間でもあります．

(1) 第一歩は，どうしたら，医薬品情報・医療情報，また患者情報が収集できるか？　これらは医療現場での薬剤師の重要な業務の1つです．まずは，医薬品情報が何かを知る土台作りの段

階です.

(2) 医薬品情報を活用するための目標は？ 例えば次のようなことです.

① 医薬品がどのような疾患に使われているか，患者の全体的な臨床像と治療経過との関わり合いとは（外来での対応，入院中の対応，在宅医療への移行期など）は？

② 医薬品の適用を受ける患者の特性とは（原則禁忌の医薬品を使用するメリットとは，相互作用に関わる医薬品はあるか，もしあれば対処法）は？

③ 他にどのような医薬品が適用可能か？ などです.

1.1.4　薬学生の医薬品情報の学習法

くすりに関連した情報は，薬の効き方や作用機序（薬理学，臨床薬理学，薬物療法学），薬の安全性（副作用学，毒性学，病態生理学，薬物療法学，薬剤疫学），投与剤形と用法・用量（薬剤学，製剤学，処方学，調剤学），薬物動態（臨床薬剤学，処方解析学，薬物動態学），薬剤疫学（薬物療法学，臨床統計学），薬の原料や構造活性相関（薬理学，生薬学，天然物化学，有機化学），薬事関係法規などを包括しており，各々は横断的に関連しています．これらを基本に，情報の切り口でまとめたものが「医薬品情報学」です．

例えば，『モルヒネの効能・効果は激しい疼痛の鎮痛，咳嗽発作の鎮咳，激しい下痢症状の改善，がん性疼痛の緩和，麻酔前投薬であり，硫酸モルヒネ徐放錠（錠剤や坐剤）の適用はがん性疼痛であり，さらにオピオイドローテーションの医薬品の1つです．モルヒネ注射剤は心筋梗塞に伴う激痛にも適用され，また呼吸困難に伴う不安除去にも実地医家がよく利用しています．一方，塩酸モルヒネ末などはがん性疼痛に加えてリウマチの痛みや関節痛にも適用されています』．

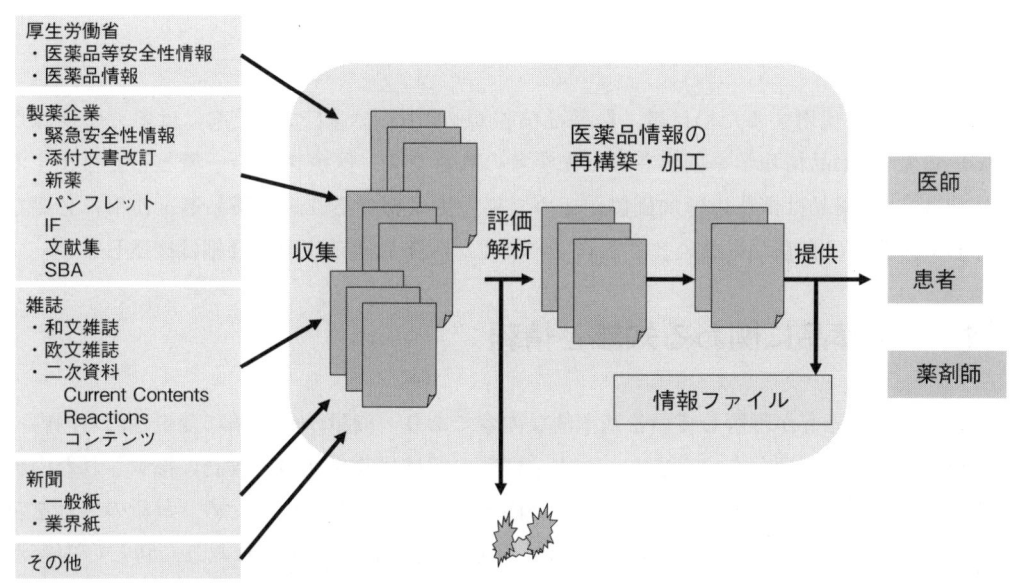

図 1.4　医薬品情報の収集，解析・評価，再構築・加工，提供

このようにモルヒネに関連したあるいは類縁の医薬品情報を土台に,「患者の年齢, 痛みや疾患の程度, QOLの維持状態, 合併症の有無, リスク状態の有無, 呼吸困難か呼吸不全かなど」により, モルヒネ製剤の中から患者に最も至適な剤形や用法・用量が選択されます. 上記に示したかっこ(『 』)内の医薬品情報には, 臨床薬理学, 薬物療法学, 処方学, 臨床薬剤学, 薬剤疫学, 病態生理学, 内科学などから発せられた知識と情報が含まれている訳です.

くすりの情報に関する学習法の第一歩は, 医薬品情報を構成する各段階「① 収集, ② 評価と解析, ③ 再構築と加工, ④ 提供」を模擬演習などで行ってみることです(図1.4). いい換えれば, 薬学生は,「情報を知る, 伝える, 理解する, 評価する」を, 医療現場で縦横無尽に使いこなせるように, あらかじめ準備しておくことです. また, 学習に使用できる道具・手段には, information technology (IT, コンピュータやインターネットなど情報に関わる技術), 書籍, 情報誌, 雑誌, 速報誌, 印刷物, 講義・講演などがあります(基礎編 第4章参照).

患者や医療従事者に対する医薬品の情報提供に関する業務の基本姿勢は「繰り返す, 工夫する, 理解を得る」ことです. これらの一連の医療現場の業務に対する基本姿勢を, 教育現場での学習法の基本姿勢に置き換えることをお勧めします. 医療関係者は,「自分自身も忘れる, 憶えていない, 理解できていない」ということ, さらに通り一遍の「情報交換」・「情報伝達」では, 患者・家族や利用者の理解を得ることが難しいことを承知しています. やはり「情報提供」の基本は, 医薬品情報の特性を十分に把握し, 図1.4を繰り返し動かしてみることです.

1.2 医薬品情報の必要性

1.2.1 必要性

医薬品を適正に使用するためには, 医薬品情報が必須です.「1つの錠剤には多くの情報が詰まっている」, 医薬品情報学を創出された先駆者の名言です. 医療情報の一環として存在する医薬品情報は,「医薬品は情報の付加価値が極めて高い生産物であり, 医薬品適正使用に必要な情報なくして医薬品は存在し得ない」とされています. 医薬品適正使用の詳細は後述します.

1.2.2 医薬品に関わる知識と情報

知識の領域は, 誰もが理解している基本的な内容であり, 簡単かつ頻繁に変更される内容ではなく, 原理・公理・定理ともいえます. 一方, 情報の領域は添付文書・雑誌に掲載された内容のみならずインターネットなどに搭載されている内容なども包括しているため, 最新の内容を包括している側面もあります. 随時あるいは月次・年次毎に更新・修正されたり, 新しい内容が追加・追記されるものと考えるとよいでしょう.

医薬品に関わる知識と情報の領域について, 高血圧治療薬(血圧降下薬)を例に挙げて説明し

表 1.1　医薬品に関わる知識と情報の領域：具体例

---

① α_1-blocker，Ca 拮抗薬，サイアザイド系利尿薬の有用性の比較
　＊医薬品の知識の領域
　　　α_1-blocker：プラゾシン
　　　Ca 拮抗薬：ニフェジピン，アムロジピン
　　　サイアザイド系利尿薬：ヒドロクロロチアジド
　　　サイアザイド系利尿薬：クロルタリドン（サイアザイド類似薬，日本では，現在販売中止）
　＊医薬品情報の領域
　　　2006, 4/1 に試験結果を公表
　　　脳血管障害（合併）の抑制・防止：クロルタリドンが優れていたことから，クロルタリドンとアムロジピン併用が推奨される．

② ACE-I と ARB-I の有効性の比較
　＊医薬品の知識の領域
　　　ACE-I（アンジオテンシン変換酵素阻害薬）カプトリル，ラミプリル（日本では，未発売）
　　　ARB-I（アンジオテンシンⅡ受容体拮抗薬）ロサルタン，テルミサルタン
　＊医薬品情報（医療情報）の領域
　　　2008, 4/1 に試験結果（大規模二重盲検ランダム化試験，米国心臓病学会）を公表
　　　心血管イベントの高リスク患者（冠動脈疾患，脳血管疾患，糖尿病合併）：障害発生の抑制に関する比較では両者の有効性は同等であった．

ます．米国で行われた臨床試験（約 5 年間にわたる大規模臨床試験）を比較した例です．具体例として，表 1.1 に，「① 交感神経 α_1 遮断薬（α_1-blocker），カルシウム拮抗薬（Ca 拮抗薬），サイアザイド系利尿薬（降圧利尿薬の 1 つ）の有用性」，「② アンジオテンシン変換酵素阻害薬（ACE-I）とアンジオテンシンⅡ受容体拮抗薬（ARB）の有効性に関する比較試験の結果」から，知識と情報の領域を示しています．

1.2.3　医薬品情報の入手

　多くの薬剤師は自ら医薬品情報を雑誌，企業の資料，業界紙のみならずインターネットなどのITを駆使して情報を入手しています．入手したそれらの情報を，どの患者で，どの場面で，いつ，どのように活用するかなど，これらのことを薬剤師は注意深く考えます．この局面こそが，医薬品情報や薬物療法に関わる薬剤師の腕の見せどころです．

　表 1.2 に，インターネットで入手した具体例を示します．具体例として，「① の情報は病院外来，かかりつけ薬局であれば，かぜ症候群の患児に対する治療薬選択，あるいは病棟であればかぜ症候群を併発した患児に対する併用薬の選択に活用」，「② では，スポーツ選手にはドーピングチェックの立場から，スポーツ愛好家に対しては医薬品乱用を警告する立場から活用」などを示しています．

1.2.4　医薬品の適正使用と医薬品情報

　医薬品情報は，医薬品の適正使用を推進して患者や利用者に利益を供与するために存在します．「医薬品適正使用とは，まず的確な診断に基づき患者の状態にかなった最適な薬剤，用法・用量

表1.2 インターネットで入手した情報：具体例

具体例①
2008, Jan 20　米国 FDA（食品医薬品局）2 歳未満乳幼児への OTC 薬（かぜ薬）の使用中止を勧告！
- 2007 年 10 月に FDA は「6 歳未満の子供には OTC 薬（かぜ薬）を使用すべきではない」と勧告
- 小児に向けの OTC 薬のかぜ薬（咳止め・シロップ剤）使用による死亡や痙攣・動悸・意識レベルの低下などの副作用が何度も報告：有効性と安全性がメーカーより示されなかったとして，今回の措置を保護者に対して発表した．
  (http://www.fda.gov/bbs/topics/NEWS/2008/NEw01778.html)
- 日本大衆薬工業協会では，小児用シロップ剤（かぜ薬，咳止め薬および鼻炎用薬など）の使い方に注意を喚起しています．
  (http://www.jsmi.jp/news/0711/20071126_topicshtm)

具体例②
2008, Apr 12　非ステロイド性消炎鎮痛薬が筋力を増す！
- 非ステロイド性消炎鎮痛薬（解熱鎮痛薬，OTC 鎮痛薬：イブプロフェン，アセトアミノフェン）が筋肉量や筋力を増すという報告です．世の中の流れ，ドーピングの問題が厳しくなっています．今後，さらに大きな問題になるかもしれません．
  (http://www.medicalnewstoday.com/articles/102997.php)
- 平均年齢 65 歳（60〜78 歳）の男女 36 人を対象としたプラセボ臨床試験の結果，イブプロフェンやアセトアミノフェンを鎮痛剤として通常の用量を服用しながら標準的なウエイトリフティングを試行した．大腿四頭筋の筋肉量や筋力がプラセボ服用群に比べて有意に増加することを確認した．
- メディアは一斉に報道，この結果をそのままドーピングに利用するのはネガティブと捉えているが，この研究者は，無重力に長時間曝されて筋肉量と筋力が衰える宇宙飛行士に応用できるかもしれないとポジティブな利用の可能性を，大学のホームページで述べています．
  (http://www.bsu.edu/news/article/0,1370,7273-850-57918,00html)

が決定され，これに基づき調剤されること，次いで患者に医薬品の説明内容が十分に理解され，正確に使用された後，その効果や副作用が評価され，次の処方にフィードバックされるという一連のサイクルといえる（図 1.2 参照）．こうした適正使用が確保されるためには，医療品に関する情報が医療関係者や患者に適切に提供され，十分理解されることが必須条件である．医薬品は情報と一体となってはじめてその目的が達成できるからである」（厚生省，1993 年）．

1.2.5　情報交換・情報伝達から情報提供へ

　情報提供とは，情報を受けた側の反応を見ながら，理解度を判断しながら，情報自体の理解を求めることであり，さらにその内容に責任を伴う行為です．一方，情報の交換や情報の伝達とは，相手側の理解とは無関係に情報を単に伝えることであり，理解は情報を受けた側の自由であり，情報の提供とは大いに異なります．
　さて，「情報の交換」，「情報の伝達」，「情報の提供」間の共通点は，コミュニケーションの要素を多大に含んでいる以上，情報に関わる人と人との交流です．そのため，患者や利用者・一般市民不在の医薬品情報提供は存在し得ません．それらの観点からみると，医療行為（薬剤師であれば，医薬品管理・調剤・服薬指導など）は，そのものが情報提供の行為であり，情報サービスと位置づけられています．その「行為」，「サービス」は，医薬品情報の収集，再構築・加工，評価，提供，管理に関する知識・技能・態度で構成されています．特に態度の一部であるコミュニ

ケーションには，患者や利用者・一般市民への説明の態度，接遇のあり方のレベルアップ，ふれあい技能の充実も同時に求められる訳です．医療チームのメンバー，地域医療の医療関係者に対する態度・コミュニケーションについても同様です．

薬剤師は医薬品に関わる情報提供業務を通して，「何を，どのようにすることが，医療チームの一員として患者に最も役に立つことになるか」を常に考えておかねばなりません．

1.2.6　医薬品情報と情報化の必要性

薬剤師の業務は，病院などでは外来患者への調剤から入院患者中心の業務へ移行しています．一方，地域薬局（かかりつけ薬局，保険薬局・調剤薬局）では院外処方せんによる調剤業務に伴う医薬品情報提供が通常の業務となり，それに加えてかかりつけ薬局の機能向上，在宅医療の充実，受診勧告（勧奨）への関わりが期待されています．かかりつけ薬局の機能，在宅医療，受診勧告（勧奨）についても，やはり医薬品情報提供が基本となっています．インターネットをはじめとするコンピュータを用いたIT化した情報システムは，病院・診療所・介護福祉施設・地域薬局（かかりつけ薬局，保険薬局・調剤薬局）相互の連携を推進する上で有効な手段として，地域単位で導入され始めています．患者や利用者・一般市民は，病院（病棟の入院患者）でも地域薬局でも継続して同様の服薬説明を受けることも可能になり始めています．すなわち，情報システムが多施設・多方面にわたる地域での導入が実現すれば，病院薬剤部・地域薬局間での服薬説明・服薬指導内容の違いによる患者や一般市民・利用者の混乱や不安感も軽減できるはずです（薬薬連携）．業態間の薬薬連携は，同時に情報の薬薬連携でもあります．服薬説明・服薬指導内容の共有化に，医療ネットワークは有効な手段です．また，地域医療ネットワークは，①慢性疾患患者が多数である，②医療技術が高度化している，③専門医療化が進んでいればいるほど，必要性が高く，より有用とされています．地域医療ネットワークが導入されることにより薬薬連携も一層充実し，地域医療の推進に貢献できることは明らかです．

1.3　医薬品情報の流れ

1.3.1　情報提供の流れと概要

医薬品情報の特性は，絶えず変わることと多様な流れを持っていることです．「情報が変化する」，例えば医薬品添付文書の改訂はその例の1つです．その際，医薬品の情報の流れに準じてそれらの変化（医薬品添付文書の改訂情報）が授受伝達されています．製薬会社から厚生労働省へ情報提供と協議，病院・診療所や地域薬局や医薬品卸への改訂情報の提供，間接的に薬剤師を介して患者へそれらの情報が服薬説明・指導の際に提供されています．医薬品の情報は薬品名，用法・用量，効能・効果，安全性（副作用情報，相互作用の情報を含む），高齢者・小児・妊産

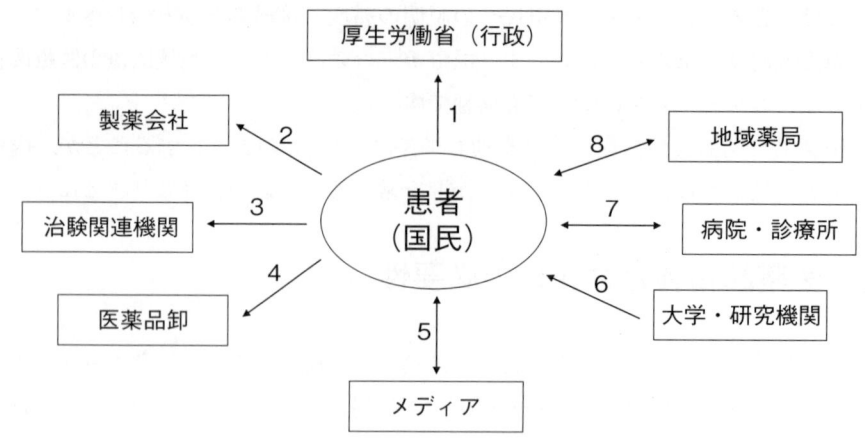

図1.5　患者を中心にした医薬品情報の流れ
(折井編 (2005) 新版 これからの薬剤情報―あつめ方, よみ方, つたえ方, 中山書店, 一部改変)

婦に対する医薬品の影響などが含まれています．さらに，医薬品の情報は，厚生労働省（行政），製薬企業，治験関連機関，医薬品卸，メディア（報道機関などのマスコミ），大学・研究機関，病院・診療所（老健施設，療養型病床，介護福祉施設などを含む），地域薬局（ドラッグストアなどを含む），患者（国民，一般消費者を含む）間を双方向に流れている訳です．

このように患者を中心においた医薬品・医療関連情報の流れ（情報の授受伝達）には，厚生労働省（行政），製薬会社，治験関連機関，医薬品卸，メディア，大学・研究機関，病院・診療所，地域薬局などが関わり，一連の情報ネットワークが形成されていることがわかります．下記にその概要を示します．患者を中心にした医薬品情報の流れを，図1.5に示しています．

1　「患者から厚生労働省（行政）へ」：副作用，有害事象などに関わる情報の提供
2　「患者から製薬会社へ」：消費者くすり相談室への質問や相談，ジェネリック薬の問い合わせ，治験参加に関する問い合わせ
3　「患者から治験関連機関へ」：治験や治験薬関連の問い合わせ
4　「患者から医薬品卸へ」：地域薬店などを介してくすりや生活用品に関する質問
5　「患者からメディアへ」：安全性や有効性情報の提供
　　「メディアから患者へ」：副作用情報やジェネリックに関して新聞やテレビなどのマスコミを介して情報提供
6　「大学・研究機関から患者へ」：新しい薬の開発状況や治療方法に関する情報が直接，あるいはメディアを介して情報提供
7　「患者から病院・診療所へ」：患者情報，服薬状況，効き方，副作用の発生状況など情報提供，医療用医薬品に関する問い合わせ
　　「病院・診療所から患者へ」：治療関連情報，おくすり手帳，服薬指導書などを利用して薬に関わる情報提供
8　「患者から地域薬局へ」：患者情報，服薬状況，効き方，副作用の発生状況など情報提供，一般用医薬品に関する問い合わせ，サプリメントや健康食品に関する問い合わせ
　　「地域薬局から患者へ」：調剤した薬の総合的な情報，医療用医薬品や一般用医薬品の情報，

サプリメントや健康食品の情報提供

　21世紀の医療を効率的に推進していくためには，ネットワーク上に精度の高い医薬品情報，副作用情報，相互作用などのデータベースの搭載が不可欠です．このような背景の中で，薬剤師に求められる大きな課題は患者のために薬に関わる情報，特に患者を医薬品の副作用や有害事象から守るための緊急安全性情報や医薬品・医療機器等安全性情報を如何に的確に，かつ迅速に検索・探索できるかがポイントとなります．

　図1.5に示していないが，厚生労働省（行政）から製薬会社には緊急安全性情報（ドクターレター）配布の指示や医薬品添付文書改訂の指示がなされ，新医薬品承認審査概要（SBA）や再審査結果概要（SBR）などが発行され，情報提供されています．一方，製薬会社から厚生労働省（行政）へ企業報告制度に基づいて副作用や感染症報告などの情報が提供されています．

　また，病院や地域薬局から厚生労働省（行政）へ医薬品等安全性情報報告制度に基づき，薬の副作用情報などが情報提供されています．

　以上，「医薬品情報とは」について概説しました．以後の各章を学習することにより，「医薬品」・「医薬品情報提供」・「医薬品適正使用」の密接な関連を理解することを期待します．

参考文献・参考図書

1. 岡野善郎，駒田富佐夫，手嶋大輔編（2007）NEW 医薬品情報，廣川書店
2. 日本ファーマシューティカルコミュニケーション学会編（2007）Pharmaceutical Communication，南山堂
3. 折井孝男編（2006）医薬品情報学―基礎・評価・応用―，南山堂
4. 折井孝男編（2005）新版 これからの薬剤情報―あつめ方，よみ方，つたえ方，中山書店
5. 堀岡正義（2005）調剤学総論 改訂7版，南山堂
6. 堀　了平，乾　賢一，奥村勝彦編（2005）医療薬学 第4版，廣川書店
7. 岡野善郎，神谷　晃，上能伊公雄，松山賢治編（2000）実践 医療薬学，じほう

1.4　演習問題

問1　医薬品の情報に関して誤っている記述はどれか．
　1　薬物動態は，ヒトにおけるデータが基本である．
　2　医薬品の名称には，化学名，一般名，商品名など複数が使用されている．
　3　医薬品の使用期限は，3年間と規定されている．
　4　薬効・薬理は安全性を推定するうえでも重要である．
　5　用法・用量は，効能・効果により異なることがある．

[正解] 3
[解説] 3 医薬品の使用期限は医薬品ごとに異なり、それぞれに設定されている。3年間と規定されているわけではない。

問2 医療用医薬品添付文書に記載されている項目や内容は次のどれか．
1 日本標準商品分類番号
2 消費者相談窓口
3 有効成分の定量法
4 保険給付上の注意
5 開発の経過・経緯

[正解] 1 医薬品には必ずこの番号が付記されている．
[解説] 2 一般用医薬品添付文書に記載されているが，医療用医薬品添付文書には記載されていない．3〜5 製薬企業が発行する医薬品インタビューフォームに記載されている．

問3 厚生労働省から発行される医薬品に関する情報のうち，正しいものはどれか．
1 医療用医薬品添付文書
2 医薬品安全対策情報
3 医薬品・医療機器等安全性情報
4 緊急安全性情報
5 医療用医薬品製品情報概要

[正解] 3 厚生労働省が編集・発行する．
[解説] 1 薬事法に基づき製薬企業が作成，医薬品に添付する．2 日本製薬団体連合会が年10回程度発行する．4 緊急な連絡が必要な医薬品の副作用情報を製薬企業が厚生労働省の指示を受け，発行する．ドクターレターとも呼ばれている．5 製薬企業が医薬品の概要を説明するために作成する．

問4 製薬企業から発行される医薬品に関する情報の記述のうち，正しいものはどれか．
1 新医薬品再審査概要
2 新医薬品承認審査概要
3 医薬品・医療機器等安全性情報
4 緊急安全性情報
5 医療用医薬品品質情報

[正解] 4 緊急な連絡が必要な医薬品の副作用情報を製薬企業が厚生労働省の指示を受け，発行する．ドクターレターとも呼ばれている．
[解説] 1 1〜3 厚生労働省が発行する．

5 日本公定書協会が後発医薬品（ジェネリック医薬品）の品質に関する情報を発行する．オレンジブックとも呼ばれている．

2 医薬品の開発と市販後の情報

C17　医薬品の開発と生産
（1）医薬品開発と生産の流れ
　　4　【医薬品の承認】
　　　　3　市販後調査の制度とその意義について説明できる
　　6　【規範】
　　　　1　GLP, GMP, GCP, GPMSP の概略と意義について説明できる

2.1　医薬品の開発

2.1.1　創薬と情報

　厚生労働省は，医薬品・医療機器等の有効性・安全性を確保するための業務の1つとして，「薬事法」（法律第145号　1960年8月10日）に基づき，製造から販売，市販後の安全対策まで一貫した規制を行っている（http://www.mhlw.go.jp/seisakunitsuite/bunya/kenkou_iryou/iyakuhin）．この規制の中で，世界中の病気に苦しむ患者は健康に生活したいと強く希望していると考えられ，薬となる可能性がある新しい物質の発見や合成から始まる新薬開発は，各国ともに最新の科学技術を新たな医薬品開発へ円滑につなげる努力を始めている．わが国は，医薬品の市場規模として米国（3195億ドル）に次いで世界第2位（899億ドル，2009年データ）であり，新薬開発力においても，世界の売上高トップ100の新薬の開発起源国（2008年）では，第1位　米国（49品目），第2位　英国（16品目），第3位　日本（12品目）であった（製薬協　データブック2011）．しかし，医薬品の研究開発から承認までの流れの中で，国内企業が開発している新薬に

ついては，現在，その約4割は日本ではなく，海外で先に治験が行われており，このことが結果として，多くの新薬が海外で先に承認され，販売が開始されることにつながっているのではないかと考えられている．これからは，国内で見いだされた新薬のシーズ（種）について，わが国で円滑に治験が実施され，その成果がより早く医薬品として患者に還元されるとともに，その知識と経験が次の医薬品開発の礎となるといった，「イノベーション」が次々と生み出されていくような環境を整備することが必要とされている（「有効で安全な医薬品を迅速に提供するための検討会報告書」http://www.mhlw.go.jp/shingi/2007/07/dl/s0730-10a.pdf（厚生労働省 2007年7月27日））．

　薬事法には，その目的として「医薬品，医薬部外品，化粧品及び医療機器の品質，有効性及び安全性の確保のために必要な規制を行う」（第1条）こと，医薬品等の製造販売の承認として「申請書に臨床試験の試験成績に関する資料その他の資料を添付して申請しなければならない」こと（第14条第3項）としている．医薬品医療機器総合機構（PMDA）は申請資料に基づき，品質，有効性および安全性を科学的に審査し，有効性・安全性のリスクベネフィットバランスを評価し，効能・効果，用法・用量，使用上の注意の妥当性を審査する．また，同時に，申請の根拠となる試験や治験が倫理的かつ科学的に実施されたかどうかを提出された申請資料の内容を再構築して調査する．新薬開発のスキルは，製薬企業に集積されていると考えられ，わが国の製薬企業上位10社の平均年間開発研究費用は1,274億円（2009年）で，製薬産業の売上高の11.66％が研究開発費に充てられているという非常に高い比率である．

　医薬品の研究開発にあたっては，
① 基礎研究において発見された医薬品候補物質の物理化学的性質等の検討
② 動物試験等の非臨床試験による毒性，薬理作用，体内動態等の検討
③ ヒトを対象とした臨床試験（治験）による，健康人での体内動態と忍容性（第Ⅰ相試験），
　至適用法・用量の設定（第Ⅱ相試験），有効性，安全性の検証（第Ⅲ相試験）

と段階を追った検討が求められており，それぞれの試験については，基本的な実施方法や注意事項に関するガイドライン等が定められている（「有効で安全な医薬品を迅速に提供するための検討会報告書」http://www.mhlw.go.jp/shingi/2007/07/dl/s0730-10a.pdf（厚生労働省 2007年7月27日））．

　標的探索から新たに見出された作用メカニズムを活性化または抑制する薬物の探索，候補化合物のスクリーニング，リード化合物の開発は重要である．また，個の医療が進むなか，いままで有効性や安全性の観点から開発が中断された候補薬の中から，ゲノム薬理学（厚生労働省医薬食品局審査管理課長，安全対策課長 ICH E15 ゲノム薬理学における用語集 薬食審査発第0109013号，薬食安発第0109002号 2008年1月9日）を応用して有効性を示す患者集団を特定することや，副作用のみが現れやすい患者集団を抽出し副作用を回避することで，新たな治療薬の開発へとつなげる可能性も高まっている．そのためには，遺伝子レベルでのメカニズムの研究や試験管内から丸ごとの動物を用いた研究は欠かせない．また，それに伴い，新たな動物実験モデルや病態モデルも必要になると考えられている．現在，「動物の愛護及び管理に関する法律」（動物愛護管理法）（1973年10月1日 法律第105号，最終改正 2006年6月2日 法律第50号）第41条には，「動物を教育，試験研究又は生物学的製剤の製造の用その他の科学上の

利用に供する場合には，科学上の利用の目的を達することができる範囲において，できる限り動物を供する方法に代わり得るものを利用すること，できる限りその利用に供される動物の数を少なくすること等により動物を適切に利用することに配慮するものとする.」との「3Rの原則」（3Rs）（① 動物の苦痛の軽減（Refinement），② 使用数の削減（Reduction），③ 代替法の活用（Replacement））が謳われている．動物実験を実施する際には，3Rsも考慮したうえで，国際標準となるような普遍性のあるシステム，再現性のある十分な精度や感度が裏付けられる試験が求められていると考える.

PMDAは，申請者からの希望に応じて対面助言（治験相談 http://www.pmda.go.jp/operations/shonin/info/consult/iyakuhintaimen.html）を実施しており，2011年現在，申請のあったすべての相談に対応するシステムが構築されている（表2.1）. 2009年度からファーマコゲノミクス・バイオマーカー相談で，医薬品（医療機器との同時開発を含む）におけるゲノム薬理学，バイオマーカーの利用に関する一般的な考え方，個別品目の評価とは関係しないデータの評価や解釈について，指導および助言を行っている（http://www.pmda.go.jp/operations/shonin/info/consult/m03_pharma.html）. なお，iPS細胞を用いた細胞治療や，自家または他家の細胞治療などの，先端技術を利用した細胞・組織利用製品などの開発初期段階からの品質および安全性に係る相談への指導・助言も行われる（医薬品医療機器総合機構　薬機発第0630007号　2011年6月30日

表2.1　医薬品治験相談実施状況

年　　度	2006	2007	2008	2009	2010
治験相談実施件数（取り下げ件数を除く）	288	281	315	370	390
うち医薬品事前評価相談の実施状況	—	—	—	33	30
うちファーマコゲノミクス・バイオマーカー相談の実施状況	—	—	—	1	1
うち新有効成分の国際共同治験に係る相談	22	56	51	56	66

注1：医薬品事前評価相談およびファーマコゲノミクス・バイオマーカー相談は，2009年度より実施．
注2：医薬品事前評価相談およびファーマコゲノミクス・バイオマーカー相談は，資料搬入日を実施日として集計．
注3：医薬品事前評価相談は，品質，非臨床・毒性，非臨床・薬理，非臨床・薬物動態，第Ⅰ相試験および第Ⅱ相試験の区分を設定．
（http://www.pmda.go.jp/guide/hyougikai/23/h230628gijishidai/file/siryo1-2.pdf より改変）

表2.2　医療機器治験相談実施状況

年　　度	2006	2007	2008	2009	2010
治験相談実施件数（医療機器と体外診の合計）	42	72	76	110	113
うち事前評価相談の実施状況	—	—	—	—	2
うちファーマコゲノミクス・バイオマーカー相談の実施状況	—	—	—	0	0

注1：治験相談申込件数は，各年度において日程調整依頼書の申込のあった件数を集計．
注2：ファーマコゲノミクス・バイオマーカー相談は，2009年度より実施．
注3：医療機器事前評価相談および体外診断用医薬品事前評価相談は，平成22年度より実施．
注4：医療機器事前評価相談，体外診断用医薬品事前評価相談およびファーマコゲノミクス・バイオマーカー相談は，資料搬入日を実施日として集計．
注5：医療機器事前評価相談および体外診断用医薬品事前評価相談は，品質，非臨床，臨床の区分を設定．
（http://www.pmda.go.jp/guide/hyougikai/23/h230628gijishidai/file/siryo1-2.pdf より改変）

http://www.pmda.go.jp/operations/shonin/info/consult/yakujisenryaku.html，実施要領 http://www.pmda.go.jp/operations/shonin/info/consult/yakujisenryaku/file/yakujisenryaku_02.pdf）．治験相談には，医療機器の開発への指導・助言も実施されている（表2.2）．

　また，PMDAは，2011年度から日本発の革新的医薬品・医療機器の創出に向けて，それら有望性の高いシーズの実用化に向けて，シーズ発見後の大学・研究機関，ベンチャー企業を主な対象とし，医薬品・医療機器候補選定の最終段階から臨床開発初期［POC（Proof of Concept）試験まで（前期第Ⅱ相試験程度）］に至るまでに必要な試験・治験計画策定等に関する相談への指導・助言を行う薬事戦略相談を開始した（http://www.pmda.go.jp/operations/shonin/info/consult/yakujisenryaku.html）．

　発見した有望なシーズを産官学の連携のもとで，医薬品の開発候補物質として活かしていくために，アカデミアの研究者に求める基本的な注意として，基礎研究の段階から将来，承認審査に利用できるようなデータの収集と保存を心掛けるよう望みたい．チャンピオンデータは新たな可能性を発見したとの原著論文のデータとしては利用できるが，新薬開発の分野での申請のための資料とすることは難しいであろうと考える．医薬品等の製造販売の承認申請資料は，薬事法施行規則（1961年2月1日　厚生省令第1号，最終改正：2011年5月27日　厚生労働省令第65号）第40条第1項第1号に規定されている．

　新有効成分を含む新医療用医薬品の承認申請では，
　イ　起源又は発見の経緯及び外国における使用状況等に関する資料
　ロ　製造方法並びに規格及び試験方法等に関する資料
　ハ　安定性に関する資料
　ニ　薬理作用に関する資料
　ホ　吸収，分布，代謝，排泄に関する資料
　ヘ　急性毒性，亜急性毒性，慢性毒性，催奇形性その他の毒性に関する資料
　ト　臨床試験の成績に関する資料

を添付する（http://www.pharm.or.jp/souyaku/cro_2.shtml　日本薬学会HP　accessed　2011年9月19日）．また，新医療用医薬品の承認申請資料は，日米EU医薬品規制調和国際会議 International Conference on Harmonisation of Technical Requirements for Registration of Pharmaceuticals for Human Use（ICH）で調和された「医薬品の承認申請のための国際共通化資料コモン・テクニカル・ドキュメント（CTD）」としてまとめることとされている．

　以下，非臨床，臨床，承認審査について，順を追って解説する．

2.1.2　非臨床

　すでに述べた申請資料の，ニ，ホ，ヘが非臨床資料であり，薬理試験（ニ　薬理作用に関する資料），薬物動態試験（ホ　吸収，分布，代謝，排泄に関する資料），毒性試験（ヘ　急性毒性，亜急性毒性，慢性毒性，催奇形性その他の毒性に関する資料）が，CTDの「第二部（モジュール2）：非臨床に関する概括評価」にまとめられる．

　非臨床の概括評価（http://www.pmda.go.jp/ich/m/m4_ctd_betsu4_m4s_03_7_1.pdf）では，以下の

評価と考察を求めている．
- 薬理試験は，作用機序および予測される副作用を確認するために行った試験を評価し，得られた結果の意義について考察する
- 薬物動態試験は，薬物動態，トキシコキネティクスおよび代謝データの評価においては，用いた分析法，薬物動態モデルおよび得たパラメータの妥当性について考察する．薬理試験および毒性試験での問題点をより詳細に検討するためには相互に参照することが適切である（病態に対する影響，生理学的変化，成分に対する抗体産生，トキシコキネティクスデータの動物種差の考察等）．データ間の矛盾についても考察する．代謝に関して動物種間の比較および動物並びにヒトにおける全身曝露状態（AUC，C_{max}およびその他の適切なパラメータ）の違いについて比較考察し，ヒトで考えられる副作用を予測するための非臨床試験の有用性および限界を明らかにする
- 毒性試験は，毒性の発現時期，程度（強さ）ならびに持続期間，用量依存性ならびに可逆性の程度（または非可逆性）および種差または性差について評価し，重要な特徴について，特に以下の点に関して考察すること．
    - 薬理作用
    - 毒性変化
    - 死亡原因
    - 病理所見
    - 遺伝毒性：化合物の化学構造，作用機序および既知の遺伝毒性を示す物質との関連
    - 化合物の化学構造と関連したがん原性，既知のがん原性を示す物質との関連，遺伝毒性および曝露データ
    - ヒトに対する発がんリスク：疫学的データが入手できる場合には，それらを考慮すること
    - 受胎能，胚胎児発生，出生前および出生後の毒性
    - 新生児への影響
    - 妊娠前ならびに妊娠期間および授乳期間ならびに出生児の発達期間中投与による影響
    - 局所刺激性
    - その他の毒性試験：特別な問題を解明するための試験

ある作用および事象に関連するすべてのデータがまとめられるように，毒性試験の評価を論理立てて配列する．

動物からヒトへのデータの外挿は，以下の項目に関連付けて考察する．
- 動物種
- 動物数
- 投与経路
- 投与量
- 投与または試験期間
- 毒性試験に用いた動物種における無毒性量（NOAEL）および毒性量での全身曝露とヒトにおける最高臨床推奨用量での曝露と関連付け

・非臨床試験で認められた被験物質の作用とヒトで予測されたまたは認められた作用と関連付け

丸ごとの動物を用いた試験に代わる試験を行った場合には，その科学的妥当性を考察する．

また，詳細は，CTD第四部（モジュール4）：非臨床試験報告書に記載する．

非臨床安全性評価では，ICHで様々なガイドラインが公表されている（http://www.pmda.go.jp/ich/ich_index.html）．改訂の進んでいるガイドラインも多く，その理由として，すでに述べた3Rsの原則や科学の進歩や経験の蓄積が挙げられている．開発中に治験薬をヒトに投与する前，および承認申請までに必要な非臨床試験データは，医薬品では「医薬品の臨床試験及び製造販売承認申請のための非臨床安全性試験の実施についてのガイダンス」（ICH M3（R2）（厚生労働省医薬食品局審査管理課長　薬食審査発0219第4号　2010年2月19日））にまとめられている．このガイドラインにおける，非臨床安全性評価の主たる目的は，標的臓器，用量依存性，暴露との関係，および適切な場合には回復性についての毒性の特徴を明らかにすることである．これらの情報は，初めてヒトを対象とした治験を行う際の安全な初回投与量と用量範囲を推定する上で，また臨床で有害作用をモニターするためのパラメータを明らかにするために用いられ，被験者の安全性の裏付けとして利用される．臨床開発の開始時までに行われる非臨床安全性試験は，通常限られたものであるが，臨床試験の条件下で現れる可能性のある有害作用を十分に明らかにするものでなくてはならない．パブリックコメントを募集した「治験対象医薬品ヒト初回投与試験の安全性に関するガイダンス（案）」（「治験対象医薬品ヒト初回投与試験の安全性に関するガイダンス（案）」に関するご意見・情報の募集について　厚生労働省医薬食品局審査管理課　2011年5月11日）では，被験薬の重篤な有害事象発現の可能性を予測するには，リスク要因を特定する必要がある．1）作用機序　①関連する作用機序をもつ化合物を過去にヒトへ暴露した際の安全性，②動物モデルにおいて，主あるいは副次的薬理作用により重篤な毒性リスクが示されたか，③被験薬の分子構造に関する新規性，2）標的（作用部位）の特性　①標的の構造，組織分布，細胞特異性，疾患特異性，生体内での制御機構，発現量，反応カスケードの下流への影響等，これらの要因の健康被験者と患者間の差異，②標的分子の遺伝学的多様性が薬理作用に及ぼす影響，3）モデル動物の妥当性についてヒトへの安全性予測を困難とさせるような情報が得られている場合，あるいは十分な情報が欠如している場合には，ヒト初回投与量におけるリスクが増大するとの記載がある．「バイオテクノロジー応用医薬品の非臨床における安全性評価」では，ICH S6ガイドラインを発出後にもたらされた科学の進歩および経験の蓄積を反映させるために，補遺を作成することとなった．本ガイドラインには，多くのバイオ医薬品の毒性は，標的に対する作用機序に基づいて発現しているため，高用量の投与では，明らかに過剰な薬理作用に基づくと考えられる有害作用が惹起される場合があるとの記載がある（ICH S6（R1），英文がstep 4で確定 http://www.pmda.go.jp/ich/s/step4_s6r1_e.pdf　2011年6月12日）．その他にも，ICHで調和された「抗悪性腫瘍薬の非臨床評価に関するガイドライン」（http://www.pmda.go.jp/ich/s/S9_10_6_4.pdf厚生労働省医薬食品局審査管理課長　薬食審査発0604第1号　2010年6月4日）では，非臨床試験の目的は，1）医薬品の薬理学的特性を明らかにする，2）初めてヒトに投与する際の安全な初回投与量を確立する，3）医薬品の毒性プロファイル（例，標的器官の特定，暴露量-反応関係，および回復性）を明らかにするとあり，ヒトに初めて投与する際の初回投与量では免疫系

に対しアゴニスト作用を有するバイオ医薬品では，推定最小薬理作用量 minimal anticipated biological effect level（MABEL）を用いた初回投与量の選択を考慮すべきとしている．MABEL は 2006 年 3 月 13 日に，T 細胞表面に結合する CD28 スーパーアゴニストである TGN1412 の第 I 相臨床試験で実薬を投与された健康成人男性被験者 6 名にサイトカインストームによると考えられる多臓器不全が生じたこと（Medicines and Healthcare products Regulatory Agency http://www.mhra.gov.uk/home/idcplg?IdcService=GET_FILE&dDocName=CON2023821&RevisionSelectionMethod=LatestReleased）を受けて欧州医薬品庁が検討したガイドラインで提案された（European Medicines Agency http://www.ema.europa.eu/docs/en_GB/document_library/Press_release/2009/11/WC500013617.pdf）．抗悪性腫瘍薬以外であっても，高度に種特異性に反応する新薬で，薬理作用に関連するリスクをどのように非臨床試験で評価するかは今後の大きな課題である．また，免疫系はオートクリンやパラクリンを含め複雑なネットワークを形成し，未だに不明な点も多く，現時点で明確とされている反応カスケードの下流への影響を検討することが重要であると考えられている．

　薬理試験の効力を裏付ける試験（薬効薬理試験）は，申請効能・効果を裏付けるための試験と位置づけられている．効力の裏付けは，試験管内の試験から実験動物，病態モデル動物を用いた治験までさまざまであり，社内資料を評価資料とするほかにも，すでに学術誌に公表されているデータを参考資料として申請資料とする場合もある．副次的薬理試験，安全性薬理試験，薬力学的薬物相互作用試験も薬理試験に含まれる．

　非臨床試験データからヒトでの有害事象を予測するほかに，臨床試験中や製造販売後にヒトで新たに重篤な有害事象が認められた場合には，仮に臨床試験が実施中であっても，非臨床試験に戻って，リスク解析を行う．そのため，ICH では非臨床試験という用語が用いられ，前臨床試験という用語は用いられていない．

　新薬開発における非臨床試験の目的の 1 つは，安全に臨床試験を実施することであるといえる．医薬品の臨床試験の実施の基準である Good Clinical Practice（医薬品 GCP）は 1997 年に ICH で調和されており，2008 年には「医薬品の臨床試験の実施の基準に関する省令の一部を改正する省令」（厚生労働大臣　平成 20 年厚生労働省令第 24 号　2008 年 2 月 29 日）の第 1 条で「この省令は，被験者の人権の保護，安全の保持及び福祉の向上を図り，治験の科学的な質及び成績の信頼性を確保するため」と GCP の目的が明記された．また，GCP の原則的事項（「医薬品の臨床試験の実施の基準に関する省令」の運用について　厚生労働省医薬食品局審査管理課長　平成 23 年 10 月 24 日　薬食審査発 1024 第 1 号は，「被験者の人権の保護，安全の保持及び福祉の向上に対する配慮が最も重要であり，科学と社会のための利益よりも優先されるべきであること」とし，「治験薬に関して，その治験の実施を支持するのに十分な非臨床試験及び臨床試験に関する情報が得られていること」を求めている．そのため，臨床開発の開始時までに行われる非臨床安全性試験は，通常限られたものであるが，臨床試験の条件下で現れる可能性のある有害作用を十分に明らかにするものでなくてはならない．PMDA の承認審査での非臨床試験成績評価の観点は，① ヒトにおける医薬品の有効性および安全性を評価する上で，適切かつ十分な検討が行われているか，② 非臨床試験における結果と臨床試験における結果において大きく矛盾するような事項が存在していないか（薬理学的な作用機序，薬物動態的なプロファイルなど），③ 臨床

試験においては認められていないが，ヒトにおける新薬の安全性を評価する上で懸念するような結果が示されていないかである（医薬品医療機器総合機構　http://www.pmda.go.jp/topics/file/h200417kohyo.pdf）．

毒性試験，トキシコキネティクス，安全性薬理試験のコアバッテリー試験は，Good Laboratory Practice（GLP）適用試験である．OECDで議論されるGLPの遵守により，わが国の動物実験データは欧米に受け入れられている（西村（2011）実験薬理学　創薬研究のストラテジー［下］, p.11-17）．なお，GLP適用試験を実施するには，被験薬にはGLPレベルの品質が求められることや，GLP施設での実施が必要であるため，アカデミアの研究者は，製薬メーカーや，CROである動物実験施設などに試験を依頼するなども1つの方策である．

2.1.3　臨　床

新薬は，開発の最終段階で，被験者の協力によって，ヒトでの有効性と安全性が検討される．ヒトを対象とした「臨床試験」のうち，国の承認を得るための成績を集める臨床試験を，特に「治験」と呼ぶ（厚生労働省HP　http://www.mhlw.go.jp/topics/bukyoku/isei/chiken/1.html）．

治験は医療機関で実施され，この治験を統括するのは医師または歯科医師である（治験責任医師）．「医薬品の臨床開発は4つの逐次的な相（第I〜IV相）から成り立つ」といわれることがあるが，ある種の臨床試験は複数の相において実施されることもあることから，開発の相という概念が臨床試験の分類の基礎としてはふさわしくない．試験の目的による分類がより望ましいとされている．理想的には，医薬品開発は論理的で段階的な手続きにより進められる．その過程においては，小規模な初期の試験から得られた情報が，より後期の，より大規模な結論付けのための試験の計画および根拠づけに用いられる．新医薬品を効率的に開発するためには，開発の初期の段階で治験薬の重要な特徴を見極め，それに基づいて適切な開発計画を立案することが必要不可欠であるとされている．

第I相試験（最も代表的な試験：臨床薬理試験）

第I相は，治験薬を初めて人に投与することから開始される．原則として，少人数の健康な成人を対象として，治験薬の安全性と体内での動き（吸収，分布，代謝，排泄）を調べる．強い毒性をもった医薬品，例えば抗悪性腫瘍薬では，通常，効果が期待される患者を対象に行うほうが適当と考えられている．

第II相試験（最も代表的な試験：探索的試験）

第II相は，通常，患者における治療効果の探索を主要な目的とする試験を開始する段階である．比較的少数の被験者を対象として，第I相試験の結果により安全だと考えられた量の治験薬を使用し，治験薬の有効性と安全性について調べ，効果的な使い方（投与方法・投与量など）を決定する．短期的な安全性と忍容性の初期評価が得られる．

第III相試験（最も代表的な試験：検証的試験）

第III相は，通常，治療上の利益を証明または確認することを主要な目的とする試験を開始する段階である．より多数の被験者を対象に，治験薬の有効性と安全性を既承認薬（実薬対照試験）やプラセボ（プラセボ対照試験）と比較し検証する．一般的に，より多様な患者の集団を対

象とする，より大規模で，より長期の試験である．

第 IV 相試験（多様な試験：治療的使用）

　第 IV 相に実施される試験は，医薬品の承認後に始まる．第 IV 相での試験は，医薬品承認後に行われるすべての試験（ルーチンの市販後調査を除く）であり，承認された適応に関連したものである（ICH E8　臨床試験の一般指針　http://www.pmda.go.jp/ich/e/e8_98_4_21.pdf　1998 年 4 月 21 日）．

　最近では，第 I 相試験の前に「マイクロドーズ micro dose 試験」（第 0 相試験とも呼ばれる）を行うこともある．マイクロドーズ試験は薬理作用が見られる量の 100 分の 1 以下，かつ 100 μg 以下の治験薬をヒトに投与して，主にその体内での動きを調べ，第 I 相試験以降へ進めるかどうかを判断するためのものである（厚生労働省医薬食品局「マイクロドーズ臨床試験の実施に関するガイダンス」平成 20 年 6 月 3 日　薬食審査発第 0603001 号）．

　また，おおむね全身に影響を及ぼす非抗不整脈薬での QTc 間隔の延長と催不整脈作用の潜在的可能性に関する臨床的評価を行う QT/QTc 評価試験が，平成 22 年 11 月 1 日以降に申請される新医薬品の申請資料として求められるようになった（ICH E14　非抗不整脈薬における QT/QTc 間隔の延長と催不整脈作用の潜在的可能性に関する臨床的評価について　http://www.pmda.go.jp/ich/e/e14_09_10_23.pdf　2009 年 10 月 23 日）．

　臨床試験において，開発者は開発を目的とする薬物のバイオマーカー，臨床試験でのサロゲートエンドポイント，トゥルーエンドポイントを設定するが，非臨床試験の薬効薬理試験の結果を踏まえて，これらの評価項目が設定されると考える．バイオマーカー等の新たな評価手法は，一般に臨床研究を通じて開発されるものであり，「革新的創薬のための官民対話」において 2007 年 4 月にとりまとめられた「革新的医薬品・医療機器創出のための 5 か年戦略」（2009 年改訂）においても言及されているとおり，今後，臨床研究の活性化が不可欠であり，この戦略に基づく施策の着実な実施が求められている．また，最近では，それぞれの医薬品の臨床開発のためにガイドラインも設定されており，それらの例として，「降圧薬の臨床評価に関する原則」(ICH E12A　厚生労働省医薬食品局審査管理課長　医薬審発第 0128001 号　2002 年 1 月 28 日），「経口血糖降下薬の臨床評価方法に関するガイドライン」（厚生労働省医薬食品局審査管理課長　薬食審査発第 0217001 号　2006 年 2 月 17 日）などがある．

　臨床試験では，被験者の人権が最優先され，治験を行う製薬会社，病院，医師は「薬事法」と，これに基づいて国が定めた「医薬品の臨床試験の実施の基準に関する省令」Good Clinical Practice（GCP）を守らなければならない．なお，医薬品 GCP は ICH で調和されている（ICH E6 (R1)　http://www.pmda.go.jp/ich/e/e6_97_3_27.htm　1997 年 3 月 27 日）．英文には，Clinical trials should be conducted in accordance with the ethical principles that have their origin in the Declaration of Helsinki, and that are consistent with GCP and the applicable regulatory requirement(s) とあり，GCP はヘルシンキ宣言を踏まえて制定されるほか，それぞれの地域の個別の規制要件も適用されるものであることがわかる．医薬品や医療機器 GCP の目的は第 1 条に「被験者の人権の保護，安全の保持および福祉の向上を図り，治験の科学的な質および成績の信頼性を確保するため」と明記されている．例えば，被験者となる患者には，治験の目的，方法，期待される効果，予測される副作用などの不利益，治験に参加しない場合の治療法などを文書で説明し，文書による患者

表 2.3　国際共同治験に係る治験の届出件数

年　度	2007	2008	2009	2010
件　数	38	82	113	134
初回及び n 回治験計画届の合計	508 (129 + 379)	524 (128 + 396)	560 (129 + 431)	632 (159 + 473)

注：2007 年度から国際共同治験の件数の集計を開始．
(http://www.pmda.go.jp/guide/hyougikai/23/h230628gijishidai/file/siryo1-2.pdf より改変)

の同意を得なければならない（インフォームド・コンセント，小児ではインフォームド・アセント）．被験者が治験に参加するかどうかは，被験者が十分に理解した上で，自主的に判断する．そのために，非臨床データやすでに実施された治験があれば，それらの安全性データが文書で説明されるし，治験実施中であっても，被験者の意思に影響を及ぼす新たな情報が得られた場合には，説明文書の改訂やそれに伴い治験の参加の継続のために同意の再取得が必要となる場合もあり，患者は治験から降りることも自由である．また，治験で被験者に生じた健康被害は補償される．GCP は治験のルールであるが，臨床研究を行う際にも，将来的に得られたデータが承認申請に役立てられるよう，GCP に準拠した試験とする努力も始まっている．

　ICH の基準を満たしている限り，試験の実施場所に関わらず，データを日米欧の承認審査に用いることができるが，臨床での効果や安全性については，ICH で合意したガイドラインにおいても，民族的要因が影響を与えることおよびその評価の必要性が指摘されている．外国データを受け入れる際の注意事項は，「外国臨床データを受け入れる際に考慮すべき民族的要因についての指針」（ICH E5（R1）　1998 年 8 月 11 日）に示されている．現段階においては，承認審査に際して海外の治験結果を利用する場合にも，国内において一定の治験を実施し，その有効性，安全性を検証することを基本としている．また，国際共同治験が推進される中，実施に当たっての基本的な考え方を示した「国際共同治験に関する基本的考え方」（2007 年 9 月 28 日付厚生労働省医薬食品局審査管理課長通知）が示され，これに基づいた治験相談も実施され（表 2.1），国際共同治験の届出件数も 632 件中 134 件に増加している（表 2.3）．

　2003 年の薬事法の改正により，それまで企業しか行えなかった治験を，医師が自ら企画し，実施できるようになった．欧米で標準的に使用されていながらも国内未承認であるものや，医療の現場で一般的に「適応外使用」されているものの承認申請のために，医師主導の治験が行われている（日本医師会治験促進センター　http://www.jmacct.med.or.jp/ct/files/medicines_medicaldevice.pdf）．

　2008 年 12 月の「医療機器の審査迅速化アクションプログラム」に基づき，医療機器の開発 (http://www.pmda.go.jp/operations/shonin/info/new.html) や，新薬と診断薬の連携した開発も行われている (http://www.pmda.go.jp/kokusai/file/h210522kohyo_1.pdf　2009 年 2 月 6 日)．

2.1.4　承認審査

　製薬企業は，非臨床試験や臨床試験の試験結果をまとめて，必要な解析等を加え，国に承認を申請する．わが国では，承認は厚生労働大臣が行うが，厚生労働大臣は，医薬品の承認のための

審査および調査をPMDAに行わせている．厚生労働大臣は，PMDAによる審査の結果を考慮して，薬事・食品衛生審議会の意見を聴いた上で，承認の可否を判断することとしている．審査担当部局が外部の有識者の意見を聴いて，国・地域として医薬品の承認の可否について判断する仕組みは，欧米でも同様となっている．医薬品の承認審査では，薬学，医学，獣医学，理学，生物統計学などの専門課程を修了した審査専門員が，「品質」「薬理」「薬物動態」「毒性」「臨床」「生物統計」を担当し，審査チームを形成して審査を行い，審査の過程では，外部専門家との意見交換（専門協議）を行い，より専門性の高い見地から審査することを目指している．承認審査では，申請された品目の有効性と安全性を天秤にかけ，このリスクベネフィットバランスを評価し，効能・効果，用法・用量，使用上の注意の妥当性が審査され，適切であれば承認され，薬は世に出てくる．承認審査でのリスク評価は，「新医薬品承認審査実務に関わる審査員のための留意事項」（http://www.pmda.go.jp/topics/file/h200417kohyo.pdf）に明記されており，認められたリスクがコントロール可能か，またベネフィットと比較して許容可能かを評価する．その際，明確な有効性が示されているか，認められたリスクに対して，関連する要因が明らかとなっているか，認められたリスクの発現を回避/抑制するための有効な対策が明らかとなっているか，ベネフィットと比較して，認められたリスクが重大であっても，許容できるかの判断がなされている．審査の過程でどのような議論がなされたのかは，開発者とのやりとりを含めて「審査報告書」にまとめられている．現在，PMDAのウェブの医薬品の医療用医薬品の承認審査に関する情報の検索ページで，承認審査情報の一覧から承認された品目の申請資料概要を見ることができる（http://www.info.pmda.go.jp/approvalSrch/ApprovalSrch）．

市販後に，医薬品（病院・診療所で投薬されたものの他，薬局で購入したものも含む）を適正に使用したにもかかわらず生じた入院を要する程度の疾病や障害などの健康被害や，生物由来製品を適正に使用したにもかかわらず，その製品が原因で生じた感染等の健康被害を受けた場合には，抗がん剤，免疫抑制剤など一部対象除外医薬品があるものの，PMDAに救済する制度がある（http://www.pmda.go.jp/operations/higaikyusai/outline/higaikyusai_1.html）．なお，法定予防接種による健康被害は，厚生労働省の予防接種健康被害救済制度により，医療費・障害年金等の補償が行われる．

最近の新医薬品の承認件数は，順調に増加している（表2.4）．しかし，医薬品の開発から承認までに要する期間は，日本製薬工業協会の調べによると，9年から17年とされており，2004年の世界売上上位100製品のうち同一成分の重複等を除いた88製品について，その製品が世界で初めて上市された時点からそれぞれの国で上市された時点までの日数の平均をみると，わが国で

表2.4 新医薬品承認件数

年度	2006	2007	2008	2009	2010
優先品目	20	20	24	15	20（13*）
通常品目**	29	53	53	92	92
合計	49	73	77	107	112

＊2010年度の括弧内は未承認薬対応の公知申請を除いた場合
＊＊2004年4月以降に申請され承認された品目が対象
(http://www.pmda.go.jp/guide/hyougikai/23/h230628gijishidai/file/siryo1-1.pdf より改変)

表 2.5 ドラッグ・ラグの試算（公表版）

年　度	2006	2007	2008	2009
申請ラグ	1.2 年	2.4 年	1.5 年	1.5 年
審査ラグ	1.2 年	1.0 年	0.7 年	0.5 年
ドラッグ・ラグ	2.4 年	3.4 年	2.2 年	2.0 年

申請ラグ：当該年度に国内で承認申請された新薬について，米国における申請時期との差の中央値
審査ラグ：当該年度（米国は暦年）における日米間の新薬の総審査期間（中央値）の差
ドラッグ・ラグ：申請ラグと審査ラグの和
（http://www.pmda.go.jp/operations/shonin/file/201011kohyo.pdf より引用）

は約 1,400 日要しており，米国の約 500 日に比較して約 2.5 年の差が生じていた．これを，約 2.5 年のドラッグ・ラグ（欧米で承認されている医薬品がわが国では未承認であって，国民に提供されない状態）が生じているとした．その後，事前評価相談制度（「医薬品事前評価相談実施依頼書の受付方法等について」平成 23 年 1 月 20 日　薬機審長発第 0120001 号）を導入する（表 2.1）などの新しい審査方式の導入等により，審査期間に基づくドラッグ・ラグは 1.2 年から 0.5 年へと解消されてきたが（表 2.5），申請者側の申請ラグの改善が見られず，今後の改善が求められている．

　新たに承認された新医薬品については，承認後一定期間が経過した後，その間に製造販売業者等が実施した使用成績等に関する資料等に基づき，有効性および安全性を確認する再審査が行われる．再審査が終了し，特許上も問題がない薬物は「後発医療用医薬品（すでに承認されている医薬品と同一性が認められる医薬品）」となる．

　後発医療用医薬品（ジェネリック医薬品）は，少子高齢化を迎えての医療費削減に貢献する可能性があるものの，わが国のジェネリック医薬品の普及率は，欧米よりも低い．また，ジェネリク医薬品には品質に対して漠然とした不安が医療現場にあるため，国立医薬品食品衛生研究所のジェネリック医薬品品質情報検討会（http://www.nihs.go.jp/drug/ecqaged.html）で，発売されたジェネリック医薬品の有効性と安全性に特段の問題がないことを確認している．しかしながら，例えば，現時点では抗がん剤，注射剤等の採用に当たり，ジェネリック医薬品の同等性を示すために，ヒトあるいは動物における血中濃度の測定が医療機関から要求されることがある．しかし，注射剤が均一な溶液状態である静脈内投与の製剤は，投与後ただちに血中に入ることで製剤間の差が生じるとは考えられず，現行ガイドラインの同等性試験不要の取扱いが科学的には適当と考えられ，不必要な試験の実施は科学的に意味がない．科学的なデータの公表と医療現場における正しい判断が求められている．

　また，医療機器は，医薬品と同じく，疾病の診断，治療，予防など，医療に用いる製品という特性と，メスやピンセットから，MRI，ペースメーカーまで，製品ごとに基になる技術・素材が異なり，使用形態，リスクの程度など，多種多様な製品に応じて合理的な規制が必要であるという特性がある．PMDA ではこれらの医療機器のうちハイリスク医療機器（例：人工心臓，ペースメーカー，冠動脈ステント，人工血管，人工関節，人工腎臓等）を中心に，工学系の審査員以外にも，医学，歯学，薬学，獣医学，理学，生物統計学などの専門課程を修了した審査員が非臨床，臨床，生物統計を担当し，複数名で承認審査を行う．また，審査の過程で，外部専門家と

の意見交換（専門協議）を行い，より効率的，専門的な審査を目指している．国際的に見て整合性のとれた医療機器の審査体制を整えるため，日本，アメリカ，ヨーロッパ，オーストラリア，カナダからなる医療機器規制の国際整合化会議（GHTF）に参加するとともに，同会議で合意された内容を積極的に取り入れ，国際標準化機構（ISO），国際電気標準会議（IEC）などの規格を取り入れた承認審査体制となっている．なお，平成17年4月の改正薬事法の施行に伴い，医療機器の承認審査に関しては，従来の申請区分が臨床の有無・承認基準の有無に基づく区分に変更になり，低リスクの医療機器であって認証基準が策定されたものは，厚生労働省承認から第三認証制度に審査が移行している（PMDA ホームページ，医療機器承認審査業務より）．

　医薬品・医療機器の開発および流通は，ますます国際化しており，よりよい医薬品・医療機器をより早く国民に提供するために，PMDA の国際的な協調のための計画として，PMDA 国際戦略―第二期中期計画における目標―が立てられた（http://www.pmda.go.jp/kokusai/file/h210522kohyo_1.pdf　2009年2月6日）．これは，2013年までの国際活動全般の基本方針であり，審査や調査のシステムの改善を図っている．この戦略に沿った積極的な国際活動を推進することにより，医薬品と医療機器に関する日本国民のニーズや世界の人々のニーズに応えていくことが期待されている．

2.2　EBM

2.2.1　EBM とは

　従来の医療では，経験的背景，すなわち過去に体験した治療結果や漫然とした印象から薬剤の選択，投与法，用法用量の決定が行われてきた．

　患者にとって，何が最良の方法か，そして，どうすれば患者にとって，最良の結果につながるのかを考えなければならない．これまでは，医療は患者に提供してあげるものであったが，今は，患者を第一に据えたサービス業に近いものとなった．よって，サービスが悪ければ，患者は離れていくことになる．

　従来の医療では，過去の経験則および病態生理と薬理学的な理論や知識を基に医療が施されてきたが，患者の気持ちや価値観といった患者サイドに立った配慮は行われてこなかった．しかし，EBM に基づいた医療では，患者サイドにたったヒューマンファクターが盛り込まれ，患者自身が自分の治療方法を選択できるようになった．これに伴い医療者は，患者が治療方針を選択するにあたり必要な情報を十分に提供する必要が出てきた．当然，情報としては確固たるものが要求されるので，治療の有効性・安全性に関する根拠（エビデンス）の提示が必要となった．したがって，EBM とは，① 患者の気持ち，② 医療者の経験則，③ 臨床研究からの実証報告を統合して判断を下し，患者に最善の医療を提供する行為のことをいう．

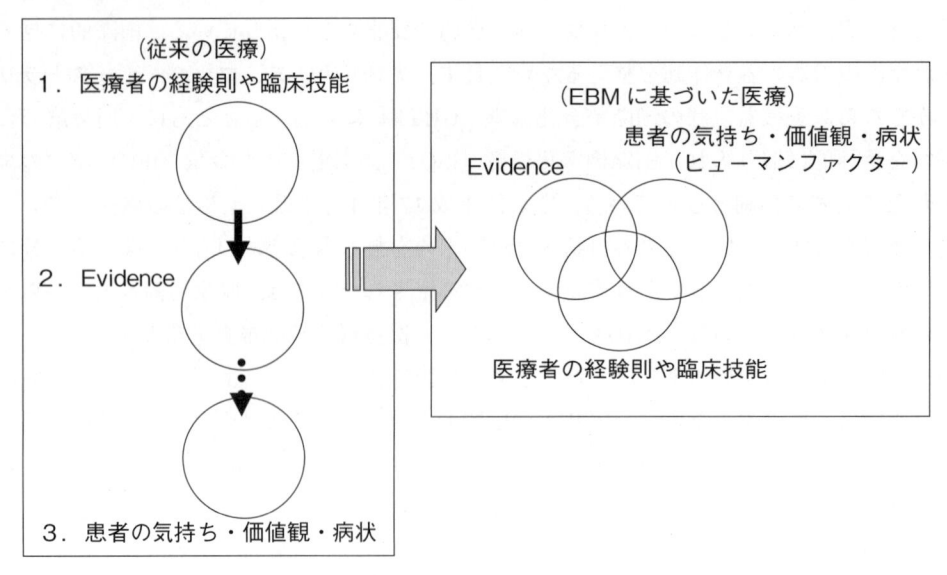

図 2.1　EBM とは

2.2.2　エビデンスとは

「信頼性の高い臨床研究による実証結果」または「臨床研究で立証された事実」のことである．
したがって，エビデンスは，臨床研究，すなわち患者を対象とし，臨床的転帰を検討している研究・調査から導き出された根拠に限定される．さらに，エビデンスには，「質」と「信頼性」が求められるので，レベル（水準）がある．以下にエビデンスレベルと臨床研究の関係を示す．

高い

エビデンス・レベル

・メタアナリシス（システマティックレビュー）

・無作為化二重盲検比較試験

・無作為化比較試験（RCT）

・コホート（追跡）研究

・症例-対照 case-control 研究

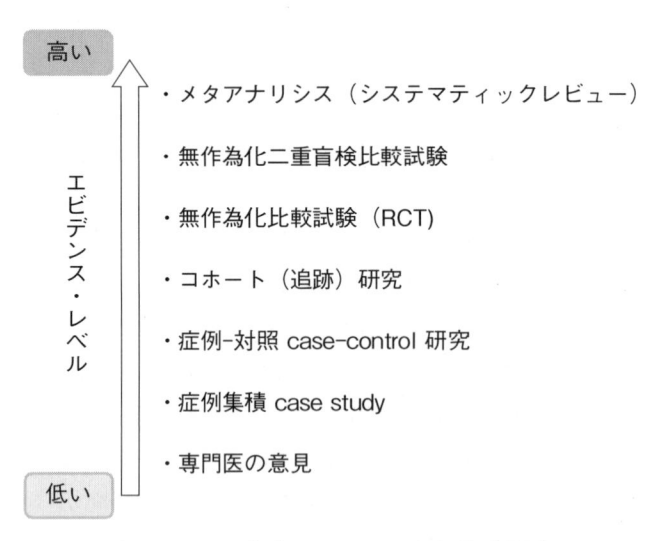

・症例集積 case study

・専門医の意見

低い

図 2.2　エビデンス・レベルと臨床研究

2.2.3 臨床研究

1 症例-対照 case-control 研究

本研究デザインでは，まず症状の有無に注目し，どのような要因によって発症したのかを調査する．

例えば，服薬の有無 ⇐ ある症状の有無

症状のあるケース1例に対して，症状のないコントロールを1～4例を選び，ケースとコントロールの2群の背景の違いを調査する．母集団はコホート研究のように定められていないので，発生頻度の算出はできない．指標としては，オッズ比（OR）が求められる．

本研究では，過去に遡って調査をすることから，「後ろ向き研究」とも呼ばれる．

a) 長所および短所

【長所】ある薬剤の副作用かもしれない事象とその薬剤との関連性を検証するために用いられる．コホート研究よりも簡単にできる．期間的にもコホート研究よりも短期間に終了できる．発生頻度が非常に低い有害事象などに対応できる．

【短所】かたより（バイアス）の影響が入りやすい．診断前に死亡あるいは軽快した患者の記録は残らない．過去に遡って情報を収集する際，副作用を経験した場合にはよく記憶されているが，副作用がないと記憶が曖昧になるため，コントロール群の情報が少ない．

b) 実　例

2×2クロス集計表を用いたデータのまとめ方を表2.6に示す．

表 2.6　症例-対照研究のデータのまとめ方

		イベント	
		あり	なし
要因	あり	a	b
	なし	c	d
オッズ		a/c	b/d
オッズ比		$\dfrac{a/c}{b/d}$	

乳癌と診断された30～40歳女性のカルテを50人分集めて調べたところ，ホルモン補充療法（HRT）を受けている者が15人であった．さらに，乳癌ではない女性のデータを80人集めたところHRTを受けている者が20人であった．

この結果を2×2クロス集計表にまとめると，表2.7のようになる．

表 2.7 症例-対照研究の実例

		乳癌 あり	乳癌 なし
HRT	あり	15	20
HRT	なし	35	60
オッズ		15/35	20/60
オッズ比		15/35 ÷ 20/60 = 1.29	

2 コホート研究

ある規定のもとに定められたグループを追跡調査し，その結果の違いを探す研究のことである．
例えば，服薬の有無 ⟹ ある症状の有無
ある医薬品を服用している患者群（A群）と服用していない患者群（B群）を定める．

母集団のサイズが決定される．A群，B群での症状の発生頻度から，指標として相対リスク（相対危険度：RR）が求められる．本研究は，時間の経過に沿って追跡調査をしていくので，「前向き研究」と呼ばれる．

a) 長所および短所

【長所】医療現場の使用実態通りにデータを収集し，仮説を証明できる．服薬しているか，服薬していないか明確なグループ分けが可能なので，時間を経て生み出されるイベントについて，さまざまな研究ができる．母集団があらかじめ定められるので，イベントの発生率を算出できる．
【短所】経時的な観察研究なので，調査対象が引っ越したりして，結果を追いきれなくなる．そのため，人の異動が少ない市町村の，高齢者を調査対象に選ぶことが多い．また，費用がかかり，長期的な観察が必要となる．イベントがまれなものであれば，膨大な調査例数も必要となる．

b) 実 例

2×2クロス集計表を用いたデータのまとめ方を表2.8に示す．

表 2.8 コホート研究のデータのまとめ方

		イベント あり	イベント なし	合計	イベント発生率	相対リスク
要因	あり	a	b	a+b	a/(a+b)	$\dfrac{a/(a+b)}{c/(c+d)}$
要因	なし	c	d	c+d	c/(c+d)	

喫煙と肺癌の関係を調査するため，男性2000人を対象に医療面接をしたところ，500人が喫煙者で1500人が非喫煙者であることがわかった．この2000人の男性を喫煙者と非喫煙者の2群に分け，全員を2年間追跡調査した．その結果，喫煙者では50人，非喫煙者では50人が肺癌を発症した．この結果を2×2クロス集計表にまとめると，表2.9のようになる．

表 2.9　コホート研究の実例

		肺癌あり	肺癌なし	合計	イベント発生率	相対リスク
喫煙	あり	50	450	500	50/500	$\dfrac{50/500}{50/1500} = 3.0$
	なし	50	1450	1500	50/1500	

3　無作為化比較試験 randomized controlled trial（RCT）

比較試験では，被験者に被験薬かプラセボかを投薬してその薬の有効性・安全性を確認する．したがって，被験者に薬を交付する際，その薬が被験薬かプラセボかわからないようにすることが重要となる．被験薬かプラセボかについて，単純盲検法では，医師は知っているが，患者は知らない．一方，二重盲検法では，医師も患者も知らないことになる．

4　メタアナリシス

一群の研究から1つの結論を導き出すため，今までの研究結果を体系的に統合して，定量化した論文を意味する．複数の研究結果に一致がみられない時や，個々の研究のサンプル数が小さいために有意な結論が出せない時に有用な方法である．

例えば，冠動脈疾患患者における心血管イベントに対してアムロジピンとエナラプリルで差があるのかどうか，各論文の相対リスクとその信頼区間を統合することで，一定の結論を導き出すことができる．

a）メタアナリシスの結果の読み方

図2.3のグレーの四角は，それぞれの研究から得られた相対リスクを表し，四角の大きさはサンプルサイズの大きさを表している．四角から左右に伸びているひげは，95％信頼区間 confidence interval（CI）を表す．例えば，相対リスク　0.21（95％ CI：0.08〜0.59）という表現がなされる．

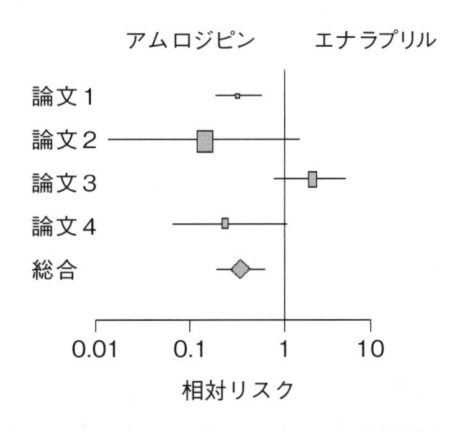

図2.3　メタアナリシスの結果例

1. 95％信頼区間とは，同じ人数で100回調査を行ったとき，少なくとも95回は，0.08から0.59の範囲に相対リスクが出現することを意味する．
2. 調査人数が多くなれば信頼区間は狭くなる．
3. 信頼区間が狭ければ狭いほど精度が高い．
4. 相対リスクが1.0以下であれば，対照群よりも相対リスクは低い．
5. 相対リスクが1.0以上であれば，対照群よりも相対リスクは高い．
6. 信頼区間のひげが1.0を跨いでいない場合，有意差ありと判定する．
7. 信頼区間のひげが1.0を跨いでいる場合，有意差なしと判定する．
8. グレーのひし形は，論文1～4を総合的にみた場合の結果を表す．

2.2.4　EBMの実践

1　EBMの実践的な手順

Step 1　問題を定式化する．
Step 2　信頼性の高い結果（Evidence）を示す論文を効率的に検索する．
Step 3　得られた論文の批判的吟味を行う（critical appraisal：論文の批判的吟味）．
Step 4　得られたエビデンスの患者への適用を判断する．
Step 5　その実践がうまくできたかを評価する．

2　Step 1

臨床上の疑問点（自分の患者の問題点）があるとき，4つの要素PECOまたはPICOによって問題点を定式化できる．

P：Ｐatient/Ｐroblem　　　　　患者または問題（どんな患者に）
E or I：Ｅxposure/Ｉntervention　曝露または介入（何をすると）
C：Ｃomparison/Ｃontrol　　　比較または対照（何と比較して）
O：Ｏutcome　　　　　　　　　アウトカム（どうなるのか）

真のアウトカムは，死亡率，合併症発症率，QOLであるが，直接測定は困難である．このような時には，測定の容易な検査値などで代用する．これが代用アウトカムである．

3　Step 2

定式化した疑問の答えとなる情報やそれが報告されている医学文献を効率的に検索するための情報源を以下に示す．

a) エビデンスを念頭に置いた資料
・Clinical Evidence（英国医師会から提供される，雑誌British Medical Journal（BMJ）の内容を中心として，テーマごとにRCTの結論をまとめ，治療法の有効性をランクづけ，年2回改定．

日本語版の「クリニカル・エビデンス」が出版されている）
・UpToDate（CD-ROM 版の教科書）
・Cochrane Library（コクラン共同計画が提供するもので，治療に関するメタアナリシス集）
・Best Evidence（ACP Journal Club と Evidence-Based Medicine の 2 誌の CD-ROM）

b）代表的な二次資料とその特徴
・MEDLINE（PubMed）：臨床医学，生物科学，健康関連の自然，社会科学を網羅．医学文献の検索に汎用される．
・EMBASE：医学・生物学，薬理学．MEDLINE のヨーロッパ版といわれる．
・医学中央雑誌（医中誌）：医学，薬学，看護学．日本語の医学文献の検索に汎用される．

c）Cochrane Library（コクランライブラリ）
　コクラン共同計画に基づいて，英国の国民保健サービスの一環として始まり，作成された．医学的介入についての根拠を明らかにするために，世界中から臨床試験を一定の基準で収集し，要約したシステマティック・レビューのデータベースである．医療現場において EBM を実践する上で信頼でき，かつ有用なものである．現在もシステマティック・レビューの作成作業は継続され，年 4 回更新されている．

d）システマティックレビュー
　同じテーマに関する複数の臨床研究を，主にメタアナリシスの手法を用いて統計的に評価したもの．第一級の医学的介入についての根拠と見なされる．

e）インパクトファクター
　原著論文の収載雑誌の相対的な重要度をランク付ける指標として，被引用率を表す．インパクトファクターが高い雑誌，すなわちよく引用される論文が収載されている雑誌は重要度が高い雑誌と考えられる．

4 Step 3

a）その研究は妥当か？
　① 明確に定義されたリサーチ・クエスチョンはあるか？
　　PECO または PICO を確認する．
　　Patient：abstract の「patients」または「participants」周辺を読む．
　　Exposure/Intervention：abstract の「intervention」または「treatment」周辺を読む．
　　Comparison：exposure に続く「or」のあとに書いてあることが多い．
　　Outcome：「main」または「primary」に続く「outcome」，「endpoint」周辺を読む．
　② 患者群はランダム化されているか？
　　　バイアスの入り込む余地を少なくするため，患者群を無作為（ランダム）に割り付けているかどうかチェックする．まず，タイトル，続いて，abstract の「design」，「method」から，

最後に本文の「design」から,「random」という単語を探す.
③ すべての患者の転帰が結論に反映されているか?
　・経過観察は完全であったか?
　　　治療を中止したり脱落例が多いと,結果を過大評価したり,逆に過小評価するので,何人が治療を中止したのかチェックする.割り付け時の治療,対照群の人数と解析時の人数を比較する.
　・無作為に割付けられたグループで解析されたか?
　　　実際には,割付け後に患者が拒否したり,違う治療を希望する例が出てくる.こうした例を除いて解析するとバイアスが生じるので,無作為に割り付けられたグループのまま解析を行う必要がある(Intention To Treat：ITT).まず,abstractの「method」から,次に本文の「method」や「analysis」から「intention to treat」という単語を探す.

　　[追跡率と追跡期間]
　　　試験の対象者が試験結果の最終評価の時点まで適切にフォローアップされているか? 最後まで試験を完遂できなかった症例,すなわち脱落例や中止例が多いと,正しい評価が行えない.一般に,試験の質を確保するためには追跡率は80〜85％以上が必要である.追跡期間については,急性疾患では短くても十分であるが,慢性疾患では年単位の期間が必要となる.

　　[結果の提示とデータ解析]
　　　適切な統計手法によって偶然でないことを証明していること.データ解析において,はじめに行った無作為化が解析時にも生かされていることが必要で,脱落例については脱落の妥当な理由を明記した上で,脱落例も含めてすべてを対象にITT解析がなされていることが重要である.

　　[ITT解析(Intention To Treat Analysis)]
　　　被験者が予定した治療を遵守したかどうかではなく,はじめに割り付けられた群で追跡され,評価され,解析されることをいう.脱落例は無効例として解析するのが理想的とされる.一般的には十分な追跡率が確保されていれば,脱落例を含めない解析(Per-Protocol解析)が行われる.
④ 試験参加者は「盲検化」されていたか?
　　患者,医療従事者に対する盲検化が実施されたかどうか確認する.
⑤ 同等に治療されたか?
　　患者群の一部に対象となる治療以外の治療が施されていないかどうかチェックする.
⑥ 試験開始時にランダム化により両群の患者背景がそろえられているか?
　　患者背景をチェックする.患者群の年齢,性別,合併症,喫煙,飲酒など患者背景が大きく異なると,無作為化割り付けの有効性が問題になる.差が大きい場合には,統計的な補正が行われているかどうかチェックする.

b) その結果は重要か?

治療成績を定量的に表すためにいくつかの統計量が計算され,比較される.

表 2.10 統計量の計算

	患者数	イベント（の疾患）	
		あり（直らない）	なし（直った）
治療群	a + b	a	b
対照群	c + d	c	d

【統計量の計算方法】
- 治療群イベント発生率 experimental event rate（EER）……a/(a + b)
- 対照群イベント発生率 control event rate（CER）………… c/(c + d)
- 相対リスク relative risk（RR）……………………………… EER/CER
- 相対リスク減少率 relative risk reduction（RRR）………… 1 − RR
- 絶対リスク減少率 absolute risk reduction（ARR）………… CER − EER
- 治療必要数 number needed to treat（NNT）………………… 1/ARR
   必ず整数，95％ CI（95％信頼区間）で評価（1人の患者のイベント発生を防ぐために，何人の患者を治療する必要があるか？）
- 寄与リスク（AR）…………………………………………… EER − CER

5 Step 4

a) 自分が担当する患者に適用できるかどうか以下の点を検討する
① 論文中の試験で対象とした患者が自分の患者の状態にほぼ等しいか？
② 試験薬が自分の医療機関で入手できるか？
③ 技術水準やスタッフ数の面から，その治療法に医療従事者が適切に対処できるか？
④ コストや害を上回る効果が期待できるか？

b) NNT を算出し統計学的有意差を臨床的に評価する

　有意差については，症例数が多ければ小さな差であっても統計学的に有意な差を検出できる．その差が臨床的にどの程度の意味を持つかどうかを考えるために NNT（Number Needed to Treat）という数字を用いる．この数字の人数を治療すると1人が助かるということを意味する．逆にいうと，1人を救うために何人を治療する必要があるかを示すので，NNT を治療必要数という．NNT が小さければ小さいほど，有効性が高く，臨床的な意味は大きい．

2.3 市販後調査

2.3.1 市販後調査の必要性

新医薬品の開発には，厚生労働省からの承認を得るまでに十数年を要し，また，莫大な研究開発費を必要とする．その最終段階として実施される臨床試験（治験）は，ヒトに対する医薬品の有効性および安全性を見定める重要なものである．しかし，この段階においても，限られた人数の被験者，限定された疾患を有する患者群を対象とした検討に他ならない．そのため，これらの臨床試験を介して得られた有効性・安全性のデータは，真の患者群に対するデータとはいいがたい．市販後に不特定多数のさまざまな疾患を併せもつ患者群における，その医薬品の真の有効性および安全性を確認しなければならない．

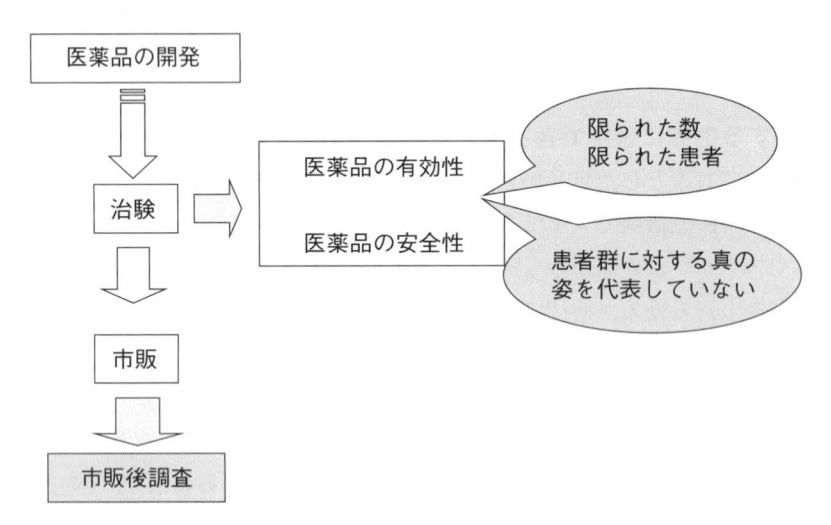

図 2.4 市販後調査の必要性

2.3.2 市販後調査 Post Marketing Surveillance（PMS）の3本柱

再審査，再評価，副作用・感染症報告の3制度からなる．市販後における医薬品の有効性，安全性および品質の確保を目的とするものである．

1 再審査制度

承認から一定期間経過後（原則として，新有効成分含有医薬品は8年，新医療用配合剤および新投与経路医薬品は8年間，効能・効果または用法・用量（投与経路を除く）の追加は4年間，

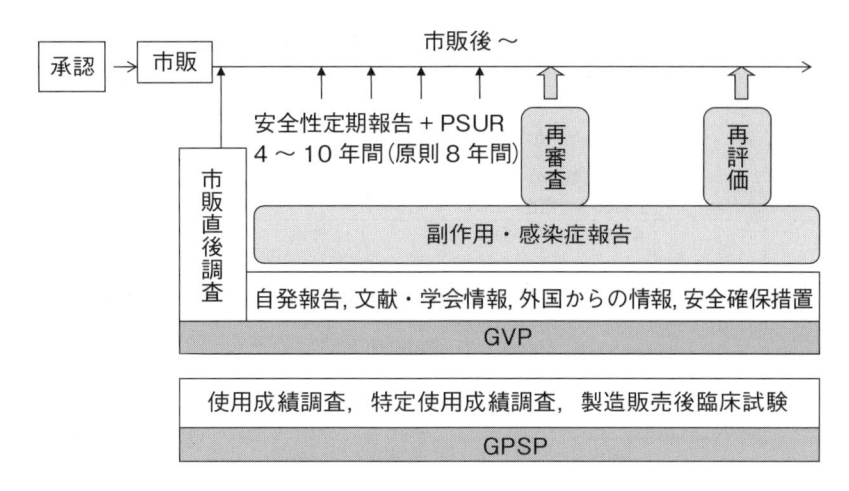

図2.5 市販後調査の概要

希少疾病用医薬品は10年間），医薬品の有効性，安全性に関する情報を収集し，評価・分析を行い，必要に応じて「使用上の注意」の改訂などの措置を講ずる．再審査期間中，最初の2年間は半年ごとに，それ以降は1年ごとに安全性定期報告を行う．この際，PSUR（定期的安全性最新報告）があれば，添付資料とする．

PSURとは，世界の安全性を担当する部門が，世界の副作用・感染症症例をデータベース化し，一定期間の世界の安全性情報をまとめたものである．

2 再評価制度

すでに承認され市販されている医薬品の品質・有効性・安全性を見直すことである．結果によっては，有用性が否定され，適応症が取り消されることもある．第1次再評価は1967年9月30日以前に承認されたすべての医療用医薬品を対象として，1971年12月より実施された．

3 副作用・感染症報告制度

医師，歯科医師，薬剤師等の医療関係者は，保健衛生上の危害の発生または拡大を防止するために必要があると認めたとき，当該副作用や感染症について厚生労働省へ直接報告しなければならない（薬事法第77条の4の2）．報告書様式は，独立行政法人医薬品医療機器総合機構 Pharmaceuticals and Medical Devices Agency（PMDA）のホームページからダウンロードできる（資料参照）．

a）副作用とは

医薬品が投与されて起こった好ましくない，因果関係の有無を問わない徴候，症状または疾患，そのようなすべてのものを有害事象 adverse event といい，そのうち因果関係が否定できないものを ADR（adverse drug reaction）という．添付文書の「使用上の注意」に記載される「副作用」は，この ADR の中から製薬企業と規制当局との相談によって決定される．

(資料) 副作用・感染症報告様式（おもて面）

別添

医薬品安全性情報報告書

□	医療用医薬品
□	一般用医薬品
□	化粧品・医薬部外品

☆ 記入前に裏面の「**報告に際してのご注意**」をお読みください。

健康食品等の使用によると疑われる健康被害の報告については、この様式を使わず、最寄りの保健所へご連絡ください。

患者イニシャル	性別 男・女	副作用等発現年齢 歳	身長 cm	体重 kg	妊娠 無・有（妊娠 週）・不明

原疾患・合併症	既往歴	過去の副作用歴（無・有・不明）	その他特記すべき事項
1.	1.	医薬品名：	□ 飲酒（　　　　）
		副作用名：	□ 喫煙（　　　　）
2.	2.		□ アレルギー（　　）
			□ その他（　　　　）

副作用等の名称又は症状、異常所見（※）
1. 　　　　　　　　　　（発現日：　年　月　日、転帰：（ ）転帰日：　年　月　日
　　　　　　　　　　　重篤性：□重篤（　　）　□重篤以外（　　　　　　　　　　　　　　））
2. 　　　　　　　　　　（発現日：　年　月　日、転帰：（ ）転帰日：　年　月　日
　　　　　　　　　　　重篤性：□重篤（　　）　□重篤以外（　　　　　　　　　　　　　　））

※　副作用等の転帰、重篤性については、それぞれ以下の番号を記載して下さい。

＜副作用等の転帰＞
①回復　②軽快　③未回復
④後遺症有り（症状　　　　　　　　　　）
⑤死亡　⑥不明

胎児に関しては下記にチェック下さい
胎児について ── □ 胎児に影響有り
　　　　　　　　□ 胎児死亡

＜副作用等の重篤性について＞
重篤 ── ① 死亡
　　　　② 障害
　　　　③ 死亡につながるおそれ
　　　　④ 障害につながるおそれ
　　　　⑤ 治療のために入院または入院期間の延長
　　　　⑥ 上記に準じて重篤である
　　　　⑦ 後世代における先天性の疾病または異常

被疑薬（可能な限り販売名で）最も関係が疑われる被疑薬に○	製造販売業者の名称	投与経路	一日投与量（1回量×回数）	投与期間（開始日～終了日）	使用理由
				～	
				～	
				～	
				～	
				～	

その他使用医薬品（可能な限り販売名で）

副作用等の発生および処置等の経過

　年　月　日

※　一般用医薬品による副作用については、可能な限り購入経路（対面販売又は通信販売等）に関する情報も提供願います。

影響を及ぼすと考えられる上記以外の処置・診断：無・有
　有りの場合→（□ 放射線療法　□ 輸血　□ 手術　□ 麻酔　□ その他（　　　　　　　））

再投与：無・有　　有りの場合 → 再発：無・有

報告日：平成　　年　　月　　日　　　　（安全性情報受領確認書を送付しますので住所をご記入ください）
報告者　氏名：　　　　　　　　　　　施設名：
　　　　（職種：医師、歯科医師、薬剤師、看護師、その他（　　　　　　　　　　　　　　））
　　　　住所：〒
　　　　　　　　　　　　　　　　　電話：　　　　　　　　　FAX：

○ 報告者が処方医以外の場合　→　処方医との情報共有　　　：有・無
○ 最も関連の疑われる被疑薬の製造販売業者への情報提供　：有・無
　　　　　　　　（「有」の場合、情報提供した製造販売業者名：　　　　　　　　　　　　　）

➢　ファクスでのご報告は、下記までお願いします。両面ともお送りください。
　　　　（FAX：03-3508-4364　厚生労働省医薬食品局安全対策課）

(資料) 副作用・感染症報告様式 (うら面)

報告者意見						

検査値（副作用と関係のある検査値等）

検査項目 \ 検査日	／(投与前値)	／	／	／	／	／

「報告に際してのご注意」
- この報告制度は、薬事法に基づいて、医薬品による副作用および感染症によると疑われる症例について、医薬関係者が保健衛生上の危害発生の防止等のために必要があると認めた場合に、ご報告いただくものです。医薬品との因果関係が必ずしも明確でない場合もご報告ください。
- 各項目については、可能な限り埋めていただくことで構いません。
- 報告された情報については、原則として、厚生労働省から独立行政法人医薬品医療機器総合機構（以下「機構（PMDA）」という。）を通じてその医薬品を供給する製造販売業者等へ情報提供します。また、機構（PMDA）または製造販売業者等は、報告を行った医療機関等に対し詳細調査を行う場合があります。
- 報告された情報について、安全対策の一環として広く情報を公表することがありますが、その場合には、施設名および患者のプライバシー等に関する部分は除きます。
- 医薬部外品、化粧品による疑いのある健康被害についてもこの報告用紙でご報告ください。
- 健康食品・無承認無許可医薬品による疑いのある健康被害については最寄りの保健所へご連絡ください。
- 記入欄が不足する場合は、別紙に記載し、報告書に添付願います。（検査値は裏面にご記入ください）
- ファクスまたは郵送により報告いただく場合には、所定の報告用紙のコピーを使用されるか、インターネットで用紙を入手してください。
  http://www.info.pmda.go.jp/info/houkoku.html
- 「e-Gov 電子申請システム」を利用して、インターネットで報告していただくこともできます。
  http://shinsei.e-gov.go.jp/menu/
  なお、ご利用に際しては、事前に電子証明書が必要です。
- 医薬品の副作用等による健康被害については、副作用または感染等被害救済制度があります。詳しくは機構（PMDA）のホームページ（http://www.pmda.go.jp/kenkouhigai.html）をご覧ください。また、報告される副作用等がこれらの制度の対象となると思われるときには、その患者にこれらの制度を紹介願います。

b）感染症とは

　例えば，血液製剤によるものと考えられるウイルス性肝炎・HIV（ヒト免疫不全ウィルス）感染症，あるいは，ウシ由来のBSE（bovine spongiform encephalopathy；ウシ海綿状脳症）と関連があるといわれるクロイツフェルト・ヤコブ病等，生物由来製品によると思われる感染症のことをいう．

c）生物由来製品および特定生物由来製品

　「生物由来製品」とは，血液製剤，ヒト胎盤抽出物，ワクチン，遺伝子組換え製剤等，ヒト，ウシ，その他の生物の細胞，組織等に由来する原料または材料を用いた医薬品等のうち，保健衛生上特別の注意を要するものとして，厚生労働大臣が指定するものをいう．

　「特定生物由来製品」とは，生物由来製品の中で，製造販売後，当該製品による保健衛生上の

危害の発生または拡大を防止するための措置を講ずることが必要なものであって、厚生労働大臣が指定するものをいう．例えば、病原体の不活化処理等に関する処置に限界がある「輸血用血液製剤」、不特定多数のヒトから採取された原料を使用し、一定の処置は行われていても、感染因子を内在する危険性のある「人血漿分画製剤」等がこれに該当する．

2.3.3　PMS 制度の変化

　これまで、「医薬品の市販後調査の基準」Good Post-Marketing Surveillance Practice（GPMSP）に基づいて適正使用情報の収集、評価、分析および対応、ならびに市販後の調査や試験を実施してきたが、平成 17 年度の改正薬事法の全面施行に伴い、製造承認制度は<u>製造販売承認制度へ移行</u>した．それに伴い、製造販売業者等は、<u>総括製造販売責任者，安全管理責任者および品質保証責任者</u>の製造販売業三役の設置と、「医薬品，医薬部外品，化粧品及び医療機器の製造販売後安全管理の基準」Good Vigilance Practice（GVP）による市販後安全管理体制の強化，また、「医薬品，医薬部外品，化粧品及び医療機器の品質管理の基準」Good Quality Practice（GQP）による市場への出荷における品質管理が必要となった．したがって、安全性情報の収集、評価、分析および対応は GVP に基づいて実施することになった．一方、市販後の調査や試験の実施については、GPMSP は廃止され「医薬品の製造販売後の調査及び試験の実施の基準」Good Post-marketing Study Practice（GPSP）が制定され、それに基づいて実施することになった．

　GVP では「安全確保業務とは、製造販売後安全管理に関する業務のうち、安全管理情報（医薬品等の品質、有効性および安全性に関する事項その他医薬品等の適正な使用のために必要な情報）の収集、検討およびその結果に基づく必要な措置（安全確保措置）に関する業務をいう」と定義している．

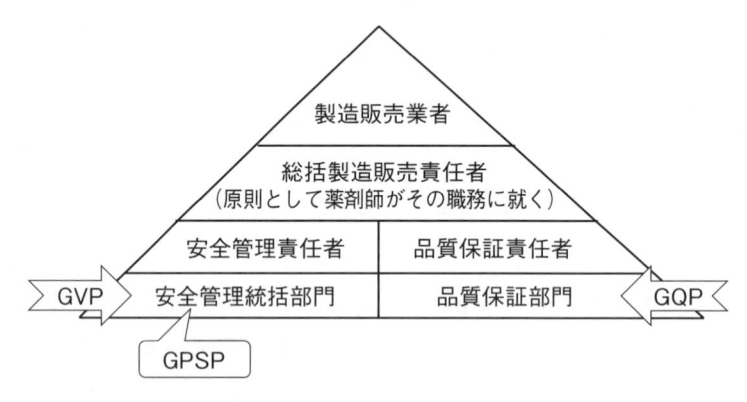

図 2.6　PMS 制度について

2.3.4　企業が行う安全確保業務（<u>GVP に基づいて</u>適正に実施される）

(1) 副作用・感染症<u>自発報告</u>
　医療関係者または患者およびその家族からの、企業への副作用または感染症についての自発

的報告をいい，まれな副作用や重篤な副作用を収集するための重要な情報源となる．
(2) 文献・学会情報

国内外の医学文献や学会報告等からの有効性・安全性に関する研究報告，文献データベースの検索等
(3) 外国からの情報

外国症例報告，PSUR，外国でとられた製品の回収や販売中止等の安全性に関する重大な措置報告等．将来的にDSUR（開発時定期的安全性最新報告）が導入されると予想される．
(4) 市販直後調査

新薬発売後6か月間，医療機関を定期的に訪問し，繰り返し説明して新薬の適正使用を促すとともに，医師に重篤な副作用を漏れなく報告するよう，協力を依頼するものである．
(5) 安全確保措置

企業と規制当局との協議のもとに「使用上の注意」の改訂を行う．副作用の重篤性，発現頻度，因果関係の強さから判断される．

2.3.5　企業が市販後に行う調査および試験（GPSPに基づいて適正に実施される）

(1) 使用成績調査

副作用の発現状況の把握，有効性・安全性に影響を及ぼす要因を把握する．「観察研究」に該当する．
(2) 特定使用成績調査

特別な背景を有する患者（小児，高齢者，妊産婦，腎・肝障害）および長期使用の患者における有効性，安全性を把握する．これも「観察研究」に該当する．
(3) 製造販売後臨床試験（GPSPとGCPに基づいて実施される）

上記の使用成績調査，特定使用成績調査等で検出された情報を検証するために実施される．

製造販売後臨床試験は，第Ⅳ相試験とも呼ばれ，第Ⅲ相までに明らかになった有効性・安全性・用量等に関する知見をさらに深めるために実施される．第Ⅲ相までの治験の被験者総数に比べ，市販後に当該医薬品を使用する患者数は不特定多数であり，治験の限られた症例数で得られた情報を真の患者データに近づける意味で，この臨床試験は有意義であると考えられる．薬物相互作用試験，安全性試験，疫学試験等が第Ⅳ相試験に含まれる．これは被験薬の投与群と非投与群の比較検討を行う「介入研究」に該当する．

2.3.6　市販後調査から得られる医薬品情報の伝達

市販後調査から得られる有効性・安全性に関する情報は，実際の薬物療法に関わっている多くの医療関係者に提供されるべき非常に有用な情報である．このような情報が迅速かつ適切に伝達されることが，医薬品の有用性を確実なものにし，信頼される医薬品の確保につながるものと考えられる．以下に独立行政法人医薬品医療機器総合機構の医薬品医療機器情報提供ホームページに掲載されている項目を示す（図2.7）．

記載項目
医薬品の適正使用に関するお知らせ
添付文書情報（医療用医薬品）
添付文書情報（一般用医薬品）
医療用医薬品の問合せ先情報
副作用が疑われる症例報告に関する情報
緊急安全性情報（イエローレター）・安全性情報（ブルーレター）
医薬品・医療機器等安全性情報
医薬品安全対策通知
使用上の注意の改訂情報
厚生労働省発表資料
医薬品に関する評価中のリスク等の情報について
DSU（医薬品安全対策情報）
患者向医薬品ガイド
重篤副作用疾患別対応マニュアル
保険適用される公知申請品目に関する情報について
承認情報（医薬品・医薬部外品）
医療用医薬品品質情報
ジェネリック医薬品品質情報検討会
回収情報（医薬品）
医療安全情報
医薬品安全対策の新たな事業・調査など

「緊急安全性情報」は，医薬品または医療機器の製造販売業者が作成した情報であり，緊急に安全対策上の措置をとる必要がある場合に発出される．「安全性速報」は，緊急安全性情報に準じ，一般的な使用上の注意の改訂情報よりも迅速な安全対策措置をとる場合に発出される．

厚生労働省および医薬品医療機器総合機構が発出した市販後における医薬品の安全性に関する通知や添付文書の改訂指示通知などの情報を掲載

日本製薬団体連合会安全対策情報部会に参加している製薬企業が製造または輸入している医療用医薬品の「使用上の注意」改訂に関する情報．

欧米では使用が認められているが，国内では承認されていない適応等について，学会等から要望された品目に対し，医療上の必要性を評価するとともに，公知申請への妥当性も確認する．

回収される製品によりもたらされる健康への危険性の程度により，クラスI，IIまたはIIIに分類され，個別回収される．

医薬品や医療機器の医療事故防止のためのさまざまな対策に関する情報・関連通知等．厚生労働省 医薬品・医療機器等対策部会で検討されたヒヤリ・ハット事例等を掲載．

図 2.7　市販後調査から得られる情報

参考書籍・文献

1. 能登洋 著（2003）EBM の正しい理解と実践，羊土社
2. 能登洋 著（2005）臨床統計学，羊土社
3. 岡野善郎，駒田富佐夫，手嶋大輔 編（2007）NEW 医薬品情報，廣川書店
4. 望月眞弓，武立啓子，山崎幹夫 監修（2005）医薬品情報学〔第 3 版〕，東京大学出版会

2.4　演習問題

問 1　非臨床試験に関する記述のうち，正しいものはどれか
　　1　GLP は，非臨床試験における規範である．
　　2　反復投与毒性試験は，GLP 適用外である．
　　3　トキシコキネティックスは，GLP 適用外である．
　　4　安全性薬理試験のコアバッテリー試験は，GLP 適用外である．
　　5　GLP には各安全性試験の実施方法が示されている．
　　6　ヒトでの薬物動態試験は，非臨床試験である．

正解　1

解説　GLP は，医薬品および医療機器の安全性に関する非臨床試験の実施の基準であり，厚生労働省令に定められている．ヒトでの薬物動態試験は，臨床試験である．各安全性試験の実施方法が示されているのは，ICH ガイドラインや厚生労働省の通知であって，GLP ではない．

問2　ICH に関する記述のうち，正しいものはどれか
1　ICH とは，医療機器規制の国際整合化を進める国際会議である．
2　ICH では，医薬品の国際調和は議論されない．
3　わが国の臨床試験の実施の基準（GCP）は，医療機器も医薬品も ICH でハーモナイズされた GCP を基に作成されている．
4　ICH で GCP がハーモナイズされてから，約 20 年が経過している．
5　ICH では，GLP は議論されない．

正解　5

解説　ICH は，日米 EU 医薬品規制国際会議のことで，医療機器の国際調和は議論されない．医療機器については，GHTF（Global Harmonization Task Force）で議論される．また，GLP は OECD で議論されている．

問3　臨床試験に関する記述のうち，正しいものはどれか
1　治験の第Ⅰ相試験は，すべて健康成人男性を対象とした試験である．
2　臨床薬理的試験は，第Ⅱ相の開始前に行われる．
3　治験の第Ⅱ相試験では検証的試験が行われることが多い．
4　QT/QTc 評価試験（thorough QT/QTc study）とは，薬剤による心室の再分極への影響を評価することを目的とした単独の試験である
5　マイクロドーズ試験のことを，第Ⅳ相試験と呼ぶことがある．

正解　4

解説　抗がん薬の開発では，第Ⅰ相から患者を対象とした試験が実施される．また，第Ⅰ相から，妊娠の可能性がない健康成人女性が組み込まれる場合がある．
　治験の第Ⅱ相試験では，少人数の患者を対象とした探索的試験が行われることが多い．臨床薬理試験は，第Ⅰから第Ⅲ相までの適切な時期に実施される．マイクロドーズ試験は探索的試験であって，第Ⅰ相前に実施される第 0 相試験と呼ぶことがある．第Ⅳ相試験は，製造販売後臨床試験のこと．

問4　GCP に関する記述のうち，誤っているものはどれか．
1　治験は人体実験である．
2　GCP はヘルシンキ宣言を基に定められている．

3 GCPの目的は，被験者の人権の保護，安全の保持および福祉の向上を図り，治験の科学的な質および成績の信頼性を確保することである．
4 成人の治験でのインフォームド・コンセントは，小児の治験ではインフォームド・アセントとなる．
5 治験に関連して被験者に健康被害が生じた場合には，過失によるものであるか否かを問わず，被験者の損失は適切に補償される．
6 製造販売後臨床試験には，医薬品GCPは適用されない．

[正解] 6

[解説] 製造販売後臨床試験にも医薬品GCPは適用される．なお，5で，補償は，金銭によるものに限らず，健康被害治療のための医療行為も含まれる．

問5 ジェネリック医薬品に関する記述のうち，正しいものはどれか
1 ジェネリック医薬品は，後発医薬品と呼ばれる．
2 ジェネリック医薬品は，一般用医薬品の一部である．
3 ジェネリック医薬品は，少子高齢化を迎えての医療費削減に貢献する可能性は低い．
4 日本のジェネリック医薬品の普及率は，欧米よりも高い．
5 静脈内投与のジェネリック医薬品の同等性を示すためには，ヒトあるいは動物における血中濃度の測定が必須である．

[正解] 1

[解説] ジェネリック医薬品は後発医薬品のことであり，わが国の普及率は欧米よりも低く約20％である．なお，均一な溶液状態である静脈内投与の製剤は，投与後ただちに血中に入ることで製剤間の差が生じるとは考えられず，現行ガイドラインの取扱い（同等性試験不要）が科学的には適当と考えられる．臨床現場で求められることが多い，ヒトまたは動物での血中濃度測定は科学的に意味のない試験である．なお，既に販売承認を与えられているバイオ医薬品と同等/同質の医薬品は，バイオ後続品（バイオシミラー医薬品）と呼ばれる．

問6 臨床研究に関する情報をエビデンスレベル（科学的根拠の水準）の高い順に並べなさい．
a コホート研究
b 無作為化比較試験
c 無作為化比較試験のメタナリシス
d 症例対照研究

（第91回国家試験問題）

[正解] c > b > a > d

[解説] 30ページ　図2.2を参照．

問7 「ホルモン剤により乳癌発症のリスクが増加する」という仮説を検証する．ある地域の女性1200人を対象に医療面接をしたところ，400人がホルモン剤をきちんと服用し，800人が一切服用していない．これらの女性をホルモン剤服用群と非服用群に分け，5年間追跡調査した．その結果，ホルモン剤服用群では40人，非服用群では50人が乳癌を発症した．このような研究方法を何研究というか？　また，リスクの指標を計算しなさい．

正解　コホート研究，相対リスク = 1.6

解説

	発症あり	発症なし	合計
ホルモン剤服用	40	360	400
服用なし	50	750	800

5年間の前向き調査より，コホート研究である．

相対リスク：40/400 ÷ 50/800 = 1.6

問8 急性心筋梗塞発症後の患者を対象にして，心血管系疾患による死亡に対するアンギオテンシン変換酵素（ACE）阻害薬の予防効果を評価するためメタアナリシスを行った．その結果，対照群に対するACE阻害薬群の心血管疾患による死亡のオッズ比は0.82（95％信頼区間：0.69～0.97）であった．これに対する考察として，正しいものはどれか．

a. オッズ比が0.82と1に近い値であるため，両群間で心血管系疾患による死亡リスクに有意な差は認められない．
b. オッズ比が1未満であるため，ACE阻害薬には心血管疾患による死亡リスクを減少させる傾向がある．
c. オッズ比の95％信頼区間に0.28の幅があるため，ACE阻害薬は心血管系疾患による死亡リスクを有意に減少させていない．
d. オッズ比の95％信頼区間が1を跨いでいないため，このメタナリシスは有意な結果を与えている．

（第92回国家試験問題）

正解　b，d

解説　33ページのメタアナリシスの結果の読み方を参照．
　a　誤　　95％信頼区間が1を跨いでいないので，有意差がある．
　c　誤　　信頼区間の幅が狭いほど，精度が高い．

問9 以下の症例の疑問の定式化を行いなさい．
　関節リウマチで通院している患者さんから「関節リウマチ治療にはCOX2選択的阻害剤のほうがよいと聞いたのだけれど，他の非ステロイド系抗炎症剤を使用する場合に比べて，どのくらい胃腸障害が少ないのですか」と質問された．

正解　P：関節リウマチ患者に

E：COX2 選択的阻害剤を投与した場合
C：非ステロイド系抗炎症剤を投与した場合に比べて
O：胃腸障害の発症に違いがあるか

[解説] 34 ページの PECO に従い定式化を行う．

問10　60 歳以上の高血圧患者における心不全の発症に対して，利尿薬を用いた降圧療法を行った場合の予防効果を，追跡期間 5 年間のランダム化比較試験により検討した結果は以下のとおりであった．この臨床試験における，相対リスク減少率と治療必要数を求めなさい．

	患者数	心不全の発症 あり	心不全の発症 なし
プラセボ群	1000 例	100 例	900 例
実薬群	1000 例	50 例	950 例

（第 92 回国家試験問題）

[正解] 相対リスク減少率 RRR：0.5，治療必要数 NNT：20

[解説] 37 ページの統計量の計算式を用いて，

RR ＝（実薬群における心不全の発症率）÷（プラセボ群における心不全の発症率）
　 ＝（50/1000）÷（100/1000）＝ 0.5

RRR ＝ 1 − 0.5 ＝ 0.5

ARR ＝ 0.1 − 0.05 ＝ 0.05

NNT ＝ 1/0.05 ＝ 20

問11　以下の説明文の（　）内に適切な用語を入れなさい．
1　緊急安全性情報は，最も緊急性が高いもので，国民，医療関係者に対して緊急かつ重大な注意喚起や使用制限に係る対策が必要な状況にある場合に，（　　　）からの命令，指示，（　　　）の自主的な決定その他により作成する．
2　医薬品安全対策情報 Drug Safety Update（DSU）は，（　　　）に関する情報である．
3　患者向医薬品ガイドは，患者等が医療用医薬品を正しく理解し，重篤な副作用の（　　　）のために作成された．

[正解] 1　緊急安全性情報は，最も緊急性が高いもので，国民，医療関係者に対して緊急かつ重大な注意喚起や使用制限に係る対策が必要な状況にある場合に，（厚生労働省）からの命令，指示，（製造販売業者）の自主的な決定その他により作成する．
2　医薬品安全対策情報 Drug Safety Update（DSU）は，（「使用上の注意」改訂）に関する情報である．
3　患者向医薬品ガイドは，患者等が医療用医薬品を正しく理解し，重篤な副作用の（早期発見）のために作成された．

[解説] 図 2.7 参照．

問 12 市販後調査から得られる情報について述べなさい．

[正解]
・副作用が疑われる症例報告に関する情報
・緊急安全性情報（イエローレター），安全性速報（ブルーレター）
・医薬品・医療機器等安全性情報
・使用上の注意の改訂情報
・重篤副作用疾患別対応マニュアル
・医療用医薬品品質情報
・回収情報
・医療安全情報

[解説] 図 2.7 参照．

問 13 企業が市販後に行う調査および試験には，どんなものがあるか説明しなさい．

[正解] 使用成績調査，特定使用成績調査，製造販売後臨床試験
[解説] 内容は，43 ページ参照．

問 14 有害事象 adverse event，ADR（adverse drug reaction），および「副作用」の関係について説明しなさい．

[正解] 医薬品が投与され，生じた因果関係の有無を問わないすべての好ましくない徴候・症状・疾患を有害事象といい，そのうち因果関係が否定できないものを ADR という．さらに，ADR の中から添付文書の「使用上の注意」に記載する副作用が決定される．

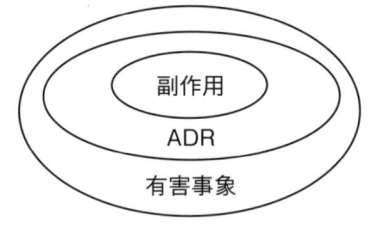

[解説]

（副作用 ⊂ ADR ⊂ 有害事象 の関係を示す同心楕円図）

問 15 以下の略号と基準の組合せで正しいものを選びなさい．
① GVP ——「医薬品，医薬部外品，化粧品及び医療機器の製造販売後安全管理の基準」
② GPSP ——「医薬品，医薬部外品，化粧品及び医療機器の品質管理の基準」
③ GQP ——「医薬品の製造販売後の調査及び試験の実施の基準」

[正解] ① 正
② GPSP ——「医薬品の製造販売後の調査及び試験の実施の基準」
③ GQP ——「医薬品，医薬部外品，化粧品及び医療機器の品質管理の基準」

問 16 市販後調査の必要性について述べなさい．

[正解] 新薬の開発の最終段階として実施される臨床試験は，ヒトに対する医薬品の有効性および安全性を見定める重要なものである．しかし，限られた人数の被験者，限定された疾患を有する患者群を対象とした検討に他ならない．真の患者群に対する真の有効性，安全性は，市販後に不特定多数のさまざまな疾患を併せもつ患者群に投薬されて初めて明らかとなる．

3 医薬品添付文書と医薬品インタビューフォーム

> **C15 薬物治療に役立つ情報**
> （1）医薬品情報
> 　2 【情報源】
> 　　5 医薬品添付文書（医療用，一般用）の法的位置づけと用途を説明できる
> 　　6 医薬品インタビューフォームの位置づけと用途を説明できる

3.1 医薬品添付文書とは

　医薬品が認可され，製薬企業が販売するとき，その製品の包装単位ごとに必ず添付しなければならない医薬品情報で，患者への適正使用を確保する目的を実行するためのものである．これらは，薬事法第52条（記載事項），第54条（記載禁止事項）ならびに第55条（販売禁止）に規定されている．

　特に医師，薬剤師にとって添付文書中の「用法・用量，その他使用または取扱上必要な注意事項」は公文書として位置づけられる．

3.1.1 医療用医薬品添付文書

　医師および歯科医師が処方した処方せんの発行により，使用される医薬品について添付される文書で，記載内容は医薬品の最も基本的な情報である．実際例を図3.1に示すように，ある一定の書式に則って記載される．

　厚生労働省は平成9年4月25日付けで，医療用添付文書 package inserts の記載事項について，使用上の注意事項の改定を行った．この改定では，記載順序や（図3.1参照），内容からみて重

52　I　基礎編

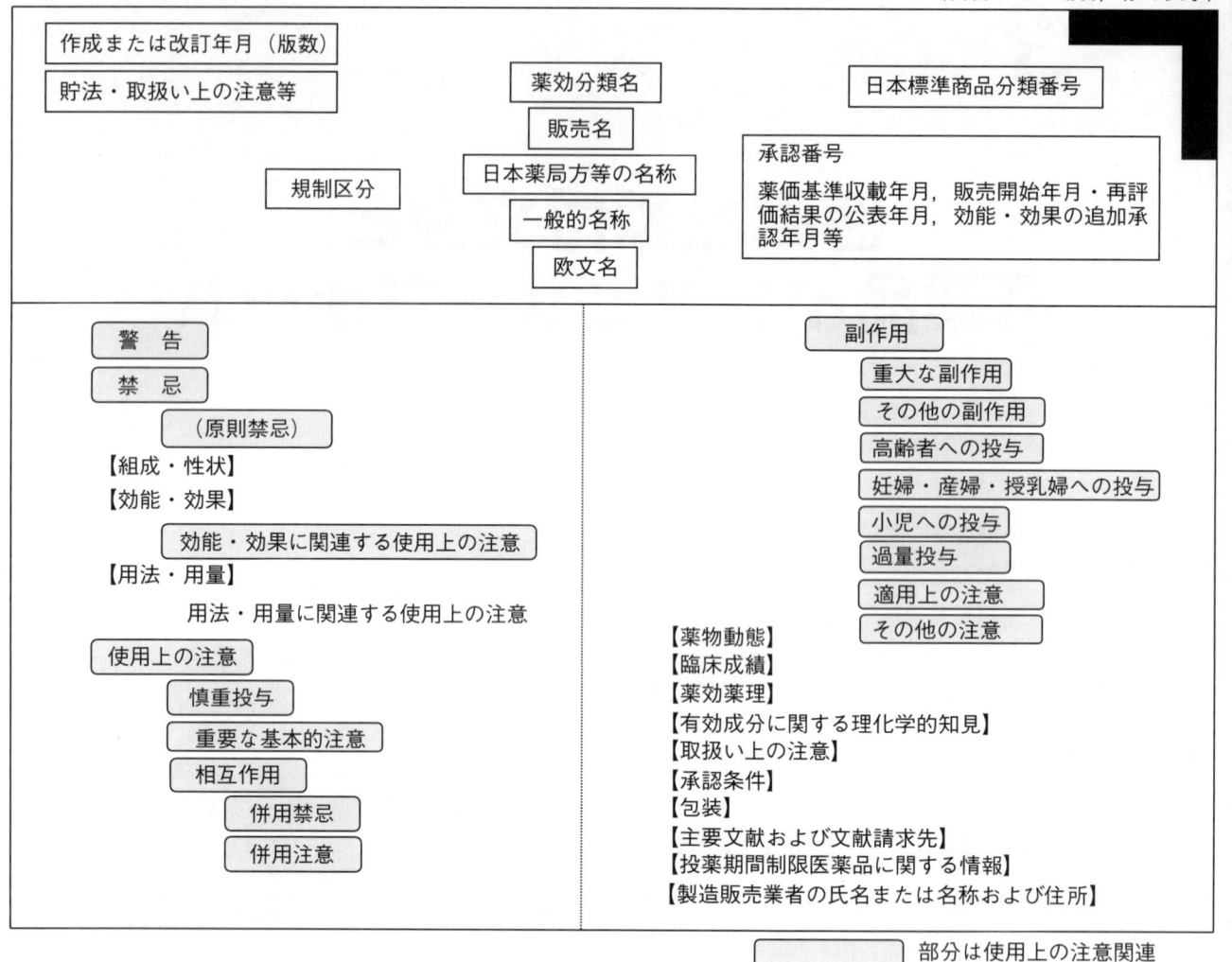

(警告がある場合，赤で表示)

```
┌─────────────────────────────────────────────────────────────┐
│ 作成または改訂年月（版数）                                  │
│ 貯法・取扱い上の注意等      薬効分類名     日本標準商品分類番号│
│                              販売名                         │
│              規制区分      日本薬局方等の名称   承認番号    │
│                              一般的名称     薬価基準収載年月，│
│                              欧文名         販売開始年月・再評│
│                                             価結果の公表年月，│
│                                             効能・効果の追加承│
│                                             認年月等        │
├─────────────────────────────────────────────────────────────┤
│   警　告                     副作用                         │
│   禁　忌                       重大な副作用                 │
│     （原則禁忌）               その他の副作用               │
│ 【組成・性状】                 高齢者への投与               │
│ 【効能・効果】                 妊婦・産婦・授乳婦への投与   │
│     効能・効果に関連する使用上の注意  小児への投与          │
│ 【用法・用量】                 過量投与                     │
│     用法・用量に関連する使用上の注意  適用上の注意          │
│   使用上の注意                 その他の注意                 │
│     慎重投与              【薬物動態】                      │
│     重要な基本的注意      【臨床成績】                      │
│     相互作用              【薬効薬理】                      │
│       併用禁忌            【有効成分に関する理化学的知見】  │
│       併用注意            【取扱い上の注意】                │
│                           【承認条件】                      │
│                           【包装】                          │
│                           【主要文献および文献請求先】      │
│                           【投薬期間制限医薬品に関する情報】│
│                           【製造販売業者の氏名または名称および住所】│
└─────────────────────────────────────────────────────────────┘
```
　　　　　　　　　　　　　　　　　　　　　部分は使用上の注意関連

図3.1　医療用医薬品添付文書の構成とレイアウト
(日本製薬工業協会・医薬品評価委員会・PMS部会から改変)

要と考えられる項目については前段に赤文字や赤線を用いて記載し（警告や禁忌），その他の項目についても可能な限り表形式などにしてわかりやすく記載されている．チクロピジン塩酸塩（パナルジン®）の添付文書を図3.2に示す．

1　読み方

〔添付文書の記載内容〕

(1) 作成または改訂年月日
(2) 日本標準商品分類番号

　　87①②③④ の6桁の番号で添付文書の最初のページ右上に記載されている．最初の2桁の番号87は医療用，一般用医薬品を示す．①に当たる3桁目の数字は作用部位または目的，薬効を示し（例えば1は「神経系および感覚器官用医薬品」，2は「個々の器官系用医薬品」，3は「代

**2009年9月改訂（第14版）
*2007年10月改訂

貯　法：室温保存
使用期限：外箱に表示
**処方せん医薬品：注意－医師等の処方せんにより使用すること

抗血小板剤

パナルジン®錠100mg
パナルジン®細粒10% 〈1g分包品〉

**劇薬、処方せん医薬品：注意－医師等の処方せんにより使用すること

パナルジン®細粒10% 〈100g包装品〉
Panaldine®

チクロピジン塩酸塩製剤

sanofi aventis

	パナルジン錠100mg	パナルジン細粒10%
**承認番号	22100AMX01370	20100AMZ00122
**薬価収載	2009年9月	1990年7月
販売開始	1981年9月	1990年7月
再審査結果	1989年1月	—
効能追加	1984年8月	—

日本標準商品分類番号　873399

0909-00904　D0286804A

★ 赤枠・赤字で表示

→ 赤で表示

【警告】
血栓性血小板減少性紫斑病（TTP）、無顆粒球症、重篤な肝障害等の重大な副作用が主に投与開始後2ヵ月以内に発現し、死亡に至る例も報告されている。
［「重大な副作用」の項参照］

1. 投与開始後2ヵ月間は、特に上記副作用の初期症状の発現に十分留意し、原則として2週に1回、血球算定（白血球分画を含む）、肝機能検査を行い、上記副作用の発現が認められた場合には、ただちに投与を中止し、適切な処置を行うこと。本剤投与中は、定期的に血液検査を行い、上記副作用の発現に注意すること。
2. 本剤投与中、患者の状態から血栓性血小板減少性紫斑病、顆粒球減少、肝障害の発現等が疑われた場合には、投与を中止し、必要に応じて血液像もしくは肝機能検査を実施し、適切な処置を行うこと。
3. 本剤の投与にあたっては、あらかじめ上記副作用が発生する場合があることを患者に説明するとともに、下記について患者を指導すること。
   (1) 投与開始後2ヵ月間は定期的に血液検査を行う必要があるので、原則として2週に1回、来院すること。
   (2) 副作用を示唆する症状があらわれた場合には、ただちに医師等に連絡し、指示に従うこと。
4. 投与開始後2ヵ月間は、原則として1回2週間分を処方すること。

【禁忌（次の患者には投与しないこと）】
1. 出血している患者（血友病、毛細血管脆弱症、消化管潰瘍、尿路出血、喀血、硝子体出血等）［止血が困難になることが予想される。］
2. 重篤な肝障害のある患者［肝障害がさらに悪化するおそれがある。］
3. 白血球減少症の患者［本剤の副作用として白血球減少症が報告されているので、より重篤な症状になるおそれがある。］
4. チクロピジン塩酸塩による白血球減少症の既往歴のある患者［再投与により白血球減少症を起こすおそれがある。］
5. チクロピジン塩酸塩に対し過敏症の既往歴のある患者

【原則禁忌（次の患者には投与しないことを原則とするが、特に必要とする場合には慎重に投与すること）】
肝障害のある患者［肝障害が悪化するおそれがある。］

【組成・性状】

販売名	パナルジン錠100mg	パナルジン細粒10%
有効成分	日局チクロピジン塩酸塩100mg（1錠中）	日局チクロピジン塩酸塩100mg（1g中）
添加物	乳糖水和物、トウモロコシデンプン、カルメロース、ポリビニルアルコール（部分けん化物）、硬化油、ショ糖脂肪酸エステル、ヒプロメロース、酸化チタン、マクロゴール6000、タルク、ジメチルポリシロキサン、二酸化ケイ素	乳糖水和物、結晶セルロース、トウモロコシデンプン、ヒプロメロース、メタクリル酸コポリマーLD、ラウリル硫酸ナトリウム、ポリソルベート80、マクロゴール6000、タルク、ショ糖脂肪酸エステル、軽質無水ケイ酸
色・剤形	白色～淡黄白色・フィルムコーティング錠	白色～微黄白色・コーティング細粒
外形	ⓓ613	—
直径(mm)	8.3	—
厚さ(mm)	4.6	—
重量(mg)	約208	—
識別コード	ⓓ613	—

【効能又は効果】
○血管手術および血液体外循環に伴う血栓・塞栓の治療ならびに血流障害の改善
○慢性動脈閉塞症に伴う潰瘍、疼痛および冷感などの阻血性諸症状の改善
○虚血性脳血管障害（一過性脳虚血発作（TIA）、脳梗塞

図3.2　チクロピジン塩酸塩（パナルジン®）の添付文書

謝性医薬品」など），②に当たる4桁目の数字は成分または作用部位を示し（1は「中枢神経系用薬」，2は「末梢神経系用剤」など），③に当たる5桁目の数字は用途を示す（1は「全身麻酔剤」，2は「催眠鎮静剤，抗不安薬」など）．最後の④に当たる6桁目の数字は成分を示す（例えばアセトアミノフェンは，1の「アニリン系製剤」に分類され，全体として871141と規定される）．

この87の次の3桁が薬効分類番号と呼ばれ，薬価収載医薬品集などに用いられている．

(3) 規制区分

毒・劇薬，処方せん医薬品や特定生物・生物由来製品，習慣性医薬品などの区分

(4) 薬効分類名

解熱鎮痛剤（114），血圧下降剤（214），消化性潰瘍剤（232）など合成麻薬（820）まで分類されている．

(5) 商品名

(6) 承認番号など

(7) 【警告】

警告がある場合は，最初に赤枠，赤字（ゴシック）でその内容を記載され，必要に応じ設定理由が［　］内に記載される．さらに添付文書には最初のページの右端上部角に赤帯を印刷しなければならない．

(8) 【禁忌（次の患者には投与しないこと）】

当該医薬品を治療上使用してはならない場合を赤枠，黒字（ゴシック）で記載されている．原疾患・合併症・既往歴・併用医薬品などから使用してはならない場合とされている．

(9) 【原則禁忌】原則禁忌は，治療に用いないのが原則である．しかし，状況によりこれ以外に対応が皆無のとき，特別に治療の経緯を慎重に見守りながら使用しても良い場合である．

(10) 【組成・性状】

薬剤の組成，性状のデータを記載されている．組成では，薬剤を錠剤に例をとると，1錠中の有効成分含量ならびに添加物名称が記載され，性状では，錠剤の実際外形サイズならびに刻印，品目ごとに決められている識別コード，着色情報などが記載されている．

(11) 【効能・効果】

保険適用される疾患名が記載されている．「効能・効果」の事項について特に「使用上の注意がある場合」は，破線で囲い注意の喚起をしやすく記載されている．

(12) 【用法・用量】

1日の投与量，投与回数，用法などが記載され，「用法・用量」の事項について特に「使用上の注意がある場合」は，破線で囲い注意の喚起をしやすく記載されている．

(13) 【使用上の注意】

この項目では，1.慎重投与（次の患者には慎重投与すること），2.重要な基本的注意，3.相互作用，4.副作用，5.高齢者への投与，6.妊婦，産婦，授乳婦等への投与，7.小児等への投与，8.過量投与，9.適用上の注意，10.その他の注意などが記載されている．

3.相互作用では，併用注意（併用に注意すること）が，薬剤名，臨床状態・措置方法ならびに機序・危険因子に分けて記載されている．

4.副作用では，臨床試験の具体的用量と発現が示され，「重要な副作用」と「その他の副作

用」に分類して記載され,「その他の副作用」では,0.1～1%未満,0.1%未満,頻度不明に分けて記載されている.また,「相互作用」や「副作用」は可能な限り表形式などにしてわかりやすく見やすいようにしている.

(14)【薬物動態】
　血中濃度,血漿タンパク結合率,尿中排泄,食事の影響,肝機能障害者,高齢者,代謝などが具体的数値とともに記載されている.

(15)【臨床成績】
　臨床効果,必要に応じ高齢者への投与などの成績が記載されている.

(16)【薬効薬理】
　臨床応用の主要な作用,その作用機序などが簡潔に記載されている.

(17)【有効成分に関する理化学的知見】
　一般名,化学名,分子式,分子量,融点,構造式,性状などが記載されている.

(18)【取扱い上の注意】
　有効成分の異なる品目ごとに,開封後は速やかに使用するとか,保存状態などが記載されている.

　その他,(19)【承認条件】,(20)【包装】,(21)【主要文献および文献請求先】,(22)【製造業者または輸入販売業者の氏名または名称および住所】の記載事項がある.

2　活用法

　薬剤師の業務遂行の中で極めて重要なことの1つに処方せん監査がある.薬剤師は,処方せん中に疑わしき点があるときは,その処方せんを交付した医師,歯科医師または獣医師に問い合わせて,その疑わしき点を確かめた後でなければ,これによって調剤してはならない(薬剤師法第24条)と規定されるように,処方せん鑑査をし,その結果として疑義照会を行うときなど,不確かな部分は必ず添付文書での確認の後に行うことが不可欠である.

　添付文書の記載内容は,医薬品の市販後調査や副作用報告の状況によって,随時改訂される.緊急安全性情報などのように明確な通知がくる場合もあるが,緊急性のない改訂は製薬企業が個別に発表するので,改訂された情報をできるだけ早く入手しておかなければならない.その収集・整理・管理・保管は医薬品情報室で行い,全ての薬剤師が機能的に活用できるようにしなければならない.さらに,これらを加工し,まとめた冊子あるいはレポートなどを作成し,院内の医師・看護師に対して配布するなどの支援も必要である.

　また,病院内外から薬剤師や医薬品情報室には医薬品に関する様々な問い合わせに対応しなければならない.この基本情報として添付文書やインタビューフォームが位置づけられる.

3.1.2　一般用医薬品添付文書

　一般用医薬品添付文書は,一般用医薬品を購入した使用者に対して適切な医薬品情報を伝え,適正使用を促すためのものである.したがって,情報の説明はなるべく理解しやすい文章で簡潔に構成されている.

1 読み方

〔添付文書の記載内容〕

(1) 医薬品区分, (2) 改訂年月日, (3) 薬効分類, (4) 承認販売名, (5) 製品名, (6) 製品名（読み）などは, 医療用医薬品添付文書に準じる.

(7) 製品の特徴

〔使用上の注意〕として記載されていること.

1. してはいけないこと
   (1) 次の人は使用しないこと
   (2) 次の部位に使用しないこと
   (3) その他
2. 相談すること
   (1) 次の人は使用前に医師, 歯科医師, または薬剤師に相談すること
   (2) 次の場合は, 直ちに使用を中止し, この文書を持って医師, 歯科医師または薬剤師に相談すること
   (3) その他
3. その他の注意
4. 保管および取扱い上の注意

(8) 〔効能・効果〕

(9) 〔用法・用量〕

(10) 〔成分分量〕

添加物

(11) 〔保管および取扱い上の注意〕

(12) 〔消費者相談窓口〕

(13) 〔製造販売会社〕ならびに〔販売会社〕

(8) ～ (13) の項目は, 医療用医薬品添付文書に準じる.

一般用医薬品は医療用医薬品と異なり, リスク区分により分類されている.

リスク区分は, 一般消費者に対する医薬品の情報をわかりやすくするため, 第一類から第三類まで注意を要するリスクにより区分わけをされている.

第一類医薬品に分類される一般用医薬品はスイッチOTCとも呼ばれ, 以前は医療用医薬品として認可されていたもので, 汎用化し安全性が比較的確保されているが, 薬剤師の文書による情報提供を義務付けのもとに許可となっている. 一般用医薬品の中では最も高いリスク度合いのも

表3.1 一般用医薬品のリスク区分ならびに管理・義務

リスク区分	対応する専門家	情報提供	店舗管理者
第一類医薬品	薬剤師	文書による情報提供の義務	薬剤師, 業務3年以上の登録販売者
第二類医薬品	薬剤師または登録販売者	努力義務	薬剤師または登録販売者
第三類医薬品	薬剤師または登録販売者	法令による規定なし	薬剤師または登録販売者

のである．代表的なものとして，第二世代抗ヒスタミン薬（ケトチフェン，エメダスチン，エピナスチン），H_2ブロッカー（シメチジン，ニザチジン，ファモチジン，ラニチジン塩酸塩，ロキサチジン酢酸エステル）や口唇ヘルペス治療用軟膏（アシクロビル）などがある．また一般的に用量を抑えた製剤が多い．

第二類医薬品に分類されるものは，第一類医薬品以外で，その副作用などにより日常生活に支障をきたす程度の健康障害が生じるおそれがある医薬品で，風邪薬，解熱鎮痛薬，水虫薬，痔疾用薬などである．

第三類医薬品は，第一類ならびに第二類医薬品以外の医薬品で，販売にあたっては，第二類医薬品と同様の規制を受けるが，購入者から直接希望がない限りは，商品説明に際し，法的制限を受けない．種類としては，ビタミン剤，貼付薬，うがい薬，消化薬，消毒薬などである．

2 活用法

一般用医薬品の添付文書は医療関係者より購入者のための医薬品情報であるので，薬剤師はその意味をよく理解して情報提供しなければならない．情報収集や提供に際しては添付文書の内容に従って，できるだけ平易な言葉に加工して伝達する．その際に購入者の体調などをインタビューすることも必要なことであり，副作用の初期症状を理解していなければならない．

表3.2 主な有害症状の初期症状

中 枢 性	頭痛，疲労，めまい，不眠，眠気，幻覚，精神錯乱
皮 膚	発疹，じんま診，かゆみ，むくみ，光線過敏症，紅斑
消 化 器 系	食欲不振，悪心，嘔吐，みぞおち上部の痛み，下痢，便秘
尿・生殖器	頻尿，多尿，閉尿，生理不順，インポテンツ，タンパク尿
循 環 器 系	頻脈，徐脈，起立性低血圧，めまい
血 液	白血球減少，顆粒球減少
神 経 筋 肉	感覚異常，ふるえ
感 覚 器 系	耳鳴り，視力障害，難聴，脱力感，しびれ感
生理的変化	尿・便の色調変化，味覚異常，嗅覚異常，乳房肥大，乳汁分泌，歯肉肥厚，黄視
そ の 他	鵞口瘡，SLE様症状，多汗，脱毛

副作用の説明でも，皮膚粘膜眼症候群（スティーブンス・ジョンソン症候群）や中毒性表皮壊死症（ライエル症候群）などは，「高熱をともなって，発疹・発赤，火傷様の水ぶくれ等の激しい症状が，全身の皮ふ，口や目の粘膜にあらわれる」とか，間質性肺炎では，「空せき（たんを伴わない咳）を伴い，息切れ，呼吸困難，発熱があらわれる（これらの症状は，かぜの諸症状と区別が難しいこともあり，空咳，発熱などの症状が悪化した場合にも，服用を中止するとともに，医師の診療を受けてください）」などと，わかりやすい表現で記載されている．したがって，服薬指導を行うとき対応する購入者によっては，情報の加工の程度を工夫して行わなければならない項目である．

3.1.3 警告 caution・禁忌 contraindication

警告ならびに禁忌は，治療上から薬剤師の調剤業務の最初のステップの処方鑑査や病棟での処

方設計への参画などにおいて最も注意をはらわなければならない．

1 警　告

薬効分野によっては，多くの医薬品が共通する「警告」を有する場合がある．
その内容について抗悪性腫瘍薬を例として述べる．

表 3.3　抗悪性腫瘍薬の大部分の品目に共通する警告の例

> 癌化学療法は，
> ① 緊急時に十分に対応できる医療施設において，癌化学療法に十分な知識・経験を持つ医師のもとで，本療法が適切と判断される症例についてのみ実施すること．
> ② 適応患者の選択にあたっては，各併用薬剤の添付文書を参照して十分に注意すること．
> ③ 治療開始に先立ち，患者またはその家族に有効性および危険性を十分に説明し，同意を得てから投与すること．

(赤枠，赤文字)

さらに，葉酸拮抗薬のペメトレキセドナトリウム水和物の場合，上記の3項目に加え，「重篤な副作用発現軽減のため必ず葉酸・ビタミン B_{12} を前投与，重度腎障害患者で死亡の報告．多量の胸水・腹水患者は適宜体腔液の排出を検討．間質性肺炎発現に注意．（赤文字記載）」のようにその薬剤に必要な警告が記載されている．

分子標的治療薬で多発性骨髄腫に用いられるサリドマイドでは，過去の薬害を経緯として，「安全管理手順を遵守．催奇形性・流産・死産のおそれがあり妊婦へ投与不可．開始4週前～終了4週間後まで避妊．投与中に妊娠が疑われる場合は投与を中止し医師に連絡．男性患者は開始～終了4週間後まで避妊，投与中は妊婦との性交渉不可．深部静脈血栓症のおそれ，異常時は投与中止，適切な処置．検査開始前に妊娠検査を確認．定期的な妊娠検査（4週間隔以内）（赤文字記載）」の警告がある．

表 3.4　腎に障害を与えやすい薬物

アムホテリシン B	ポリミキシン B
シスプラチン	ペニシラミン
金製剤	NSAIDs
カプトプリル	アミノグリコシド系
セファロスポリン系	利尿剤
メトトレキサート	造影剤
リチウム	

腎機能に影響を与える薬物は警告の対象となる．また，肝機能についても同様である．特に薬物代謝酵素シトクローム P450（CYP）は，多くの医薬品が対象となる．

2 禁　忌

禁忌は，原則として警告に引き続き赤枠中に黒字ゴシックで記載されるが，警告がない医薬品の場合は冒頭に記載される．次の患者に投与しないことが，患者の状況，薬物相互作用から投与中の医薬品がある場合，合併症，既往症やアレルギーなどにより決められ記載されている．

表 3.5　薬物による重大な副作用・有害作用

・悪性症候群	・心室性不整脈（QT 延長）
・腸管麻痺（麻痺性イレウス）	・うっ血性心不全
・遅発性ジスキネジア	・横紋筋融解症
・劇症肝炎	・不整脈
・SLE 様症状	・皮膚粘膜眼症候群
・中毒性皮膚壊死症	・剥離性皮膚炎
・光過敏症	・白血球減少
・顆粒球減少	・血小板減少性紫斑病
・頻脈	・炭酸ガスナルコーシス
・低血糖	・溶血性貧血
・糖尿	・無尿
・痙攣	・間質性肺炎
・PIE 症候群	・気管支痙攣
・間質性腎炎症	・錐体外路症状
・アシドーシス	

極めて多くの医薬品に禁忌が規定され，特に既往症と薬剤には特に注意を必要とする．

3.1.4　薬物相互作用

医薬品は化学物質であるので，2種が遭遇すると薬物間に影響が起こる．これは薬剤学的配合禁忌 pharmaceutical incompatibility に相当し，主に製剤学的業務の時に注意しなければならない．添付文書では既に製剤として記載してあるので，ここでは添付文書記載内容を主として述べる．

物と生体との相互作用ならびに体内での複数の薬物の反応は，薬物動態学的相互作用 pharmacokinetic drug interaction と呼ばれ，薬物や食物の動態と複雑に作用する．すなわち，吸収 absorption，分布 distribution，代謝 metabolism，排泄 excretion により，各ステップで影響される．添付文書では，合併症の治療などに問題となる薬物・薬物間相互作用 drug-drug interaction が重要である．また，薬物・飲食物間相互作用 drug-food interaction も薬効に大きく影響する．また，薬力学的相互作用 pharmacodynamic drug interaction として，主に薬物受容体に対する活性度や競合的阻害効果が影響しあう機構もある．

1　具体例　その1

実際の例として移植などに用いられる免疫抑制薬でシクロスポリンを添付文書から抜粋して述べる．

相互作用

多くの薬剤との相互作用が報告されているが，可能性のあるすべての組合せについて検討されているわけではないので，他剤と併用したり，本剤または併用薬を休薬する場合には注意すること．本剤は代謝酵素チトクローム P450 3A4（CYP3A4）で代謝され，また，CYP3A4 および P 糖タンパクの阻害作用を有するため，これらの酵素，輸送タンパク質に影響する医薬品・食品と併用する場合には，可能な限り薬物血中濃度を測定するなど用量に留意して慎重に投与すること．

〔併用禁忌〕（併用しないこと）
1. 生ワクチン（乾燥弱毒生麻しんワクチン，乾燥弱毒生風しんワクチン，経口生ポリオワクチン，乾燥BCG等）

　臨床症状・措置方法：免疫抑制下で生ワクチンを接種すると発症するおそれがあるので併用しないこと．

　機序・危険因子：免疫抑制下で生ワクチンを接種すると増殖し，病原性をあらわす可能性がある．

2. タクロリムス（外用剤を除く）（プログラフ）

　臨床症状・措置方法：本剤の血中濃度が上昇することがある．また，腎障害等の副作用があらわれやすくなるので併用しないこと．

　機序・危険因子：本剤の代謝が阻害されること，および副作用が相互に増強されると考えられる．

3. ピタバスタチン（リバロ），ロスバスタチン（クレストール）

　臨床症状・措置方法：これらの薬剤の血中濃度が上昇し，副作用の発現頻度が増加するおそれがある．また，横紋筋融解症等の重篤な副作用が発現するおそれがある．

　機序・危険因子：本剤により，これらの薬剤の血漿中の濃度が上昇（ピタバスタチン：C_{max} 6.6倍，AUC 4.6倍，ロスバスタチン：C_{max} 10.6倍，AUC 7.1倍）する．

4. ボセンタン（トラクリア）

　臨床症状・措置方法：ボセンタンの血中濃度が急激に上昇したとの報告があり，副作用が発現するおそれがある．また，本剤の血中濃度が約50％低下したとの報告がある．

　機序・危険因子：本剤が，ボセンタンのCYP3A4による代謝を阻害すること，および輸送タンパク質を阻害し肝細胞への取り込みを阻害することにより，ボセンタンの血中濃度が上昇すると考えられる．また，ボセンタンはCYP3A4を誘導するため，本剤の代謝が促進され，血中濃度が低下すると考えられる．

5. アリスキレン（ラジレス）

　臨床症状・措置方法：アリスキレンの血中濃度が上昇するおそれがある．空腹時の併用投与によりアリスキレンのC_{max}が約2.5倍，AUCが約5倍に上昇した．

　機序・危険因子：本剤のP糖タンパク阻害によりアリスキレンのP糖タンパクを介した排出が抑制されると考えられる．

〔併用注意〕（併用に注意すること）
1. PUVA療法を含む紫外線療法

　臨床症状・措置方法：PUVA療法を含む紫外線療法との併用は皮膚癌発現のリスクを高める危険性があるため，やむを得ず併用する場合は定期的に皮膚癌または前癌病変の有無を観察すること．

　機序・危険因子：PUVA療法により皮膚癌が発生したとの報告があり，本剤併用による免疫抑制下では皮膚癌の発現を促進する可能性がある．

2. 免疫抑制剤（ムロモナブCD3（OKT3），抗胸腺細胞免疫グロブリン（ATG）製剤等）

　臨床症状・措置方法：過度の免疫抑制が起こることがある．（「重要な基本的注意」の項参照）

機序・危険因子：共に免疫抑制作用を有するため．
3. ホスカルネット，アムホテリシンB，アミノ糖系抗生物質（ゲンタマイシン，トブラマイシン等），スルファメトキサゾール・トリメトプリム，シプロフロキサシン，バンコマイシン，ガンシクロビル，フィブラート系薬剤（ベザフィブラート，フェノフィブラート等）

臨床症状・措置方法：腎障害があらわれやすくなるので，頻回に腎機能検査（クレアチニン，BUN等）を行うなど患者の状態を十分に観察すること．

機序・危険因子：腎障害の副作用が相互に増強されると考えられる．

4. メルファラン注射剤

臨床症状・措置方法：腎障害があらわれやすくなるので，頻回に腎機能検査（クレアチニン，BUN等）を行うなど患者の状態を十分に観察すること．

機序・危険因子：機序は不明である．

5. 非ステロイド性消炎鎮痛剤（ジクロフェナク，ナプロキセン，スリンダク，インドメタシン等）

臨床症状・措置方法：腎障害があらわれやすくなるので，頻回に腎機能検査（クレアチニン，BUN等）を行うなど患者の状態を十分に観察すること．

機序・危険因子：腎障害の副作用が相互に増強されると考えられる．

6. 非ステロイド性消炎鎮痛剤（ジクロフェナク，ナプロキセン，スリンダク，インドメタシン等）

臨床症状・措置方法：高カリウム血症があらわれるおそれがあるので，血清カリウム値に注意すること．

機序・危険因子：高カリウム血症の副作用が相互に増強されると考えられる．

7. アミオダロン，カルシウム拮抗剤（ジルチアゼム，ニカルジピン，ベラパミル），マクロライド系抗生物質（エリスロマイシン，ジョサマイシン等），キヌプリスチン・ダルホプリスチン，クロラムフェニコール，アゾール系抗真菌剤（フルコナゾール，イトラコナゾール等）
ノルフロキサシン，HIVプロテアーゼ阻害剤（リトナビル，サキナビル等），卵胞・黄体ホルモン剤，ダナゾール，ブロモクリプチン，アロプリノール，フルボキサミン，イマチニブ，ダサチニブ

臨床症状・措置方法：本剤の血中濃度が上昇することがあるので，併用する場合には血中濃度を参考に投与量を調節すること．

また，本剤の血中濃度が高い場合，腎障害等の副作用があらわれやすくなるので，患者の状態を十分に観察すること．

機序・危険因子：代謝酵素の抑制または競合により，本剤の代謝が阻害されると考えられる．

8. メトクロプラミド

臨床症状・措置方法：本剤の血中濃度が上昇することがあるので，併用する場合には血中濃度を参考に投与量を調節すること．

また，本剤の血中濃度が高い場合，腎障害等の副作用があらわれやすくなるので，患者の状態を十分に観察すること．

機序・危険因子：胃腸運動が亢進し，胃内容排出時間が短縮されるため，本剤の吸収が増加す

ると考えられる．

9. 胆汁酸製剤

　臨床症状・措置方法：本剤の血中濃度が上昇することがあるので，併用する場合には血中濃度を参考に投与量を調節すること．

　また，本剤の血中濃度が高い場合，腎障害等の副作用があらわれやすくなるので，患者の状態を十分に観察すること．

　機序・危険因子：本剤は脂溶性薬剤であるため，胆汁酸と混和することにより吸収が増加すると考えられる．

10. アセタゾラミド，カルベジロール

　臨床症状・措置方法：本剤の血中濃度が上昇することがあるので，併用する場合には血中濃度を参考に投与量を調節すること．

　また，本剤の血中濃度が高い場合，腎障害等の副作用があらわれやすくなるので，患者の状態を十分に観察すること．

　機序・危険因子：機序は不明である．

11. グレープフルーツジュース

　臨床症状・措置方法：本剤の血中濃度が上昇することがあるので，本剤服用時は飲食を避けることが望ましい．

　機序・危険因子：グレープフルーツジュースが腸管の代謝酵素を阻害することによると考えられる．

12. リファンピシン，チクロピジン，抗てんかん剤（フェノバルビタール，フェニトイン，カルバマゼピン），モダフィニル，デフェラシロクス

　臨床症状・措置方法：本剤の血中濃度が低下することがあるので，併用する場合には血中濃度を参考に投与量を調節すること．特に，移植患者では拒絶反応の発現に注意すること．

　機序・危険因子：これらの薬剤の代謝酵素誘導作用により本剤の代謝が促進されると考えられる．

13. オクトレオチド，プロブコール

　臨床症状・措置方法：本剤の血中濃度が低下することがあるので，併用する場合には血中濃度を参考に投与量を調節すること．特に，移植患者では拒絶反応の発現に注意すること．

　機序・危険因子：これらの薬剤が本剤の吸収を阻害すると考えられる．

14. テルビナフィン

　臨床症状・措置方法：本剤の血中濃度が低下することがあるので，併用する場合には血中濃度を参考に投与量を調節すること．特に，移植患者では拒絶反応の発現に注意すること．

　機序・危険因子：機序は不明である．

15. エトラビリン

　臨床症状・措置方法：本剤の血中濃度に影響を与える可能性があるため，注意して投与すること．

　機序・危険因子：エトラビリンの代謝酵素誘導作用により，本剤の血中濃度に変化が起こることがある．

16. セイヨウオトギリソウ（セント・ジョーンズ・ワート St. John's Wort）含有食品

　　臨床症状・措置方法：本剤の代謝が促進され血中濃度が低下するおそれがあるので，本剤投与時はセイヨウオトギリソウ含有食品を摂取しないよう注意すること．

　　機序・危険因子：セイヨウオトギリソウにより誘導された代謝酵素が本剤の代謝を促進すると考えられる．

17. 副腎皮質ホルモン剤

　　臨床症状・措置方法：高用量メチルプレドニゾロンとの併用により本剤の血中濃度上昇および痙攣の報告がある．また，プレドニゾロンのクリアランスを低下させるとの報告もある．

　　機序・危険因子：相互に代謝を阻害すると考えられる．

18. ドセタキセル，パクリタキセル

　　臨床症状・措置方法：本剤またはこれらの薬剤の血中濃度が上昇する可能性があるので，併用する場合には血中濃度を参考に投与量を調節すること．

　　機序・危険因子：代謝酵素を競合することにより，本剤またはこれらの薬剤の代謝が阻害される可能性がある．

19. エゼチミブ

　　臨床症状・措置方法：本剤またはこれらの薬剤の血中濃度が上昇する可能性があるので，併用する場合には血中濃度を参考に投与量を調節すること．

　　機序・危険因子：機序は不明である．

20. コルヒチン

　　臨床症状・措置方法：本剤の血中濃度が上昇することがあるので，併用する場合には血中濃度を参考に投与量を調節すること．

　　機序・危険因子：機序は不明である．

　　臨床症状・措置方法：併用により，コルヒチンの血中濃度が上昇し，コルヒチンの作用が増強するおそれがあるので，患者の状態を十分に観察すること．なお，肝臓または腎臓に障害のある患者にはコルヒチンを投与しないこと．

　　機序・危険因子：本剤のP糖タンパク阻害によりコルヒチンの血中濃度が上昇することがある．

21. トルバプタン

　　臨床症状・措置方法：トルバプタンの血中濃度が上昇し，作用が増強するおそれがある．

　　機序・危険因子：本剤のP糖タンパク阻害によりトルバプタンの血中濃度が上昇することがある．

22. ダビガトラン

　　臨床症状・措置方法：ダビガトランの血中濃度が上昇し，抗凝固作用が増強するおそれがある．

　　機序・危険因子：本剤のP糖タンパク阻害によりダビガトランの血中濃度が上昇することがある．

23. HMG-CoA還元酵素阻害剤（シンバスタチン，プラバスタチン等）

　　臨床症状・措置方法：筋肉痛，CK（CPK）上昇，血中および尿中ミオグロビン上昇を特徴とした急激な腎機能悪化を伴う横紋筋融解症があらわれやすいので，患者の状態を十分に観察する

こと．
　　機序・危険因子：HMG-CoA 還元酵素阻害剤の血中からの消失が遅延すると考えられる．
24．ジゴキシン
　　臨床症状・措置方法：ジゴキシンの血中濃度が上昇することがあるので，ジゴキシンの血中濃度を参考に投与量を調節するなどジギタリス中毒に注意すること．
　　機序・危険因子：ジゴキシンの腎からの排泄を抑制すると考えられる．
　　臨床症状・措置方法：また，併用により，高カリウム血症があらわれるおそれがあるので，血清カリウム値に注意すること．
　　機序・危険因子：高カリウム血症の副作用が相互に増強されると考えられる．
25．アンブリセンタン
　　臨床症状・措置方法：本剤との併用によりアンブリセンタンの血中濃度が上昇し AUC が約 2 倍になるとの報告がある．
　　機序・危険因子：機序は不明である．
26．テオフィリン
　　臨床症状・措置方法：テオフィリンの血中濃度が上昇するとの報告があるので，テオフィリンの血中濃度を参考に投与量を調節すること．
　　機序・危険因子：機序は不明である．
27．不活化ワクチン（不活化インフルエンザワクチン等）
　　臨床症状・措置方法：ワクチンの効果が得られないおそれがある．
　　機序・危険因子：免疫抑制作用によってワクチンに対する免疫が得られないおそれがある．
28．ニフェジピン
　　臨床症状・措置方法：歯肉肥厚があらわれやすい．
　　機序・危険因子：歯肉肥厚の副作用が相互に増強されると考えられる．
29．カリウム保持性利尿剤（スピロノラクトン等），エプレレノン，カリウム製剤，ACE 阻害剤，アンジオテンシンⅡ受容体拮抗剤，β-遮断剤，ヘパリン
　　臨床症状・措置方法：高カリウム血症があらわれるおそれがあるので，血清カリウム値に注意すること．
　　機序・危険因子：高カリウム血症の副作用が相互に増強されると考えられる．
30．利尿剤（チアジド系利尿剤，フロセミド等）
　　臨床症状・措置方法：高尿酸血症およびこれに伴う痛風があらわれやすいので，血中尿酸値に注意すること．
　　機序・危険因子：高尿酸血症の副作用が相互に増強されると考えられる．
31．ブロナンセリン，ナルフラフィン
　　臨床症状・措置方法：これらの薬剤の血中濃度が上昇し，作用が増強するおそれがある．
　　機序・危険因子：代謝酵素の競合により，これらの薬剤の代謝が阻害されると考えられる．
32．エベロリムス
　　臨床症状・措置方法：エベロリムスのバイオアベイラビリティが有意に増加したとの報告がある．本剤の用量を変更する際には，エベロリムスの用量調節も行うこと．

機序・危険因子：代謝酵素の競合により，エベロリムスの代謝が阻害されると考えられる．
　　臨床症状・措置方法：また，エベロリムスが本剤の腎毒性を増強するおそれがある．
　　機序・危険因子：機序は不明である．
33. ミコフェノール酸モフェチル
　　臨床症状・措置方法：ミコフェノール酸モフェチルの血中濃度が低下したとの報告がある．
　　機序・危険因子：ミコフェノール酸モフェチルの腸肝循環が阻害され血中濃度が低下すると考えられる．
34. 外用活性型ビタミンD_3製剤（タカルシトール，カルシポトリオール）
　　臨床症状・措置方法：血清カルシウム値が上昇する可能性がある．
　　機序・危険因子：本剤による腎機能低下があらわれた場合に，活性型ビタミンD_3による血清カルシウム値上昇がよりあらわれやすくなると考えられる．

　上記のように，薬物の血中濃度は肝臓の薬物代謝酵素シトクローム P450 と医薬品の作用が強く影響する場合が多く，代表的な例を下記に述べる．

2　具体例　その2　ワルファリン＋アゾール系（イトラコナゾール，フルコナゾール，ミコナゾール）

【注意】ワルファリンは S 体と R 体があるが，効果は S 体のほうが強い．アゾール系は 2C9 および 2C19 を阻害し，S 体の代謝阻害により抗凝固作用の増強を起こす．
　一方，フルボキサミンは，R 体を代謝する 1A2，2C19，3A4 を阻害するが，R 体の効果が弱いため抗凝固作用はあまり増強しない．

3　具体例　その3　ワルファリン＋フェノバルビタール

　抗凝血薬療法を受けている患者が不安状態や不眠を訴える場合，併用が行われる．酵素誘導により，代謝が促進されるためワルファリンを増量する．
　その他，CYP 以外にも多くの機構がある．

4　具体例　その4　ジゴキシン＋キニジン（抗不整脈薬），カルシウム拮抗薬

【注意】抗不整脈薬アミオダロン，ピルメノール，フレカイニド，ピルシカイニド，プロパフェノン，ベプリジルなど近位尿細管の P 糖タンパク阻害によりジゴキシンの血中濃度が上昇する．
　ベラパミルが P 糖を抑制する．

5　具体例　その5　テトラサイクリン＋鉄剤

【注意】カルシウム，マグネシウム，アルミニウム，鉄剤
　キレートにより，ともに吸収が阻害される．

6　具体例　その6　メルカプトプリン・アザチオプリン＋アロプリノール

【注意】キサンチンオキシダーゼ阻害により副作用が増強される．

7　具体例　その7　セフェム系＋アルコール

【注意】ジスルフィラム様作用．N-メチルテトラゾールチオメチル基を有する物．セファマンドール，セフメノキシム，セフォテタン，セフメタゾール，セフピラミド，セフブペラゾン，セフミノクスもジスルフィラム様あり．

8　具体例　その8　エノキサシン＋フルルビプロフェン

【禁忌】フルルビプロフェン，フルルビプロフェンアキセチル

　ニューキノロン系のピリドンカルボン酸系抗菌薬エノキサシンは中枢神経作用を有し，GABA受容体阻害により，けいれんを誘発する．NSAIDsとの併用によりその阻害が増強される．

【注意】① フェニル酢酸系（ジクロフェナク，アンフェナクなど），プロピオン酸系（ケトプロフェン，ロキソプロフェン，プラノプロフェンなど）　機序：同上

　② テオフィリン，アミノフィリン，コリンテオフィリン

　テオフィリンの代謝酵素1A2を阻害し，テオフィリンの血中濃度を増加させる．肝障害，高齢者では特に注意する．

　③ またアルミニウムまたはマグネシウムを含む制酸剤，スクラルファート，硫酸鉄

　キレート形成により吸収が阻害され，効果が減弱する．

一般用医薬品の場合

9　具体例　その9　胃腸薬 H_2 遮断薬

　シメチジン（1日限度量：医療用の3/8）（アルサメック，パンシロン），ラニチジン（1日限度量は医療用の3/4）（アバロンZ，三共Z），ファモチジン10 mg（ガスター10，ガスドック10）（1日限度量は医療用と同じ），ファモチジンなどの場合

【注意】これらと＋アゾール系抗真菌薬（イトラコナゾールなど）

　アゾール系抗真菌薬の血中濃度が低下．

　作用機序：ファモチジンの胃酸分泌抑制作用により吸収を低下させる．

10　具体例　その10　水溶性ビタミン

　ビタミン B_{12} ＋ H_2 ブロッカー（シメチジン，ラニチジン等）やプロトンポンプ阻害薬（オメプラゾール等）

　小腸からのビタミン B_{12} の吸収が阻害される．これらの薬剤を長期間服用している場合（2年以上），ビタミン B_{12} 欠乏症が発現する可能性があるので，ビタミン B_{12} 補給が必要となることがある．ビタミン B_{12} の静注では相互作用は起こらない．

　作用機序：胃酸分泌を抑制し，食物のタンパク質に結合しているビタミン B_{12} の遊離が低下す

る（サプリメントのビタミン B_{12} の場合は影響を受けない）．

11　具体例　その11　脂溶性ビタミン

ビタミンE＋シクロスポリン
シクロスポリンの吸収が促進する．
作用機序：シクロスポリンの消化管での溶解性やミセル形成の上昇，あるいは小腸での代謝が減少すると推測される．
＋グリセオフルビン：グリセオフルビンの血中濃度が上昇する．
＋ワルファリン：出血傾向となる可能性がある．
ワルファリンの血液凝固阻止作用はビタミンEの常用量（300 mg/日以下）では，変化しないが，大量投与では作用が増強する．ビタミンEが1200 mg/日を超える場合は注意が必要である．ビタミンE投与初期（1〜2週間以内）に血液凝固能をモニターする必要がある．

12　具体例　その12　漢方薬との相互作用

インターフェロン類＋小柴胡湯エキス
【禁忌】間質性肺炎：機序不明
【注意】カンゾウ含有製剤，グリチルリチン酸およびその塩類を含む製剤，ループ利尿剤（フロセミド，エタクリン酸など），チアジド系利尿剤（トリクロルメチアジド）：偽アルドステロン症，低K血症の結果ミオパシー

漢方薬＋葛根湯（カッコン 6 g，マオウ・タイソウ 3 g，ケイヒ・シャクヤク 2.25 g，カンゾウ 1.5 g，ショウキョウ 0.75 g より抽出）エキス 3,900 mg/4.5 g
【注意】マオウ含有製剤ならびにカンゾウ含有製剤・グリチルリチン酸ならびにその塩類を含有する製剤
エフェドリン類含有製剤の場合は，交感神経ならびに中枢神経興奮を起こし，カンゾウやグリチルリチン酸を含む製剤の場合は，偽アルドステロン症（尿量の減少，顔・手足のむくみ，まぶたが重くなる，手がこわばる，血圧が高くなる，頭痛などが現れる）を起こす可能性がある．

3.2　インタビューフォームとは

医薬品インタビューフォーム interview form とは，添付文書の情報を補充し，薬剤師等の医療従事者にとって日常業務に必要な，医薬品の品質管理のための情報，処方設計のための情報，調剤のための情報，医薬品の適正使用のための情報，薬学的な患者ケアのための情報などが集約されたものである．総合的な個別の医薬品解説書として，日本病院薬剤師会が，平成20年9月新たに記載要領を策定し，製薬企業に作成および提供を依頼している学術試料である．しかしながら，インタビューフォームはあくまで添付文書を補完するものであり，これらの情報を取り扱う

場合，十分な配慮をもって行うべきである．1つの事例としてある錠剤の記載事項を下記に示す．

3.2.1 医薬品インタビューフォームの記載事項

I 概要に関する項目
　　開発の経緯や製品の治療額的・製剤学的特性が記載されている．

II 名称に関する項目
　　名称に関しては，販売名の和名，欧文名，名称の由来が記載され，一般名についても，同様に和名（命名法），欧文名（命名法），ステム，ならびに構造式または示性式，分子式および分子量，化学名（命名法），慣用名，別名，略号，記号番号，CAS 登録番号が記載されている．

III 有効成分に関する項目
　　この項目では，物理化学的性質（外観，性状，溶解性，吸湿性，融点（分解点），沸点，凝固点，酸塩基解離定数，分配係数，その他の主な示性値），有効成分の各種条件下における安定性，確認試験や定量法について記載されている．

IV 製剤に関する項目
　　この項目では，剤形（剤形の区別・規格および性状，製剤の物性，識別コード，pH・浸透圧比・粘度・比重・無菌の旨および安定な pH 域など），製剤の組成（有効成分，添加物など），懸濁剤・乳剤の分散性に対する注意，製剤の各種条件下における安定性，調製法および溶解後の安定性，他剤との配合変化（物理化学的変化），溶出性，生物学的試験法，製剤中の有効成分の確認試験法ならびに定量法，力価，混入する可能性のある夾雑物，治療上注意が必要な容器に関する情報などが記載されている．

V 治療に関する項目
　　この項目では，効能または効果，用法および用量，臨床成績（臨床データパッケージ［第 I 相～第 III 相までの対象人種，有効性，安全性，薬物動態，概要などをまとめたもの］，臨床効果，臨床薬理試験［忍容性試験］，探索的試験［用量反応探索試験］，検証的試験［無作為化並行用量反応試験，比較試験，安全性試験，患者・病態別試験］），治療的使用などが記載されている．

VI 薬効薬理に関する項目
　　この項目では，薬理学的に関連のある化合物または化合物群，薬理作用（作用部位・作用機序，薬物を裏付ける試験成績，作用発現時間・持続時間）などが記載されている．

VII 薬物動態に関する項目
　　この項目では，血中濃度の推移・測定法（治療上有効な血中濃度，最高血中濃度到達時間，臨床試験で確認された血中濃度，中毒域，食事・併用薬の影響，母集団解析により判明した薬物体内動態変動要因），薬物速度論的パラメータ（コンパートメントモデル，吸収速度定数，バイオアベイラビリティ，消失速度定数，クリアランス，分布容積，血漿タンパク結合率），吸収，分布（血液-脳関門通過性，血液-胎盤関門通過性，乳汁への移行性，髄液への移行性，その他の組織への移行性），代謝（代謝部位および代謝経路，代謝に関する酵素の

分子種，初回通過効果の有無およびその割合，代謝物の活性の有無および比率，活性代謝物の速度論的パラメータ）などが記載されている．

Ⅷ　安全性（使用上の注意等）に関する項目

　　この項目では，警告内容とその理由，禁忌内容とその理由（原則禁忌を含む），効能または効果に関連する使用上の注意とその理由，用法および用量に関連する使用上の注意とその理由，慎重投与内容とその理由，重要な基本的注意とその理由，相互作用（併用禁忌とその理由，併用注意とその理由），副作用（副作用の概要，重大な副作用と初期症状，その他の副作用，項目別副作用発現頻度および臨床検査値異常一覧，基礎疾患合併症・重症度および手術の有無等背景別の副作用発現頻度，薬物アレルギーに対する注意および試験法），高齢者への投与，妊婦・産婦・授乳婦への投与，臨床検査値結果に及ぼす影響，過量投与，適用上の注意，その他の注意などが記載されている．

Ⅸ　非臨床試験に関する項目

　　この項目では，薬理試験（薬効薬理試験，副次的薬理試験，安全性薬理試験，その他の薬理試験），毒性試験（単回投与毒性試験，反復投与毒性試験，生殖発生毒性試験，その他の特殊毒性）が記載されている．

Ⅹ　管理的事項に関する項目・保存条件，薬剤取扱い上の注意点，承認条件等，包装，容器の材質，同一成分・同効薬，国際誕生年月日，製造販売承認年月日および承認番号，薬価基準収載年月日，効能または効果追加，用法および用量変更追加等の年月日その内容，再審査結果，再評価結果発表年月日およびその内容，再審査期間，投薬期間制限医薬品に関する情報，各種コード，保険給付上の注意が記載されている．

Ⅺ　文　献

　　この項目では，引用文献，その他の参考文献が記載されている．

Ⅻ　参考資料

　　この項目では，主な外国での発表状況，海外における臨床支援情報が記載されている．

ⅩⅢ　備　考

　　この項目では，その他の関連資料が記載されている．

参考文献・参考資料

1. http://www.info.pmda.go.jp/psearch/html/menu_tenpu_base.html
2. Drug Facts & Comparisons 2009

3.3 演習問題

問1 次の薬物と禁忌の組合せのうち，正しいのはどれか．
1 セラトロダスト ――― 妊婦
2 シスプラチン ――― 腎障害
3 プロプラノロール ――― 本態性高血圧症
4 クロフィブラート ――― 高脂血症
5 フルコナゾール ――― 糖尿病

正解 2

解説
1 セラトロダスト：トロンボキサン A_2 受容体拮抗薬で特に禁忌症はない．
3 プロプラノロール：本態性高血圧症は効能・効果で，禁忌はうっ血性心不全など
4 クロフィブラート：高脂血症は効能・効果で，禁忌は胆石，妊婦，授乳婦
5 フルコナゾール：深在性抗真菌薬．禁忌は妊婦で，特に糖尿病に対しては禁忌でない．

問2 医療用医薬品の添付文書からは，得られない情報はどれか．
1 一般名
2 化学構造式
3 効能・効果
4 定量法
5 性状

正解 4

解説 定量法はインタビューフォームに記載されている．

問3 医薬品情報に関連する既述について，正しいものはどれか．
1 医療用医薬品の添付文書は，市販後も得られた新たな情報を加えて改訂される．
2 一般用医薬品の添付文書は，第二類医薬品ならびに第三類医薬品には添付しなくてもよい．
3 製薬会社の医薬情報担当者（MR）は，製造販売後調査の症例収集には関与しない．
4 医薬品情報の三次資料は，一次資料の要約や再構成により一次資料の検索を容易にしたものである．
5 医療用医薬品の製品情報概要は，製薬会社が作成後，医薬品医療機器総合機構の承認を受けたものである．

|正解| 1

|解説| 2 一般用医薬品の添付文書は，リスク区分に関係なく，全ての医薬品に対して添付しなければならない．
3 製薬会社の医薬情報担当者（MR）は，製造販売後調査の症例収集は重要な業務である．
4 医薬品情報の二次資料は，一次資料の要約や再構成により一次資料の検索を容易にしたものである．
5 医療用医薬品の製品情報概要は，製薬会社が責任をもって作成するものである．

問4 薬事法の規制を受けている三次資料はどれか．
1 今日の治療指針
2 医療薬日本医薬品集
3 日本薬局方医薬品情報
4 メルクマニュアル
5 医療用医薬品添付文書

|正解| 5

|解説| 薬事法第52条（記載事項），第54条（記載禁止事項）ならびに第55条（販売禁止）に規定

問5 医療用医薬品添付文書の本文に，赤枠・黒字で記載される項目はどれか．
1 使用上の注意
2 警告
3 禁忌
4 臨床成績
5 用法・用量

|正解| 3

問6 次の医薬品の併用について，臨床効果上問題となるものはどれか．
1 アセトアミノフェンと無水カフェイン
2 ボグリボースとジアゼパム
3 シクロスポリンとセファレキシン
4 アムロジピンとリファンピシン
5 ワルファリンと小柴胡湯

|正解| 4

|解説| 1 アセトアミノフェンと無水カフェイン：風邪薬などで併用される．
2 ボグリボースとジアゼパム：特になし．

3 シクロスポリンとセファレキシン；特になし．
4 リファンピシンによる CYP3A4 の誘導によってアムロジピンの血中濃度が低下し，高血圧症あるいは狭心症の制御が困難となる．
5 ワルファリンと小柴胡湯；特になし．

4 医薬品の情報源

> **C15 薬物治療に役立つ情報**
> （1）医薬品情報
> 　1【情報】
> 　　1 医薬品として必須の情報を列挙できる
> 　2【情報源】
> 　　1 医薬品情報源の一次資料，二次資料，三次資料について説明できる
> 　　2 医薬品情報源として代表的な二次資料，三次資料を列挙しそれらの特徴を説明できる
> 　　3 厚生労働省，製薬企業などの発行する資料を列挙し，それらの特徴を説明できる
> 　3【収集・評価・加工・提供・管理】
> 　　1 目的（効能・効果，副作用，相互作用，薬品鑑別，妊婦への投与，中毒など）に合った適切な情報源を選択し，必要な情報を検索収集できる
> 　　2 医薬品情報を質的に評価する際に必要な基本的項目を列挙できる

4.1 薬物治療に役立つ医薬品情報源

4.1.1 医薬品として必須の情報

　医薬品の研究開発には通常10年の歳月と400億～500億円にのぼる膨大な投資が必要とされ，この開発期間に莫大な量の情報が蓄積されることになる．情報は医薬品の候補を獲得する探索段階から発生し，薬効・薬理，毒性，薬物動態を動物や *in vivo* で検討する非臨床試験段階，ヒト

表 4.1　医薬品として必須の情報

情報の種類	主な内容	主な情報の発生段階
薬効・薬理	薬理作用・作用機序など	非臨床試験
薬物動態	吸収，分布，代謝，排泄など	非臨床試験，臨床試験（臨床薬理試験）
有効性	臨床改善度など	臨床試験（探索試験，検証的試験）
安全性	副作用，重大な副作用，小児への投与，高齢者への投与，妊産婦への投与など	非臨床試験，臨床試験
効能・効果	効能または効果	臨床試験（探索試験，検証的試験）
用法・用量	使用（服用）量，使用（服用）回数，使用（服用）期間など	臨床試験（探索試験，検証的試験）
使用（服用）方法	使用（服用）方法，使用する上での注意点など	非臨床試験，臨床試験
物性に関する情報	物理化学的性質，安定性	物理・化学的研究
名称	販売名，一般的名称，日本薬局方で定められた名称	
組成・性状	添加物，剤形，色，形状，識別コード	
その他（規制区分，貯法，有効期限，価格等）		

における臨床試験段階を経て累積される．このような各段階で発生した情報のすべてが，医薬品を適正に使用するために必要な情報である．臨床において医薬品を使用するうえでの，特に重要な情報の種類と主な内容，情報源を表 4.1 に示した．

1　主要な情報と解説

a）薬効・薬理

　薬効・薬理とは，目的とする疾病に関する効力の裏付けとなる情報である．この情報は正常動物ばかりでなく各種病態モデル動物を用いた比較薬理試験，既承認薬を対象とした優劣の比較試験，臨床用量を推定するための用量–反応試験より得られる．これらの試験結果より主要な薬効の機序や作用点，他の作用点に対する影響の情報が得られる．医師をはじめとする医療スタッフや患者に医薬品の効果を説明するときに重要な情報源となる．

b）薬物動態

　投与された医薬品の吸収，分布，代謝，排泄の過程を明らかにするための情報である．日本人のデータが得られない場合は外国人のデータが使われる場合がある．また，ヒトにおけるデータが基本となるが，ヒトでの情報が得られていない場合は動物のデータが示されることもある．半減期，分布容積，最高血中濃度，最高血中濃度到達時間等のデータから，効果発現時間，作用持続時間が推測可能である．

c）有効性

　主に臨床試験の成績から得られる情報である．臨床試験段階の探索的試験において，目標とする効能に対する有効性が検討され，次の検証的試験において用量–反応関係を確認し，治療上の

有効性が証明され検証される．

d) 安全性

有効性と同様に臨床試験時に得られる情報．しかし，医薬品が市販された後も新たな情報が追加される．新薬の場合，限定された患者でのデータであるため，臨床試験段階で得られる副作用情報はそれほど多くない．また，相互作用に関しての情報は皆無である．そのため，市販後に開発時には得られなかった情報が追加されることになる．さらに，非臨床試験の毒性試験も安全性情報として重要である．

e) 物性に関する情報

原薬や製剤の物理化学的性質，安定性試験の成績などがある．

4.1.2 医薬品情報源として代表的な一次資料，二次資料，三次資料の特徴

1 医薬品情報源

情報そのものの新規性や加工度，詳細度により，以下のように分類される．

a) 一次資料

既報告のものとは内容が異なるオリジナルな情報であり，原著論文や学会報告，学会抄録，特許公報などがこれに該当する．この中でも原著論文は最も詳細な情報源である．原著論文は，加工度は低いが速報性は高い．

b) 二次資料

一次資料を特定の分野ごとに収集し内容を要約した加工された情報であり，一次資料の検索に役立つ．資料ごとに書誌事項（著者名，標題，雑誌名，巻，号，頁，発行年）や抄録，キーワードなどを付して整理した情報であり，目録，抄録誌，索引誌が該当する．ほとんどの二次資料は要旨を読むことで各研究の概要を知ることができる．現在では情報を電子化し，コンピュータによる検索を可能にしたものが多い．最も利用されるのは無料で利用できる PubMed である．その他，日本語の論文も検索できる JDream，医中誌などがある（詳細はII編4章に記載）．

c) 三次資料

一次資料をもとに著者が特定の観点で整理し，まとめた資料で，最も加工度が高い．総説，教科書，専門書，辞典などを指す．医薬品添付文書や医薬品インタビューフォームも製薬企業という著者がまとめた三次資料と考えられる．しかし，速報性は最も低い．医薬品情報源として繁用されている書籍類を 3 主な情報源に記載した．

2 情報の使い分け

臨床の場で医薬品情報調査が必要とされる時は回答までの時間が限られていることが多い．そのため，通常は最も簡便に効率よく調査できる三次資料をはじめに手にする．どの資料にどのようなことが詳しく記載されているのか日頃から把握しておくことで，よりスピーディーな検索が可能となる．しかし，三次資料は，情報が陳腐化していたり，内容が著者の力量に左右される場合などがある．そのため，最新の情報の把握，客観的な評価を必要とする．三次資料で適切な情報が得られない場合や最新情報を得たい場合，過去の研究を網羅的に調査したい場合などは二次資料を使って文献検索を行い，一次資料を入手することで情報の質を確保する．

3 主な情報源

医薬品情報は様々な機関・施設・団体で発刊・提供され膨大な数になっている．ここでは，医療施設で医薬品情報を扱う上で信頼性が高いとされている情報源を記載する（表4.2）．

表4.2 主な情報源

〔記載例〕

資料名	
著者，編集者，監修者	出版会社
資料の簡単な内容	

医薬品集	日本医薬品集　医療薬	
	DRUGS IN JAPAN 日本医薬品集フォーラム監修	じほう
	全医家向け医薬品約18,000品目について，最新の添付文書情報を詳細に編集．薬価基準に未収載の生活改善薬など，汎用される医薬品情報も掲載されている． 薬物治療に必要な，効能・効果，用法・用量，禁忌・副作用情報などの使用上の注意に関する最新情報に加え，薬価，規制区分，投与日数制限など調剤業務に必須となる情報も収録．また，後発医薬品にはマークを付してある．	
	JAPIC 医療用医薬品集	
	（財）日本医薬情報センター	丸善
	日本国内で使用可能なほとんどの医療用医薬品を収載している．一般名の五十音順に配列され，添付文書情報をもとに，組成，適応，用法，使用上の注意，薬物動態，臨床成績，薬効・薬理を記載している．索引は，五十音索引，欧文索引，薬効別分類索引の3種を収載している．	
	大衆薬事典（一般用医薬品集）	
	日本大衆薬情報研究会編	じほう
	わが国で販売されているほぼすべての一般用医薬品約13,000品目について，製薬企業各社へ行った調査結果に基づき，そのリスク区分，成分，効能，用法・用量，規制区分など，最新の製品情報を収録している． さらに，使用上の注意やリスク区分一覧をはじめ，「添付文書の記載要領」や「一般薬と医療薬の添付文書情報の対応表」（第一類医薬品のみ），「過去1年の関連告示・通知」なども記載されている．	
	JAPIC 一般用医薬品集	
	（財）日本医薬情報センター	（財）日本医薬情報センター
	一般用医薬品の情報を収録．わが国の市場に実際に流通するほとんどすべての大衆薬（一般用検査薬を含む）を網羅．製品の収載項目は商品名（和名・欧名），販売区分，製造会社―販売会社，組成，剤形，色調，添加物，適応，用法，包装・価格，規制区分．索引は「50音索引」，「会社別製品索引」の両方から引くことができる．	

表 4.2 つづき

医薬品集	日本薬局方医薬品情報	
	日本薬剤師研修センター	じほう
	薬物治療，調剤，服薬指導など，医療の現場で役立つ局方医薬品情報集．品目ごとに，「薬理作用」，「治療」，「使用上の注意」，「体内薬物動態」，「動物実験で得られた情報」，「製剤」，「配合変化」，「貯法，保存条件及び安定性，承認条件」を収載．記載内容は，原則として添付文書の内容を中心に，インタビューフォーム，USPDI，PDR，MARTINDALE の内容も盛り込んでいる．	
	Physicians Desk Reference	
	THOMSON/MICROMEDEX	
	米国の製薬企業が自社製品について，それぞれ独自の立場で医薬品についての情報を共同で編集している．代表的な医療用医薬品約 3000 品目の添付文書情報を収録している．本文は製薬企業名順，商品名順に配列され，カラーの商品実物大の写真も収録されている．第三者が評価した情報ではない．	
	USP-DI	
	USP Convention Inc	
	USP-DI は，アメリカ薬局方 (USP) に収載されている医薬品の臨床応用についての解説書．800 人以上の医療従事者や患者団体などが制作にたずさわっている公平で信頼できる医薬品情報集であり，次の 3 巻から構成されている． 　　Vol. 1 Drug Information for the Health Care Professional 　　Vol. 2 Advice for the Patient Drug Information in Lay Language 　　Vol. 3 Appoved Drug Products and Legal Requirements Vol. 1 は，医師，薬剤師等への情報で，各医薬品毎に注意事項，効能・効果，一般的投与量などが記載されている．さらに，副作用の初期症状や受診すべき症状，モニタリングすべき項目などが記載されている．Vol. 2 は，わかりやすい言葉で記載された服薬指導用パンフレットになっている．Vol. 3 は承認医薬品と法規制を取り扱っている．	
	AHFS　DRUG INFORMATION	
	American Society of Health-system Pharmacists	
	米国薬剤師会が編集している医薬品集であり，医療用医薬品の比較，評価された情報が入手できる．構造式，物理的性質，薬理，作用機序，吸収・代謝・排泄，血中濃度，効能，用法・用量，警告，副作用，相互作用，臨床検査への影響，等が記載されている．	
	MARTINDALE The Complete Drug Reference	
	The Pharmaceutical Press	
	英国で発行されている 100 年以上の歴史を誇る医療用医薬品の百科事典ともいうべき情報集．収録国数は日本をはじめヨーロッパの薬物が多く掲載されている．医薬品ごとに効能・効果，用法・用量，ADME，副作用が記載されている．索引は，一般名，治験番号，化学名，公定名，薬効分類名から検索できる．	
薬物治療	今日の治療指針（年度版）	
	山口徹／北原光夫／福井次矢（総編集）	医学書院
	臨床各科の疾患に対する最新の治療法が，その疾患の専門家によって執筆されている．主要な疾患を網羅し，病態と診断，治療方針，処方例を紹介している．各項目の末尾に「患者説明のポイント」，「介護・看護のポイント」が付記され，特に細かな服薬指導が必要と思われる疾患については「薬局からの服薬指導・薬剤情報」が提示されている．付録として薬物の副作用と相互作用」，「基準値一覧」，「診療のガイドライン」が収載されている．毎年各項目の執筆者が代わるため，同じ項目でも，翌年同じ内容が記載されているとは限らない．	

表 4.2 つづき

薬物治療	アプライドセラピューティックス－症例解析にもとづく薬物治療－（日本語版）	
	緒方宏泰，越前宏俊，増原慶壮（日本語版総編集）	じほう
	疾患ごとに疾患の概略を記載し，次に診断や薬物治療について症例を提示しながらＱ＆Ａ方式で記載されている米国の臨床薬学のバイブル的な教科書の日本語版．症例解析を通して，疾患のメカニズム，治療法の選択が適正であるかの評価，代替薬の検討などについて詳細に記載されている．症例は非常に具体的で，この症例を基に派生する臨床的問題についての質問，例えば疾患自体の問題点，薬剤の種類や効果，使用方法や副作用から患者指導に至るまで非常に細かく質問が設定されている．	
	メルクマニュアル日本語版	
	万有製薬	
	メルクマニュアルは，医薬品の研究開発力で評価が高い米国メルク社が非営利事業として提供している世界で最も広く利用されている医学書であり，医師向けのものと家庭向けにわかりやすく解説されたものがある．オンライン版が無償で提供されている． ・医療者向け：http://merckmanual.jp/mmpej/index.html ・家庭版：http://merckmanual.jp/mmhe2j/index.html	
	ハリソン内科学（日本語版）	
	福井次矢／黒川清監修	メディカル・サイエンス・インターナショナル
	内科学のバイブル的な書籍．医師向けに書かれた書籍であるが薬剤師が様々な疾患の基礎知識を得る上でも有用性が高い．図や表が多く理解に役立つ．	
	グッドマン・ギルマン薬理書―薬物治療の基礎と臨床―（日本語版）	
	髙折修二ほか監訳	廣川書店
	Goodman & Gilman's The Pharmacological Basis of Therapeutics の翻訳版．歴史ある名著であり，薬理学の最も優れた図書としての評価が高い．薬物動態，薬力学，毒性学，治療学の総論に続き，薬効ごとに薬剤の由来，作用，性質，作用機序，副作用が詳細に書かれている．	
副作用	重篤副作用疾患別対応マニュアル（医療関係者向け）	
	厚生労働省	http://www.info.pmda.go.jp/juutoku/juutoku_index.html
	厚生労働省の委託により，関係学会おいて，学術論文，各種ガイドライン等を参考にして作成された．重篤度等から判断して必要性の高いと考えられる 75 疾患について，患者および臨床現場の医師，薬剤師等が活用する治療法，判別法等を包括的にまとめている．各疾患が「患者の皆様へ」，「医療関係の皆様へ」の２部で構成され，副作用の概要の他に，早期発見のポイントが記載され，予測・予防に重点がおかれている．信頼性の高い情報源である．	
	重大な副作用回避のための服薬指導情報集 1～4，注射薬の重大な副作用回避のための情報集	
	社団法人日本病院薬剤師会	じほう
	添付文書の重大な副作用に記載されている副作用用語について，初期症状，薬剤師の指導のポイント，副作用の概要，発現頻度，典型的な症例を記載．文献も豊富． 添付文書の重大な副作用について患者に自覚できる初期症状が説明されているだけでなく，症例，対処法，発現機序などが解説され，服薬指導時のみならず副作用の情報源としても利用可能である．	

表 4.2　つづき

副作用	Meyler's Side Effects of Drugs	
	Dukes MNG ほか	Elsevier
	医薬品の副作用および相互作用に関する包括的な事典．本事典は，国際的なデータベースを情報源としており，正式には証明されていない，今後起こりうる問題の最初の試験情報なども含まれている．本書の構成としては，医薬品をグループ（解熱鎮痛薬・神経筋遮断薬等）に分け，そのグループにおける代表的な薬品について有害作用をまとめたモノグラフを提供する形をとっており，個別の薬品についてはそこからの差異が記述されている．日本語版として「メイラー医薬品の副作用大事典」が刊行されている．	
相互作用	薬の相互作用としくみ	
	杉山正康編著	医歯薬出版
	薬物相互作用を薬物動態学的相互作用と薬力学的相互作用に分けて解説している．メカニズムがわかりやすく書かれている．併用薬剤について，注意すべき点はないか，併用は禁忌であるか，併用は慎重にすべきかなど，直ちにチェックできる利便性をもち，相互作用の基礎・臨床における最新情報を網羅した実務書．	
	飲食物・嗜好品と医薬品の相互作用	
	「飲食物・嗜好品と医薬品の相互作用」研究班編	じほう
	厚生省共同研究の一環として「飲食物・嗜好品と医薬品相互作用」研究班が行った文献調査を基に，医薬品と飲食物の相互作用が記載されている．医薬品と飲食物やアルコール，喫煙などの嗜好品との相互作用について多くの文献情報からそれぞれの報告の概要がまとめられている．	
	医薬品相互作用ハンドブック	
	堀美智子ほか監修	じほう
	問題となる相互作用の組合せについて，作用，機序，処置，医師のコメント，各種数値，文献書誌事項，評価が1頁に表形式でまとめられている．評価の欄にはランクが記載され，臨床上の重要度の1つの指標になる．医師が，相互作用について注意すべき点などをコメントしている．	
中毒	急性中毒情報ファイル	
	森　博美／山崎　太編著	廣川書店
	大垣市民病院作成の中毒情報カードがもとになっている．原則として1項目1ページに品名，成分，中毒量，作用機序，構造式，中毒症状，処置法等がカード形式にまとめられて記載されている．索引は中毒原因物質が，製品名，成分の一般名，通称名等でさがせるようになっている．対象物質が多い中毒の書籍である．	
	中毒センターホームページ	
	http://www.j-poison-ic.or.jp/homepage.nsf	
	日本中毒情報センター作成の中毒検索データベースや家庭にあるものの中毒や誤飲に関する一般の人向けのデータベースなどが利用できる．	
妊婦，授乳婦	実践　妊娠と薬　第2版　－10,000例の相談事例とその情報－	
	林　昌洋ほか編	じほう
	妊娠と薬剤の基本的知識から，妊娠中の薬剤使用のポイントまでをわかりやすく解説している．薬剤危険度を評価した点数表示（0～5点の6段階）に加え，その評価の根拠となる情報量のレベルも表記され，そのほか，服用前・服用後の具体的な対応例を示し，患者の不安解消や適切な服薬支援に役立つ．また，第2版では，精神神経疾患，甲状腺疾患，呼吸器疾患などの疾患と妊娠の相互の影響や，解熱鎮痛薬・抗菌薬など妊婦から相談を受けることの多い薬効群について，医師による疾患管理と薬剤選択の解説を追加．虎の門病院で集積した相談事例，約10,000件を集積したものである．そのほか，国内外の催奇形性に関するデータも集積した．すべての医療関係者必携．	

表 4.2 つづき

妊婦, 授乳婦	薬剤の母乳への移行	
	菅原和信／豊口禎子	南山堂
	薬を服用したときの乳児への影響についての回答を得るために参考となる臨床データ, 動物試験の結果がまとめられている. 授乳可能な母親が薬物を服用した場合, 授乳をしてよいかどうかの情報を提供する. 総論では, 母乳の産生機構, 母乳の分泌機構, 薬剤の母乳への移行に関する因子, 乳児への薬物移行のファーマコキネティクスについて記載されている.	
	perinatology.com Drugs in Pregnancy and Breastfeeding	
	http://www.perinatology.com/exposures/druglist.htm	
	個々の医薬品の妊婦・授乳婦に対する影響が, 多くの文献情報をもとにまとめられている. 妊婦を診療する臨床医向けに書かれた書籍で, 妊婦に対する安全度評価と胎児への影響, 授乳児への影響が豊富な文献をもとに記載されている. 妊婦に対する薬剤のリスクを ABCDX の 5 段階評価と文献データがまとめられている.	
注射薬の配合変化	注射薬調剤監査マニュアル	
	山口県病院薬剤師会注射調剤特別委員会編	Elsevier
	注射処方箋の処方監査を行うところまでが薬剤師の業務であるという考えで, 実際に役立つデータ集として作成された資料. 監査のポイントでは, 溶解後の注意や投与ルート, 投与速度などが記載されている. pH 変動スケールでは, 変化のない場合は白, 変化がある場合にはグレーで変化様相が記載されている.	
薬品鑑別	医療用 医薬品識別ハンドブック	
	医薬情報研究所編	じほう
	薬剤の本体・被包にある識別記号から, 製品名（会社名）, 一般名, さらに薬効や規格・剤形などの情報が一度で検索できる. 巻末には, 五十音順の製品名による索引, 本書掲載中の製造販売承認取得会社を中心に, 住所, 代表電話番号を記載した会社住所一覧を収載.	
服薬指導	Standard 医師・歯科医師・薬剤師のための医薬品服薬指導情報集	
	厚生労働省監修	日本薬剤師研修センター
	薬剤ごとに服薬指導時に伝えるべき情報が掲載されている. 添付文書に記載されている情報の根拠についても記載されている.	
保険薬事典	保険薬事典	
	薬業研究会編	じほう
	保険適応の認められている医療用医薬品が日本標準商品分類をもとに分類され収集されている. 薬価が収載されていることが最大の特徴である. 品名, 規格・単位, 薬価, 用法・用量, 商品名, 会社名, 毒劇麻薬区分などが掲載されている. 索引は一般名と商品名で掲載されている.	
院内製剤	病院薬局製剤	
	日本病院薬剤師会編	薬事日報社
	全国 500 床以上の病院での病院薬局製剤に関する調査結果をもとに編集された書籍. 病院薬局製剤について, 処方, 処方起源, 製剤企画の動機, 処方製剤企画, 調製法などについてまとめられている.	

4.1.3 厚生労働省，製薬企業などの発行する資料と特徴

1 医薬品医療機器総合機構より提供される情報

医薬品医療機器総合機構は，国立医薬品食品衛生研究所医薬品医療機器審査センターと医薬品

表4.3 医薬品医療機器情報提供ホームページ

項　目	情報の内容
医薬品の適正使用に関するお知らせ	PMDA，関係学会および製薬企業からの医薬品の適正使用等に関するお知らせを掲載
添付文書情報（医療用医薬品）	医師および歯科医師が処方する医薬品に添付されている情報
添付文書情報（一般用医薬品）	一般用医薬品の添付文書の内容を電子化しデータベースとしたもの
医療用医薬品の問合せ先情報	医師および歯科医師が処方する医薬品の問合せ先情報
副作用が疑われる症例報告に関する情報	医療機関，薬局および製薬企業から報告のあった症例をとりまとめたもの
緊急安全性情報（イエローレター）・安全性速報（ブルーレター）	安全性についての緊急かつ重要な情報で，迅速・的確に医療機関に伝達される情報
医薬品・医療機器等安全性情報（厚生労働省発行）	原則，月1回出される医薬品や医療機器の安全性に関する情報
医薬品安全対策通知	厚生労働省および医薬品医療機器総合機構が発出した市販後における医薬品の安全性に関する通知や添付文書の改訂指示通知などの情報を掲載
使用上の注意の改訂情報	厚生労働省が製薬企業に指示した，医薬品を使う上での新たな注意事項
厚生労働省発表資料（医薬品等関連）	厚生労働省が安全性について公表した資料を，PDFファイルで掲載
医薬品に関する評価中のリスク等の情報について	医薬品に関して，現在，PMDAおよび厚生労働省において評価中のリスク等の情報を提供
DSU（医薬品安全対策情報）	医薬品を使う上での新たな注意事項について，製薬業界が取りまとめた情報
患者向医薬品ガイド	医療用医薬品の正しい理解と，重大な副作用の早期発見などを目的とした資料
重篤副作用疾患別対応マニュアル（医療関係者向け）	（表4.2 主な情報源「副作用」の項を参照）
保険適用される公知申請品目に関する情報について	「医療上の必要性の高い未承認薬・適応外薬検討会議」における検討結果を受け保険適用される品目に関する情報
承認情報（医薬品・医薬部外品）	新薬の承認審査に関する情報
医療用医薬品品質情報	医療用医薬品の内用固形製剤について，その品質を確保するため開始された品質評価結果の情報
回収情報（医薬品）	医薬品や医療機器等の回収（リコール）情報の一覧
医療安全情報	医薬品・医療機器に関連する医療安全対策 医薬品・医療機器に関連するヒヤリ・ハット事例情報

(http://www.info.pmda.go.jp/)

副作用被害救済・研究振興調査機構および財団法人医療機器センターの一部の業務を統合し設立された機関である．当機構は，医薬品の副作用や生物由来製品を介した感染等による健康被害に対して，迅速な救済を図り（健康被害救済），医薬品や医療機器などの品質，有効性および安全性について，治験前から承認までを一貫した体制で指導・審査し（承認審査），市販後における安全性に関する情報の収集，分析，提供を行う（安全対策）ことを通じて，国民保健の向上に貢献することを目的としている．そのため，医薬品情報提供ホームページ（URL：http://www.pharmasys.gr.jp/）を開設し，医薬品を適正に使用するにあたり重要な情報を発信している．このホームページは医療用医薬品添付文書，緊急安全性情報，医薬品安全情報など，薬剤師にとって把握しておかなければならない情報を掲載している．以下，このホームページより閲覧できる情報の一覧を記載し（表4.3），さらにそれぞれの項目について解説を記載する．

a）医療用医薬品添付文書情報（詳細は別章）

医薬品添付文書は薬事法第52条に基づいて提供される唯一の法的根拠のある医薬品情報源であり，医薬品の使用にあたっては最も基本となる情報．しかし，紙面の量的限界や法的規制による記載禁止事項（薬事法第54条）などから臨床において必要とされる情報でも記載できないものもある．これらを補うための情報源として医薬品インタビューフォーム（IF）が製薬企業より作成されている．

b）医薬品インタビューフォーム（IF）（一部未収載）

IFは，医療用医薬品添付文書等の情報を補完し，薬剤師等の医療従事者にとって日常業務に必要な医薬品の適正使用や評価のための情報あるいは薬剤情報提供の裏付けとなる情報等が集約された総合的な医薬品解説書である（詳細は後述）．

c）副作用が疑われる症例

医薬品・医療機器等安全性情報報告制度により，全国の医療機関および薬局，製薬企業から報告のあった症例を，平成16年度以降，症例情報と報告副作用一覧の2つの掲載方法により，情報提供している．

① 症例情報

副作用が疑われるとして報告された症例について，報告年度，性別，年齢，原疾患等，被疑薬，投与経路，有害事象，併用被疑薬，転帰に関する情報を掲載している．なお，死亡したとされる症例（転帰が死亡の症例）については，被疑薬と死亡との因果関係の評価を次の3つに分類し，参考として記載している．

　A：「被疑薬と死亡との因果関係が否定できないもの」
　B：「被疑薬と死亡との因果関係が認められないもの」
　C：「情報不足等により被疑薬と死亡との因果関係が評価できないもの」

② 報告副作用一覧

上記の症例情報に掲載されている症例について，医薬品ごとに副作用名別の件数を報告年度ごとに掲載．なお，投与経路が複数ある場合は，投与経路ごとの数を掲載している．

なお，平成16年以前は，副作用が疑われるとして報告された重篤な症例のうち，未だ十分な情報がない未知症例，使用上の注意の改訂の際参考とした既知症例に分けられて情報が提供されている．

d) 緊急安全性情報

緊急安全性情報は，未知で重篤な副作用が発現した場合，健康被害の拡大を防止するために，医療従事者や患者・国民に緊急にその事実を伝えるために発行される．厚生労働省が，諮問機関である薬事・食品衛生審議会の検討内容に基づき，当該製薬企業に作成を指示する．最も緊急性が高いもので，直ちに医療従事者に伝達され，周知徹底される必要がある．そのため，製薬企業は，指示後4週間以内に作成し，医療機関に配布しなくてはならない．黄色地に赤の枠取りがなされたA4判のためイエローレターとも呼ばれている．

内容は，通常新たに加えられた健康被害についての警告と代表的な副作用の健康被害症例の詳細と副作用の原因，初期症状や高リスクグループ，対応の方法，警告対象の医薬品名リストなどから成る．通常，新聞やテレビなどのマスコミにも発表されるため，社会的な影響力が大きい．

e) 医薬品・医療機器等安全性情報

「医薬品・医療機器等安全性情報」は，厚生労働省において収集された副作用情報をもとに，医薬品等のより安全な使用に役立てていくために，医療関係者に対して情報提供される情報．厚生労働省薬事・食品衛生審議会で評価された医薬品副作用症例の紹介を中心に，特に重要な副作用情報については，症例報告を掲載し注意を促している．また，医薬品適正使用情報，使用上の注意改訂内容なども収録している．重篤な皮膚障害のように特に注意を喚起する必要がある副作用については何度も取り上げられている．http://www.info.pmda.go.jp/iyaku_anzen/anzen_index.html でNo.144以降に発表されたものを見ることが可能である．約1か月ごとに発行される．

f) 使用上の注意の改訂情報

厚生労働省が製薬企業に指示した，医薬品を使う上での新たな注意事項．製薬企業はこれに基づき添付文書を改訂する．

g) 厚生労働省発表資料

「ゲフィチニブ検討会における検討の結果について」，「ゲフィチニブ使用に関するガイドライン」，「抗生物質『テリスロマイシン』による意識消失等に関する安全対策について」など，厚生労働省が安全性について公表した資料を，PDFファイルで掲載している．

h) 医薬品安全対策情報 Drug Safety Update（DSU）

日本製薬団体連合会安全対策情報部会に参加している製薬企業が製造または輸入している医療用医薬品の，「使用上の注意」改訂に関する情報（改訂内容および参考文献等）．医療用医薬品添付文書の使用上の注意，警告等の改訂部分とその理由を情報の重要度別にまとめて紹介し，使用者の注意を促すことを目的としている．

i) 患者向医薬品ガイド

患者や国民への医療用医薬品の情報の提供等について，平成13年9月27日の「医薬品情報提供のあり方に関する懇談会」の最終報告を受けて，患者等が医療用医薬品を正しく理解し重篤な副作用の早期発見等に供されるように作成されたものが「患者向医薬品ガイド」である．医薬品を使用するときに特に知って欲しい情報を，添付文書をもとにわかりやすく記載している．

j) 承認情報

新薬の承認審査に関する情報．厚生労働省が行った医薬品を承認するための審査経過や評価結果などをまとめた情報であり，承認された個々の新医薬品の審査報告書等を取りまとめ，PDF化したものが承認月別に掲載されている．

「審査報告書」は新薬の審査を行った担当官が作成しており，審査で問題となった点が記述されている．また，申請資料概要は，「申請企業が申請資料」として提出した種々の品質試験，動物試験および臨床試験の結果を要約し，企業としての評価を記載している．

承認情報には他に次の情報が掲載されている．

○一般用医薬品の承認審査に関する情報
○医薬部外品の承認審査に関する情報
○新医療機器の承認審査に関する情報
○医療用医薬品品質情報集　品目リスト［品質再評価結果］

「医療用医薬品品質情報集」は，厚生労働省医薬局審査管理課が，医療用医薬品の品質再評価の実施に伴い，製剤の溶出性等に係る品質情報の提供のため，その結果等を取りまとめて逐次公表するものである．ここに掲載されている品目リストは，再評価が終了するなど溶出性に係る品質が適当であることを確認しているものおよび再評価中の品目を取りまとめたものである（おおむね，年4回改訂する計画）．

生物学的同等性に関係する内用固形製剤の溶出試験への適合性が提示されているので，後発品が先発品と溶出試験において同等であるかの判断材料となる．

○医療用医薬品再評価結果

厚生労働省による既承認医薬品の有効性・安全性等を再評価した情報．

k) 医療安全情報

○薬品・医療機器に関連する医療安全対策

「医薬品・医療用具に関連する医療事故防止対策について」等の医薬品や医療機器の医療事故防止のための様々な対策に関する情報・関連通知を記載．

○医薬品・医療機器に関連するヒヤリ・ハット事例情報

医薬品および医療機器に関連するヒヤリ・ハット事例について情報提供している．

2 製薬企業より提供される情報

製薬企業から出される主な情報のうち，医薬品医療機器情報提供ホームページに掲載されていない情報には次のものがある．

a) 医療用医薬品製品情報概要（パンフレット）

従来パンフレットと呼ばれていたもので製薬企業が医薬品の普及と適正使用の推進を目的として作成する医薬品の概略を盛り込んだ情報提供文書である．MR（medical representative）がこれを持参し，医師・薬剤師に説明するための資料である．日本製薬工業協会では，製品情報概要審査委員会を設けて記載内容が薬事法等の規制を逸脱していないこと，有効性および安全性に関する情報が適切に記載されていることを審査し，その監視を行っている．

b) 新医薬品の「使用上の注意」の解説

医薬品の安全性に関する情報を提供するために，「使用上の注意」の背景，内容などを医療従事者にわかりやすく解説した情報．「使用上の注意」のみに焦点をあて整理されており安全性情報をより詳細に解説している．

c) 使用上の注意改訂のおしらせ

市販の医療用医薬品を対象とし，添付文書の「使用上の注意」の改訂が行われた場合に発行される情報伝達文書．「使用上の注意」改訂情報としては最も詳細であり，改訂前後の新旧対照表，改訂理由の他に，副作用の追加では副作用症例の詳細な経過を記載しており，副作用が発生したときの背景等を知ることができる．個々の医療用医薬品ごとに改訂のたびに作成される．

d) 安全性情報

下地が青いためブルーレターとも呼ばれることがある．緊急安全性情報の配布が必要となるほどの緊急性はないが，重要な改訂であり，迅速に医薬関係者の注意喚起を図る必要がある場合に製薬企業より配布される．

e) 医療用医薬品再評価結果・再審査結果

再審査／再評価結果が公示され，承認されている効能・効果，用法・用量が，一部変更承認申請や承認事項の整理・回収となったときは，製薬企業は「おしらせ」を作成し，定められた期間内に医療機関へ伝達を行う．再評価（品質に関わる再評価結果を除く）の場合は，さらに当該製薬企業が共同して「医療用医薬品再評価結果のご案内」を作成し，日本医師会雑誌，日本薬剤師会雑誌などの専門誌に掲載して情報の伝達を行う．

4.1.4 医薬品情報を質的に評価する際に必要な基本的項目

1 医薬品情報の評価

医薬品情報を扱うときに最も重要なことは，常に「情報を評価する」姿勢をもつことである．文献や他の資料などの情報を調査し目的に合致すると思われる情報が得られたとき，次にその情報の信頼性が問題となってくる．選択した情報が三次資料であれば，その情報の正確さを見抜く能力が必要となる．医療関連の文献における信頼性は，学会誌＞商業誌＞会社PR誌である．学

会が発行する雑誌は，投稿された論文を数名で審査するシステムをとっており，第三者の眼を通して論文の内容がチェックされているため信頼性が高い．出版社が発行している商業誌は特定領域の専門家に依頼し執筆しているものの，通常，内容に関する審査はない．

情報を評価することは一朝一夕にはできない．数多くの文献を読むことで基本的な知識という物差しができて，初めて情報の質を見抜く力が身に付く．

a）医薬品情報評価の基本

オリジナルな研究報告の論文である一次資料は，目的・方法・結果・考察・結論に分けられ論旨が明確に記述されていることが必要である．次に，目的が明確で，その目的に対して適切な方法が実施されているか，結果の数値は正確に記載されているか，考察は結果に基づいたものであるかなどを吟味する．一方，加工度の最も高い三次資料は著者の考え方に強く左右される傾向があるので，著者の専門領域とテーマが一致していること，根拠に基づき記述されその引用文献が明記されていること，新しい論文も引用されていること，資料の発行年が新しいこと，版を重ねていることなどを評価のポイントとする．製薬企業から発行される添付文書，IF なども疑問点がある場合には引用文献を読む姿勢が必要である．製品情報概要は販売促進的意味合いもあるのでよく内容を吟味した上で利用しなくてはならない．

b）インパクトファクターの高い医学総合雑誌の利用

論文自体の評価とは異なるが，原著論文の収載雑誌の相対的な重要度をランク付けする指標としてインパクトファクター impact factor がある．通常，研究論文では，当該研究分野の背景や，研究の基礎となった従来の研究について，他の論文を「引用」する形で表記し，従来の知見と何が異なり，何が新しい成果なのか，また研究を展開するのに従来のどの論文を参考としたかを明確に示さなくてはならない．したがって，引用回数が多い論文ほど注目度が高く，科学の発展に貢献し，すなわちインパクトの高い研究であるという考えが成り立つ．すなわち，インパクトファクターが高い論文が収載されている雑誌は重要度が高い雑誌と考えられる．しかし，インパクトファクターはあくまでも雑誌の重要度のランキングであり，論文そのものの評価ではないことに留意する必要がある．

impact factor：（当該雑誌の，過去2年間に発表された論文が，その年の1年間に発行されたすべての雑誌に引用された総件数）を（当該雑誌の，過去2年間に発表された論文の総件数）で割った値．

2　インターネット上の情報の評価

インターネットが普及したことで，医療に関する情報を簡単に発信・利用できるようになった．手軽さの反面，十分に吟味されていない情報が安易に発信されていることを十分に認識しておかなくてはならない．医療の現場では，利用の仕方によっては取り返しのつかないトラブルに発展する可能性があるため，インターネット上の情報を，どういうふうに利用すべきかのポイントを下記に記載した．

① 発信源（情報提供の主体）が明確な情報を利用する

　　発信源の主体が明らかでない情報は，情報の信頼性は乏しく利用してはならない．情報提供者の所属，氏名，所在地，連絡先が明示されており，その実在が確認できることが必要である．

② 営利性のない情報を利用する

　　科学的根拠があるように見える情報であっても，情報提供の裏に営利的な目的が隠されている場合がある．その情報提供によって，誰かが利益を得る仕組みになっていないかどうかを見極める注意が必要である．

③ 客観的な裏付けがある科学的な情報を利用する

　　独創的で，社会通念を超えるような情報には注意が必要である．関連する医学論文や記事，試験データが正確に引用されていて，きちんと科学的な裏付けがなされている情報かどうかを確認する．

④ 公共の医療機関，公的研究機関により提供される医療情報を利用する

　　公共の医療機関，公的研究機関では，提供する情報を委員会や複数の専門家が検証，吟味している．このためこれらの情報は客観性が高く，偏りが少ない．

⑤ 最新の情報を利用する

　　インターネット上の情報を利用する場合は必ず情報が発信された時期を確認する．

⑥ 複数の情報源を比較検討する

　　目的に合致した情報が得られても他に同じような情報がないか比較検討する必要がある．

参考文献

1. 厚生労働省および医薬品・医療機器などの製造販売業者等，医薬品医療機器情報提供ホームページ（http://www.info.pmda.go.jp/）

4.2 演習問題

問1 医薬品安全対策情報 Drug Safety Update の説明として正しいのはどれか．
1　医薬品の「使用上の注意」に関する改訂をまとめた情報
2　添付文書情報を補完する情報
3　特に緊急な連絡を要する医薬品の副作用情報
4　新薬の審査報告書・解説書
5　新薬の「使用上の注意」を詳細に記載した情報

[正解] 1

[解説] 医薬品安全性対策情報 Drug Safety Update（DSU）は，医療用医薬品の添付文書の「使用上の注意」の改訂情報を，すべての医療機関，保険薬局などを網羅して情報提供することを目的として，厚生労働省医薬食品局監修のもと，日本製薬団体連合会から通常，年10回発行されている．2は医薬品インタビューフォーム，3は緊急安全性情報に関する記述である．

問2　厚生労働省が作成し発行している情報は次のうちどれか．
1　医薬品インタビューフォーム
2　医療用医薬品添附文書
3　緊急安全性情報
4　製品情報概要
5　医薬品・医療機器等安全性情報

[正解] 5

[解説] 医薬品情報は，医師，薬剤師はもとより多くの職種が情報を入手，加工，提供している．この問題は，厚生労働省が発行している信頼性の高い情報がどれかを問いかけている．選択肢には製薬企業と行政から提供されている情報を記載した．この中で，医薬品・医療機器等安全性情報は厚生労働省医薬食品局が作成し発行しており，新たに報告された副作用症例やそれに基づく使用上の注意改訂のうち重要なものを記載している．その他の選択肢はすべて製薬企業が発行している情報である．

問3　次の資料の中で製薬企業が独自に作成，発行できる情報はどれか．
1　緊急安全性情報
2　医薬品・医療機器等安全性情報
3　新薬承認情報
4　医療用医薬品製品情報概要
5　医薬品安全対策情報

[正解] 4

[解説] 医療用医薬品製品情報概要はいわゆるパンフレットといわれるものであり，製薬企業が独自に作成，発行する．緊急安全性情報は厚生労働省の指示により製薬企業が作成，発行する．医薬品・医療機器等安全性情報，新薬承認情報は厚生労働省が作成し発表している．医薬品安全対策情報は厚生労働省医薬食品局監修で日本製薬団体連合会が編集，発行している．

II
応用編

1 医療現場での医薬品情報の活用

C18　薬学と社会
　（1）薬剤師を取り巻く法律と制度
　　　2【法律と制度】
　（2）社会保険制度と薬剤経済
　　　1【社会保険制度】
　　　2【医療保険】
　　　　2　医療保険のしくみを説明できる
　　　　3　医療保険の種類を列挙できる
　　　3【薬剤経済】
　　　　2　保険医療と薬価制度の関係を概説できる

1.1　医療現場での薬事行政

1.1.1　薬事行政の変遷

　医療現場での薬事行政は，サリドマイド訴訟，スモン訴訟，HIV訴訟およびクロイツフェルト・ヤコブ病 Creutzfeldt and Jakob desease（CJD）訴訟等の多くの医薬品関係の訴訟・薬害事件に大きく左右され，その都度，関連施策および制度の改正が行われた[1]（図1.1）.
　主なものとしては，サリドマイド訴訟をきっかけに1967年に「医薬品副作用報告制度」，薬害スモン事件をきっかけに，1979年に「医薬品副作用被害救済基金」が設立された．その後「医薬品副作用被害救済・研究振興調査機構」に改組された．また，ソリブジン事件と薬害エイズ事

92　II　応用編

```
1961年              1967年                        1979年
薬事法施行    →   医薬品副作用報告制度開始   →   薬事法改正
                                                  医薬品副作用被害救済
                                                  基金法改正
  ↕                    ↕                    ↕
サリドマイド訴訟提訴（1963年）  スモン訴訟提訴（1972年）  スモン訴訟提訴和解（1979年）
              サリドマイド訴訟和解（1974年）
                                                       ↓
  2002年                1996年                    1993年
薬事法改正            薬事法改正                  薬事法改正
医薬品副作用被害救済・ ← 医薬品副作用被害救済・ ← 医薬品副作用被害救済・
研究振興基金法改正     研究振興基金法改正         研究振興基金法改正
CJD訴訟和解            HIV訴訟和解
                      CJD訴訟提訴
  ↓
  2004年                2006年
独立行政法人医薬品医療  →  薬事法改正
機器総合機構
```

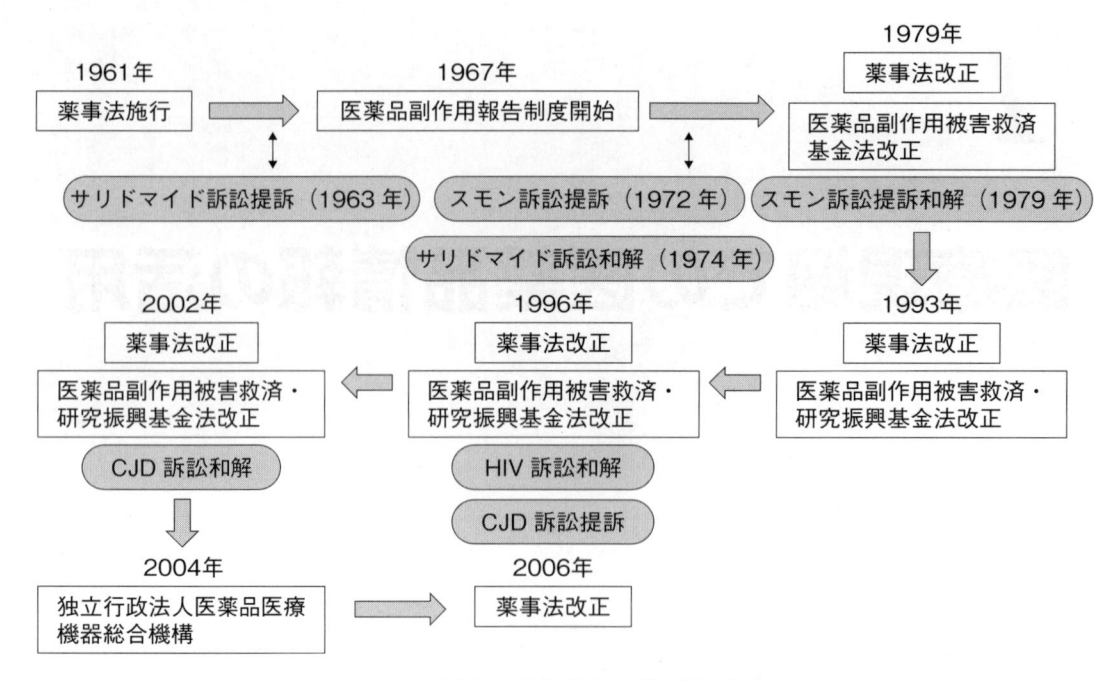

図 1.1　制度改正経過と医薬品関係訴訟

件をきっかけに，1997年，国立医薬品食品衛生研究所の中に，「医薬品医療機器審査センター」が新設された．2004年，独立行政法人　医薬品医療機器総合機構（PMDA）が設立された．このPMDAが，医薬品と医療機器の審査を行っている．

1　医薬品による健康被害の再発防止対策について[2]

サリドマイド訴訟，スモン訴訟，HIV訴訟等の薬害事件の後，厚生労働省は再発防止のための対策を行った．以下にその概要を記載した．

1) 再発防止のための危機管理システムの構築
   a) 情報の収集，分析，評価，伝達体制の強化
      医薬品，食品，感染症ごとに試験研究機関や省内に情報の収集，分析，評価，伝達を行う専門部署を設置し，定期的な連絡会議を開催．
   b) 国立予防衛生研究所を国立感染症研究所（仮称）に改組する中で，内外の情報の収集，分析，評価，省内への伝達に責務を有するとともに，対外的にも情報の発信を行う専門部署を設置．
   c) 副作用モニター制度について，将来的にはすべての医療機関を対象にするよう計画的に対象医療機関を拡大．
2) 審議会の創設
   a) 医薬品，食品，感染症等に関し，国民の生命や健康への危険が疑われる問題を大局的見地から公開で審議し，提言を行う審議会を創設．
3) 機動的，弾力的な政策見直し等

a) 運営ルールを明示することによる審議会や研究班と行政との役割分担の明確化ならびに情報公開の推進.
b) 回収命令，緊急輸入等の措置が的確かつ迅速に行使できるよう，行政権限行使の発動条件等のマニュアルを作成.
c) 機動的，弾力的に政策の見直しができるよう，政策決定の前提となった知見等を公表.

3) 情報提供，インフォームド・コンセント
a) 専門的な医薬品副作用情報等に国民がアクセスできる方途の確保等，多様な手段を活用した国民，医療機関等への情報提供・公開.
b) 血液製剤，新薬の治験，既存医薬品の適用外使用の場合等について，インフォームド・コンセントのガイドラインを設定.

4) 透明度の高い薬事行政の確立
a) 薬事行政組織の再編
薬事行政組織について，「治験，承認審査，市販後の安全対策等」と「研究開発振興，生産・流通対策等」とを原則として組織的に区分して担当させる方向で具体的に検討.
b) 審査体制の強化
・中央薬事審議会の常任部会の委員構成を他分野の専門家にも広げる.
・医薬品の審査区分等中央薬事審議会の運営事項全般について明文化し，公表する.
・中央薬事審議会の審査内容の公開を進めるため，新薬については，承認後有効性や安全性に関する調査報告書を公表する.
・全く新規の医薬品については，中央薬事審議会の常任部会における審査の前に，有効性や安全性に関わる主要部分等を公表し，これに対して得られた意見を常任部会に報告する．等

5) 治験における透明性と信頼性の確保
6) 血液行政の見直し

2　薬事行政で行われている医薬品情報伝達の具体的な制度

a) 緊急安全性情報（通称 イエローレター（ドクターレター）Doctor Letter）

緊急安全性情報は，医薬品に関連して，特に安全性に関して緊急かつ重要な情報の伝達が必要と判断された場合に，薬事・食品衛生審議会における検討を踏まえ，厚生労働省医薬食品局安全対策課長通知として発出される.

この通知を受理した該当医薬品を製造する製薬企業は4週間以内に「緊急安全性情報」を作成し，該当医薬品が納入されている医療機関，医療従事者に情報を伝達する．情報の伝達は，直接，MR（医薬品メーカーの医薬情報担当者）を派遣して医師，薬剤師に配布・説明を行い周知徹底を図る．情報伝達の完了後，製薬企業には指示書で指定された期日までに厚生労働省宛報告する義務が課されている.

緊急安全性情報は「緊急安全性情報の配布等に関するガイドライン」（平成元年10月2日，薬務局安全課長通知）により，配布物の様式，配布方法，必要な報告，記録の保存などの厳密な規定がある．特に興味深い点としては様式の指示であり，作成にあたっては，様式がA4版で色は

目立つように黄色系とするなどと指定されている．

b）使用上の注意改訂のお知らせ（通称 お知らせ文書）

　すべての医薬品には適切に人体に使用するに当たり，「使用上の注意」が設定されている．「使用上の注意改訂のお知らせ」は，使用上の注意の改訂のうち重要なもの（緊急安全性情報による場合を除く）について，薬事・食品衛生審議会における検討を踏まえ，厚生労働省医薬食品局安全対策課長通知により改訂指示が発出される．

　該当する製薬企業はこの指示受理後4週間以内に医療機関，医療関係者に対して「使用上の注意改訂のお知らせ」を配布し情報伝達することになっている．情報の伝達は緊急安全性情報と同様に，原則としてMRが，直接，医師，薬剤師に配布する．

　様式については緊急安全性情報と区別するために，色は黄色系以外とされている．

c）医薬品安全対策情報（通称 DSU：Drug Safety Update）

　医薬品安全対策情報は，上記a），b）の厚生労働省医薬食品局安全対策課長通知による改訂の他に，事務連絡による改訂，製薬企業による自主改訂，厚生労働省で評価された医療用医薬品の使用上の注意改訂などをまとめ，網羅的かつ迅速に伝達するための情報誌である．厚生労働省が監修し，日本製薬団体連合会より通常年10回発行される．厚生労働省の指示，通知から4週間以内に病院約1万施設，診療所約9万施設，歯科診療所約6万施設，保険薬局約5万施設，ほぼ全国すべての医療機関に郵送されている．

　改訂内容の重要度に応じて，「最重要，重要，その他」の3段階に分類されて記載されている点が特徴である．

d）医薬品・医療機器等安全性情報 Pharmaceuticals and Medical Devices Safety Information

　「医薬品・医療機器等安全性情報」は，製薬企業からの副作用症例報告および研究報告，医療従事者により収集・提出された副作用報告のうち，注目すべき副作用について，その解説および「使用上の注意」の改訂・連絡などを厚生労働省がまとめた情報冊子である．

　副作用報告提供者などにダイジェスト版を提供するほか，マスコミなどへの公表，医薬品医療機器情報提供ホームページへの掲載，医学・薬学専門雑誌に掲載するなどの情報のフィードバックを行っている．

　この情報冊子は昭和48年6月に発行され，平成23年12月時点で第286号が発行されている．

e）厚生労働省緊急ファックス情報

　厚生労働省では，特に緊急に情報提供する必要がある重要な情報を「厚生労働省緊急安全性情報（緊急ファックス情報）」として薬局を含む医療機関にファックスで送信している．ファックスを受信するには厚生労働省医薬食品局安全対策課に登録する必要がある．

1.1.2　薬事法における主な規制について

1　情報の提供等（法第77条の3第2項および第3項．第2項：昭和54年改正．第3項：平成6年改正）

　医薬品の製造販売業者等が行う医薬品または医療機器の適正な使用のために必要な情報の収集に協力するよう努めることを，また，医薬品および医療機器の適正な使用を確保するため，医薬品の製造販売業者等から提供される情報の活用その他必要な情報の収集・検討・利用を行うよう努めることを，病院および医師等の医療関係者等に義務づけた．

2　副作用等の報告（法第77条の4の2第2項．平成14年改正）

　すべての医薬品・医療機器について，医薬品の副作用等や感染症の発生を知った場合において，保健衛生上の危害の発生または拡大を防止するため必要があると認めるときの厚生労働大臣への報告を，病院・医師・薬剤師等の医療関係者等に義務づけた．

3　危害の防止（法第77条の4第2項．平成14年改正）

　保健衛生上の危害の発生または拡大のおそれを防止するために，医薬品の製造販売業者等が行う廃棄，回収，販売の停止，情報の提供その他必要な措置の実施に協力するよう努めることを，病院および医師等の医療関係者等に義務づけた．

4　血液法の新設と薬事法改正（平成14年）

　採血及び供血あっせん業取締法が改正され，血液法（安全な血液製剤の安定供給の確保等に関する法律）となるとともに，薬事法も改正された．その結果，生物由来製品のうち血液製剤については，それぞれ安全対策については薬事法，安定供給と適正使用については血液法に基づいて施策が講じられている．

5　特定生物由来製品に係る説明（法第68条の7．平成14年改正）

　特定生物由来製品の特性を踏まえ，製剤のリスクとベネフィットについて患者に説明を行い，理解を得るように努めることを医療関係者に義務づけた．

6　特定生物由来製品に関する記録および保存（法第68条の9第3項および第4項．平成14年改正）

　感染症等が発生した場合の遡及調査のため，特定生物由来製品に係る記録を，これを取り扱う医療関係者に義務づけた．また，当該記録の保存等を，病院に義務づけた．

1.1.3　医療法における関係規定について

1　病院等における医薬品の安全使用について（平成18年医療法改正），医療法第6条の10（平成18年改正で新設）

　病院，診療所または助産所の管理者は，厚生労働省令で定めるところにより，医療の安全を確保するための指針の策定，従業者に対する研修の実施その他の当該病院，診療所または助産所における医療の安全を確保するための措置を講じなければならない．

2　医療法施行規則第1条の11（平成18年改正で新設）（抜粋）

1) 病院等の管理者は，法第6条の10の規定に基づき，次に掲げる安全管理のための体制を確保しなければならない．
2) 病院等の管理者は，前項各号に掲げる体制の確保に当たっては，次に掲げる措置を講じなければならない．
   a) 院内感染対策のための体制の確保に係る措置
   b) 医薬品に係る安全管理のための体制の確保に係る措置として次に掲げるもの
      ① 医薬品の使用に係る安全な管理（以下この条において「安全使用」という．）のための責任者の配置
      ② 従業者に対する医薬品の安全使用のための研修の実施
      ③ 医薬品の安全使用のための業務に関する手順書の作成及び当該手順書に基づく業務の実施
      ④ 医薬品の安全使用のために必要となる情報の収集その他の医薬品の安全使用を目的とした改善のための方策の実施
3) 医療機器に係る安全管理のための体制の確保に係る措置

1.1.4　医薬品安全管理責任者の配置

（医薬品安全管理責任者の資格）
- 医薬品に関する十分な知識を有する常勤職員であり，医師，歯科医師，薬剤師，助産師（助産所の場合に限る），看護師または歯科衛生士（主として歯科医業を行う診療所に限る）のいずれかの資格を有していること．
- 病院においては管理者との兼務は不可．

1　医薬品安全管理責任者の業務

病院等の管理者の指示の下，次に掲げる業務を行う．
① 従業者に対する医薬品の安全使用のための研修の実施
② 医薬品の安全使用のための業務に関する手順書の作成

③ 医薬品の業務手順書に基づく業務の実施の確認
④ 医薬品の安全使用のために必要となる情報の収集その他の医薬品の安全確保を目的とした改善のための方策の実施

1.1.5　医療の基本理念，医療関係者の責務等についての医療法の規定

第1条の2（医療の基本理念）
1　医療は，生命の尊重と個人の尊厳の保持を旨とし，医師，歯科医師，薬剤師，看護師その他の医療の担い手と医療を受ける者との信頼関係に基づき，及び医療を受ける者の心身の状況に応じて行われるとともに，その内容は，単に治療のみならず，疾病の予防のための措置及びリハビリテーションを含む良質かつ適切なものでなければならない．
2　医療は，国民自らの健康の保持増進のための努力を基礎として，医療を受ける者の意向を十分に尊重し，病院，診療所，介護老人保健施設調剤を実施する薬局，その他の医療を提供する施設（以下「医療提供施設」という．），医療を受ける者の居宅等において，医療提供施設の機能に応じ効率的に，かつ，福祉サービスその他の関連するサービスとの有機的な連携を図りつつ提供されなければならない．

第1条の4（医師，歯科医師，薬剤師等の責務）
1　医師，歯科医師，薬剤師，看護師その他の医療の担い手は，第一条の二に規定する理念に基づき，医療を受ける者に対し，良質かつ適切な医療を行うよう努めなければならない．
2　医師，歯科医師，薬剤師，看護師その他の医療の担い手は，医療を提供するに当たり，適切な説明を行い，医療を受ける者の理解を得るよう努めなければならない．
3　医療提供施設において診療に従事する医師及び歯科医師は，医療提供施設相互間の機能の分担及び業務の連携に資するため，必要に応じ，医療を受ける者を他の医療提供施設に紹介し，その診療に必要な限度において医療を受ける者の診療又は調剤に関する情報を他の医療提供施設において診療又は調剤に従事する医師若しくは歯科医師又は薬剤師に提供し，及びその他必要な措置を講ずるよう努めなければならない．（4・5略）

1.2　法律・制度

1.2.1　医療保険制度

　日本の医療保険制度は，国民のすべての者が，健康保険等の各種の被用者保険または地域保険である国民健康保険のいずれかに加入する，いわゆる"国民皆保険"になっている．医療保険制度の変革は，1973年，老人福祉法による老人医療費無料化の措置，また，各種難病の治療対策等，医療費負担の軽減がはかられた．1983年には新しく老人保健法が実施された．1988年4月より

介護保険法が実施されて，5年ごとに見直されている．2008年4月より，後期高齢者医療制度がスタートした．

1.2.2　医療保険における保険給付

医療保険には，種々の種類があり，その保険給付についても，医療保険の種類および被保険者または被扶養者の別によって給付の割合が異なる（表1.1）．

この他には高額療養費の制度があり，一部自己負担金の額が一定額以上になった場合には，一定額を超える額については保険から償還される．高度先進医療および患者の選択等を含んだ特定療養費の制度等の補完的制度も設けられている医療保険による保険給付は，被保険者の疾病または負傷については直接その者に対する診療等を行ういわゆる現物給付が原則となっている．例外としては，やむを得ない理由により現物給付を行うことが困難である等の場合には，現金給付としての療養費の支給が行われている．

健康保険法の一部を改正する法律において，平成18年10月1日より，従前の特定療養費制度が見直しされ，保険給付の対象とすべきものであるか否かについて適正な医療の効率的な提供を図る観点から評価を行うことが必要な「評価療養」と，特別の病室の提供など被保険者の選定に係る「選定療養」とに再編成された．この「評価療養」および「選定療養」を受けたときには，療養全体にかかる費用のうち基礎的部分については保険給付をし，特別料金部分については全額

表1.1　医療保険制度の種類

	制　度		被保険者	保険者
医療保険	健康保険	一般	健康保険の適用事業所で働くサラリーマン・OL（民間会社の勤労者）	全国健康保険協会 健康保険組合
		法第3条第2項の規定による被保険者	健康保険の適用事業所に臨時に使用される人や季節的事業に従事する人等（一定期間をこえて使用される人を除く）	全国健康保険協会
	船員保険（疾病部門）		船員として船舶所有者に使用される人	政府（社会保険庁）
	共済組合（短期給付）		国家公務員，地方公務員，私学の教職員	各種共済組合
	国民健康保険		健康保険・船員保険・共済組合等に加入している勤労者以外の一般の住民	市（区）町村
退職者医療	国民健康保険		厚生年金保険など被用者年金に一定期間加入し，老齢年金給付を受けている65歳未満等の人	市（区）町村
高齢者医療	長寿医療制度（後期高齢者医療制度）		75歳以上の方および65～74歳の方で一定の障害の状態にあることにつき後期高齢者医療広域連合の認定を受けた人	後期高齢者医療広域連合

自己負担とすることによって患者の選択の幅を広げようとするものである．

現在，「保険外併用療養費」の種類としては，「特別の療養環境の提供（特別室）」「前歯部の金属材料差額」「金属床総義歯」「先進医療」など 17 項目が定められている．

1.2.3 介護保険

平成 12 年 4 月から必要な介護サービスを総合的・一体的に提供し，社会全体で介護体制を支える仕組みとして介護保険制度が創設された．また，平成 18 年 4 月からは，「予防重視型システム」が導入され，高齢者が要介護状態になることを防いだり，介護が必要になってもそれ以上悪化しないようにすることを目指している．

介護保険制度の運営主体は市町村で，加入し被保険者となる人は，第 1 号被保険者，第 2 号被保険者に区別される（表 1.2）．

介護を社会全体で支えるため，原則として加入者全員が保険料を納めるシステムとなっており，介護保険で利用できるサービスの種類は，「在宅サービス」「地域密着型サービス」「施設サービス」である．

表 1.2 介護保険制度の概要

区　分	第 1 号被保険者	第 2 号被保険者
加入する方	65 歳以上の方	40 歳以上 65 歳未満で，医療保険に加入している方
保険の給付を受ける方	寝たきり，認知症などで常に介護を必要とする方．家事など日常生活に支援が家事など日常生活に支援が必要な方	初老期認知症，脳血管疾患，がん末期など，老化に起因する一定の疾病により介護や支援が必要となった方

1.2.4 診療報酬

診療報酬は，厚生労働大臣が中央社会保険医療協議会（略称「中医協」）に諮問し，その意見を聞いて定められる．算定方法は，数千の医療行為の個々について点数が定められており，その点数に単価（10 円）を乗じて算定した額が診療報酬となる．診療報酬を支払う方式は，「出来高払い方式」と称され，慢性期の入院診療等については様々な包括点数が設定されている．一方，診断群分類に基づく急性期入院医療の包括評価制度　として，DPC（diagnosis procedure combination）が大学病院等（2010 年 4 月現在，大学病院，国立がん研究センター，国立循環器病センター，大阪府立成人病センター：計 83 病院）に導入された．この制度では約 1,800 の診断群分類に該当する患者について 1 人 1 日当たりの診療報酬額が決められる．この診療報酬には「入院基本料」「検査料」「画像診断料」「投薬料」「注射料」および「1,000 点未満の処置料」が包括され，各診断群の平均の在院日数より早く退院した場合は 1 日当たりの点数が高くなるよう設定されている．その後も診断群分類も変更され，支払対象の分類数は 2010 年 4 月現在で 1,880 支払対象病院の数も 1,334 病院にまで拡大されている．

1.2.5　薬価基準

薬価基準は，保険医療機関および保険医療養担当規則等により規定された医療保険で使用することのできる医薬品の品目表であると同時に「健康保険法の規定による療養に要する費用の額の算定方法」において，「薬価は厚生労働大臣が別に定める」と規定されており，厚生労働大臣が定めた保険医療機関等の使用医薬品の請求価格を示している．

1.2.6　薬価算定方式（既収載医薬品の薬価改定）

改定薬価の算定は，原則として，銘柄別の全包装取引価格の加重平均値に現行薬価の一定割合（一定価格幅）を加算した数値をもって新薬価とする（ただし，現行薬価を限度とする）．既収載医薬品の薬価算定方式を「市場実勢価格加重平均値調整幅方式」とする．

1.2.7　新薬の薬価算定

新薬の薬価の算定は，真に画期的な新薬に限り算定される画期的加算を新たに設け，類似薬効比較方式における補正加算について，画期性加算，有用性加算および市場性加算の3種に区分し，それぞれの対象となる新薬の要件の明確化を図っている．

なお，新たに新医療用配合剤（内用薬）の特例が設けられ，原則的には単剤合算の80％の算定とする．

1.2.8　後発品の薬価基準への収載

後発品の薬価基準への収載については，年2回（2009年から5月，11月収載）実施される．薬価の算定は原則として次の方針により実施される．

① 後発品が初めて収載される場合は，先発品の最低価格に0.7を乗じて得た価格を当該後発品の薬価とする．また，すでに後発品が収載されている場合は，そのうちの最低薬価と同一とする．

② 同規格の収載品目が既収載品と申請品目を合わせて20品目を超えた場合（錠とカプセルについてはその合計が20品目を超える場合）は，既収載品の最も安い薬価にさらに0.9を乗じて得た価格を収載希望後発品の薬価とする（後発品が初めて収載される場合を除く）．また，バイオ後続品については，通常の後発品算定額に臨床試験の充実度に応じて100分の10を上限とする加算が特例として設定する．

1.3 保険薬局および保険薬剤師

1.3.1 保険調剤（医療保険における調剤業務）

保険薬局および保険薬剤師は，保険薬局及び保険薬剤師療養担当規則に基づき調剤に当たらなければならないと定められている．次の事項が保険薬剤師療養担当規則で定められている．

① 療養の給付の担当の範囲
② 療養の給付の担当方針
③ 適正な手続の確保
④ 健康保険事業の健全な運営の確保
⑤ 掲示
⑥ 処方せんの確認
⑦ 要介護被保険者等の確認
⑧ 患者負担金の受領
⑨ 領収証の交付
⑩ 調剤録の記載および整備
⑪ 処方せん等の保存
⑫ 通知
⑬ 後発医薬品の調剤
⑭ 調剤の一般的方針
⑮ 使用医薬品
⑯ 健康保険事業の健全な運営の確保
⑰ 調剤録の記載
⑱ 適正な費用の請求の確保

1) 保険医療機関及び保険医療養担当規則（療養担当規則）（昭和32年厚生省令第15号）の一部改正に関する事項
    1. 特定の保険薬局への誘導の禁止（第2条の4および第19条の3）関係
    2. 証明書等の交付（第6条）関係
    3. 特殊療法等の禁止（第18条）および使用医薬品（第19条）関係

2) 保険薬局及び保険薬剤師療養担当規則の一部改正に関する事項
    1. 健康保険事業の健全な運営の確保関係
    2. 掲示関係
    3. 調剤の一般的方針関係

3) 保険薬剤師登録と勤務薬剤師登録の違い
    保険薬剤師登録保険薬局で勤務する場合，所轄の地方厚生（支）局に保険薬剤師の登録が必要になる．一方，病院やドラッグストア（OTC業務のみ）に勤務する時は必要ないが，ドラッグストアの調剤併設店などで調剤業務を行う場合は必要である．

1.4 薬剤師にとって注意すべき刑法

1.4.1 刑法上の責任

薬剤師は業務上，他人の秘密を知りうる立場にある．そのため，厳しい守秘義務が課せられている．刑法第 134 条には以下のような刑事罰が規定されている．

① 刑法第 134 条（秘密漏示）

医師，薬剤師，医薬品販売業者，助産婦，弁護士，公証人又はこれらの職にあった者が，正当な理由がないのに，その業務上取り扱ったことについて知り得た人の秘密を漏らしたときは，6 月以下の懲役又は 10 万円以下の罰金に処する．

1.4.2 民法上の責任

医療過誤訴訟などでよく使われる条文に，契約法（債務不履行）および不法行為がある．これは，以下の法律で規定されているものである．

① 民法第 415 条以下「契約法」（債務不履行）（消費者契約法）
② 民法第 709 条以下「不法行為法」

民法上では，損害賠償は自動的に行われるわけでなく，被害者が裁判を起こす必要があり，被害者にとっては負担が大きい．そのため，これら負担を軽減するために以下の製造物責任法が設けられた．

1.4.3 製造物責任法（PL 法）

これまでの法律では，製品の欠陥によって被害を受けた者は，製造側に製造上の「過失」があることを証拠立てないかぎり損害賠償を要求できなかった．しかしながら，PL（product liability）法では「製品が欠陥品である」ということさえ証明できれば「過失」を証明しなくても，損害賠償の要求ができる制度である．「過失」でなく「欠陥品」というのは，客観的に判断できることで，証拠も集めやすい．「医薬品」を PL 法の対象とすべきか，どうかについて議論があったが，血液製剤を含め，医薬品を PL 法の対象とすることが確認された．なお，PL 法ができたからといっても，従来の民法上の「不法行為」における損害賠償の制度がなくなるわけではない．したがって「添付文書に記載されている副作用などの可能性を患者に十分に説明しなかった」等の場合に，被害を受けた患者や家族が医師，薬剤師などの医療関係者を提訴する可能性はある．

参考書籍・文献

1. 厚生労働省,「薬事行政及び関連施策・制度の改正経緯等」, 平成20年10月27日公表
2. 厚生労働省,「医薬品による健康被害の再発防止対策について」, 平成8年7月公表

1.5 演習問題

問1 医療保険に関する記述について誤っているものを2つ選べ．
1. 保険給付の方法は，主に現物給付である．
2. 高額療養費制度とは，一部自己負担金の額が一定額以上になった場合には，一定額を超える額については保険から償還される．
3. 特定療養費制度で対象には，適正な医療の効率的な提供を図る観点から評価を行うことが必要な「評価療養」と，被保険者の選定に係る「選定療養」とがある．
4. 日本の医療保険制度は，「国民皆保険」になっていない．
5. 保険医療機関等で後期高齢者医療を受ける者は，一部負担を払う必要はない．

正解 4, 5
解説
4. 日本の医療制度は，「国民皆保険」である．
5. 1割の負担がある（現役並み所得者は3割）．

問2 医療保険に関する記述について正しいものを2つ選べ．
1. 保険給付は，すべて現物支給である．
2. 高額療養費は，患者の所得に関係なく一律に自己負担限度額が定められている．
3. 公費負担医療制度の実施主体は国に限られていない．
4. 市町村の住民は，任意に国民健康保険に加入できる．
5. 公費負担医療制度の財源は，租税，保険料，自己負担である．

正解 3, 5
解説
1. 一部償還払い（高額療養費等）または現金給付（出産育児一時金等）がある．
2. 患者の所得に応じて，自己負担上限額が定められている．
4. 後期高齢者医療制度または被用者保険に加入していない国民は，強制的に国民健康保険の被保険者となる．

問3 保険薬局・保険薬剤師に関する記述のうち，療養担当規則に定められていないものを2つ

選べ．
1　領収書の発行
2　特定の保険薬局への誘導
3　適正な費用の請求
4　病院・ドラッグストア（OTC 業務のみ）勤務薬剤師の保険薬剤師登録
5　調剤録の記録および整備

正解　2，4
解説　2　特定の保険薬局への誘導の禁止．
　　　4　病院薬剤師および OTC 業務のみを行っているドラッグストア勤務薬剤師は，保険薬剤師の登録は不要である．

問4　保険薬局・保険薬剤師に関する記述について正しいものを2つ選べ．
1　薬局の見やすいところに保険薬局である旨を掲示しなければならない．
2　保険薬局で保険調剤を行う薬剤師は，保険薬剤師の登録を受けなければならない．
3　薬局の開設許可を受けると自動的に保険薬局の業務を行うことができる．
4　薬局は，保険薬局の指定を受けなくても保険調剤を行うことができる．
5　保険医療機関の指定を受けた病院で調剤を行う薬剤師は，保険薬剤師の登録を受けなければならない．

正解　1，2
解説　3　薬事法に基づき許可された薬局開設者が厚生労働大臣から保険薬局の指定を受けなければならない．
　　　4　保険薬局の指定を受けなければ保険調剤はできない．
　　　5　病院薬剤師，ドラッグストア（OTC 業務のみ）の薬剤師は登録は必要ない．

問5　薬価基準に関する記述について正しいものを2つ選べ．
1　薬価基準は，健康保険法およびこれに基づく法令の規定に基づき定められている．
2　薬価基準は，保険医療機関または保険薬局が使用する医薬品の購入価格を定めたものである．
3　薬価基準には，OTC 薬は収載されていない．
4　新規医薬品の薬価基準収載価格は，主に市場実勢価格加重平均値調整幅方式によって決定する．
5　保険医療機関または保険薬局が使用する医薬品の購入価格は，厚生労働大臣の定めた薬価基準に基づき，都道府県知事が定める．

正解　1，3
解説　2　薬価基準は保険医療機関または保険薬局が，保険者に診療報酬を請求するときの算定

の基礎となる医薬品の価格について定めたものである．
4　類似薬効比較方式や原価計算方式によって算定される．
5　購入価格は，医薬品卸業者との交渉によって決まる．

2 医療現場における医薬品情報の収集・評価・伝達

> **C15　薬物治療に役立つ情報**
> 　（1）医薬品情報
> 　　　3【収集・評価・加工・提供・管理】
> **D2　病院実習**
> 　（3）情報を正しく使う
> 　　　2【情報の入手・評価・加工】
> 　　　3【情報提供】

　薬学教育6年制ではモデル・コアカリキュラムに沿って講義や実習が行われているが，従来の薬学教育と大きく違うところは，到達目標（SBOs：specific behavioral objectives）を提示していることである．"医薬品情報 drug information（DI）"に関しては「医薬品情報ならびに患者から得られる情報の収集，評価，伝達などに関する基本的知識・技能・態度を身につける．（講義，演習）」と提示されている．

　病院の医薬品情報室（DI室）は，医薬品に関する各種情報を収集，整理，保管し，それらの情報の加工と専門的評価を行い，日常の薬剤業務に役立てるとともに，必要時に医師や看護師等の医療従事者および患者に提供しなければならない．さらに各種情報は，より良質かつ適正な薬物療法の発展を図り，医療の向上と効率化に寄与しなければならないといえる．また，病院は周辺地域の薬剤師会や調剤薬局との連携を図り，情報の提供および共有を施行しなければならない．

　執筆にあたっては，実際の"病院"および"薬局"の現場において，各種情報が，どのように収集され，どのように流れ，どのように活用されているのかを述べてみたい．

2.1 病院における医薬品情報の収集・評価・伝達

まずは医薬品情報等に関する用語をきちんと理解することが必要である．例えば，IF（インタビューフォーム）やDSU（医薬品安全対策情報），イエローレターやブルーレター，また「医薬品・医療機器等安全性情報」や「市販直後調査」とは何かを理解しておく必要がある（表2.1）．

表2.1 "医薬品情報"に関連する用語とその説明

インタビューフォーム（発売時，改訂版は随時）	発売中の医療用医薬品に対し，日本病院薬剤師会（日病薬）が作成・配布を製薬企業に依頼しているもので，「添付文書」では不十分な情報を補い，医薬品を薬剤師が評価するために提供される総合的な医薬品解説書の一つ（図2.1）．
DSU（医薬品安全対策情報）（月1回，年10回）	DSUは，日本製薬団体連合会安全対策情報部会に参加している製薬企業が製造販売している医療用医薬品の添付文書の「使用上の注意」，「警告・禁忌」などの改訂に関する新たな情報をまとめたもので，内容の重要度（最重要，重要，そのほか）が記号でわかりやすく示されている（図2.2）．
・イエローレター（ドクターレター）（緊急時） ・ブルーレター（随時）	厚労省の指示のもとで製薬会社などが医療機関や薬局向けに医薬品や医療機器の取り扱いについて注意喚起を促す文書． ・イエローレター（緊急安全性情報）：緊急かつ重大な注意喚起や使用制限が必要な状況の場合に（図2.3）． ・ブルーレター（安全性速報）：一般的な使用上の注意の改訂情報よりも，迅速な注意喚起や適正使用のための対応の注意喚起が必要な状況の場合に（図2.4）．
医薬品・医療機器等安全性情報（毎月）	「医薬品・医療機器等安全性情報」は，厚生労働省において収集された副作用情報をもとに，医薬品等のより安全な使用に役立てていただくために，医療関係者に対して情報提供されるもの．約1か月ごとに発行される（図2.5）．
医薬品・医療機器等安全性情報の制度	医薬品・医療機器等安全性情報報告制度は，日常，医療の現場においてみられる医薬品または医療機器の使用によって発生する健康被害等（副作用，感染症および不具合）の情報を薬事法第77条の4の2第2項に基づき，医療関係者等が直接厚生労働大臣に報告しなければならない（図2.6）． 報告された情報は，専門的観点から分析，評価され，必要な安全対策を講じるとともに，広く医療関係者に情報を提供し，医薬品および医療機器の市販後安全対策の確保を図ることを目的としている．
市販直後調査	新医薬品がいったん販売開始されると，治験時に比べてその使用患者数が急激に増加するとともに，使用患者の状況も治験時に比べて多様化することから，治験段階では判明していなかった重篤な副作用等が発現することがある． このように新医薬品の特性に応じ，販売開始から6か月間について，特に注意深い使用を促し，重篤な副作用が発生した場合の情報収集体制を強化する市販直後調査は，市販後安全対策の中でも特に重要な制度である（図2.7）．

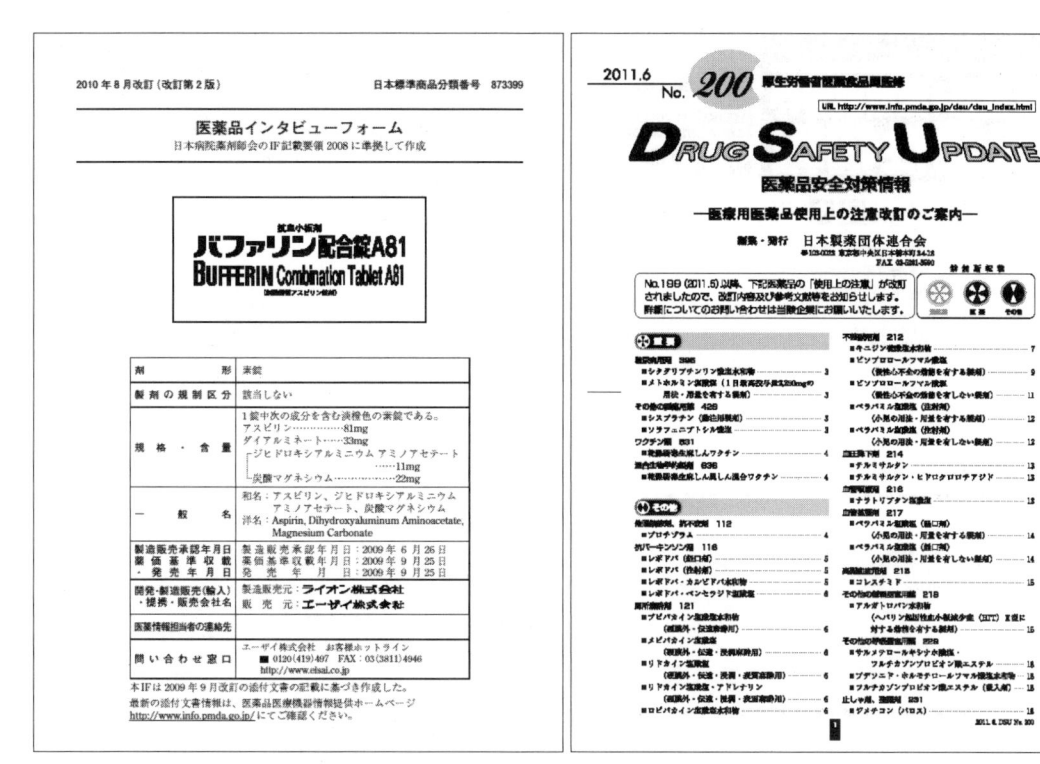

2　医療現場における医薬品情報の収集・評価・伝達　109

図 2.1　バファリンのIF

図 2.2　2011.6 のDSU

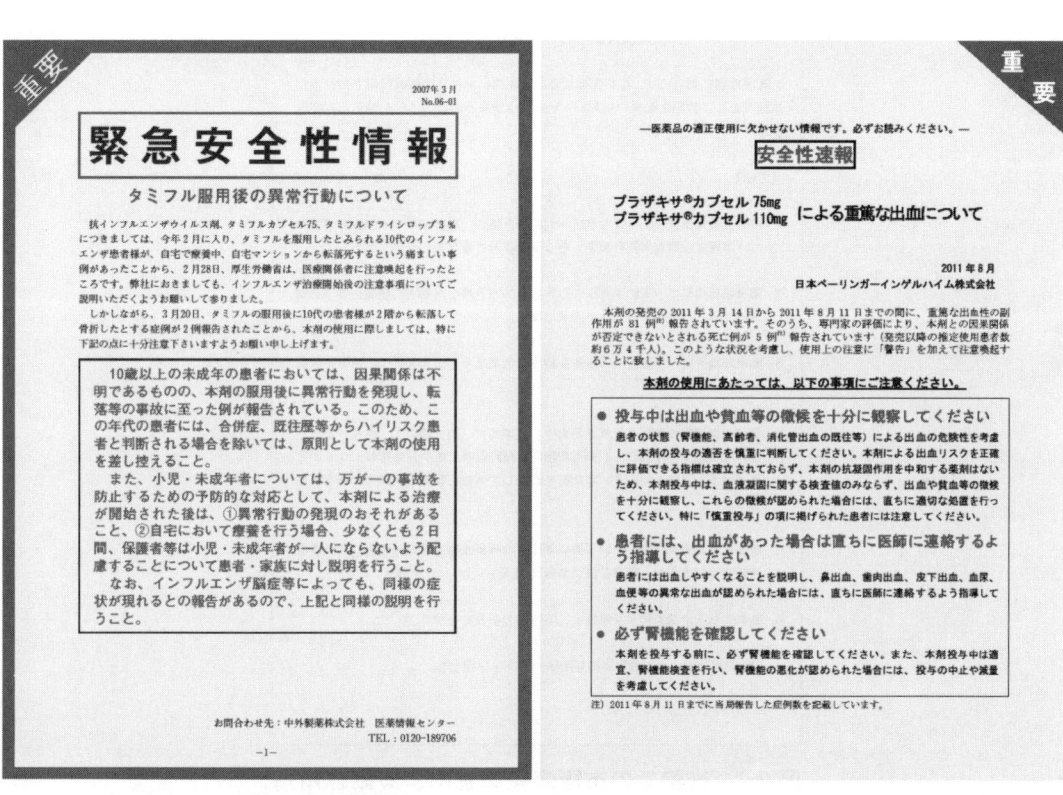

図 2.3　緊急安全性情報

図 2.4　安全性速報

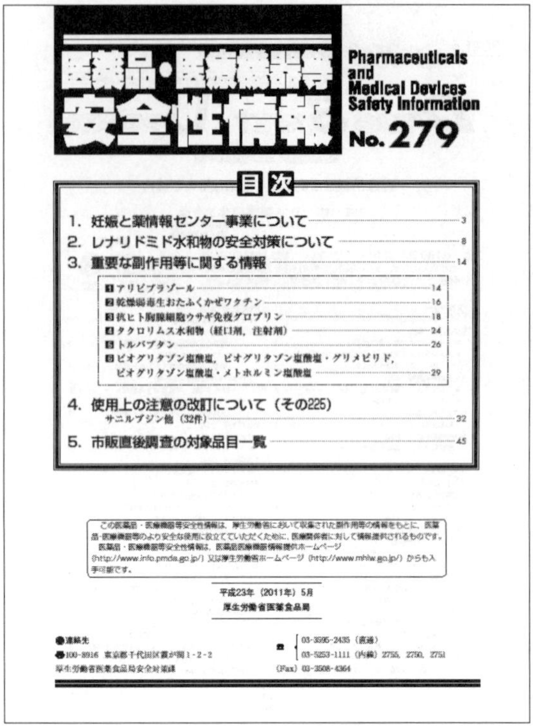

医薬品・医療機器等安全性情報
Pharmaceuticals and Medical Devices Safety Information
No.279

目次

1. 妊娠と薬情報センター事業について……3
2. レナリドミド水和物の安全対策について……8
3. 重要な副作用等に関する情報……14
1 アリピプラゾール……14
2 乾燥弱毒生おたふくかぜワクチン……16
3 抗ヒト胸腺細胞ウサギ免疫グロブリン……18
4 タクロリムス水和物（経口剤，注射剤）……24
5 トルバプタン……26
6 ピオグリタゾン塩酸塩，ピオグリタゾン塩酸塩・グリメピリド，ピオグリタゾン塩酸塩・メトホルミン塩酸塩……29
4. 使用上の注意の改訂について（その225）
サニルブジン他（32件）……32
5. 市販直後調査の対象品目一覧……45

この医薬品・医療機器等安全性情報は，厚生労働省において収集された副作用等の情報をもとに，医薬品・医療機器等のより安全な使用に役立てていただくために，医療関係者に対して情報提供されるものです。
医薬品・医療機器等安全性情報は，医薬品医療機器情報提供ホームページ（http://www.info.pmda.go.jp/）又は厚生労働省ホームページ（http://www.mhlw.go.jp/）からも入手可能です。

平成23年（2011年）5月
厚生労働省医薬食品局

●連絡先
〒100-8916 東京都千代田区霞が関1-2-2
厚生労働省医薬食品局安全対策課
☎ 03-3595-2435（直通）
03-5253-1111（内線）2755，2750，2751
（Fax）03-3508-4364

図 2.5　医薬品・医療機器等安全性情報

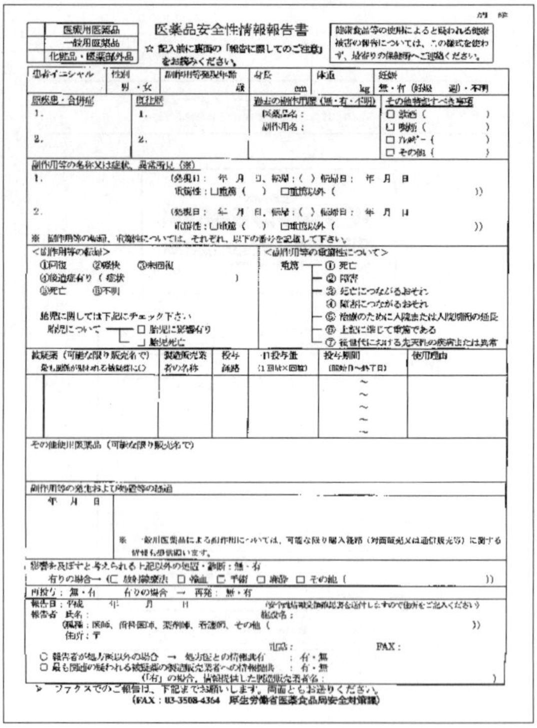

医療用医薬品
一般用医薬品
化粧品・医薬部外品

医薬品安全性情報報告書

☆ 記入前に裏面の「報告に際してのご注意」をお読みください。

健康食品等の使用によると疑われる健康被害の報告については、この様式を使わず、最寄りの保健所へご連絡ください。

患者イニシャル　性別 男・女　副作用等発現年齢 歳　身長 cm　体重 kg　妊娠 無・有（妊娠 週）・不明

原疾患・合併症 1. 2.　既往歴 1. 2.　過去の副作用歴（無・有・不明） 医薬品名： 副作用名：　その他特記すべき事項 □ 飲酒（ ） □ 喫煙（ ） □ アレルギー（ ） □ その他（ ）

副作用等の名称又は症状、異常所見（※）
1.（発現日： 年 月 日、転帰：（ ）転帰日： 年 月 日
重篤性：□重篤（ ） □重篤以外（ ））
2.（発現日： 年 月 日、転帰：（ ）転帰日： 年 月 日
重篤性：□重篤（ ） □重篤以外（ ））
※ 副作用等の転帰、重篤性については、それぞれ、以下の番号を記載して下さい。

＜副作用等の転帰＞
①回復　②軽快　③未回復
④後遺症有り（症状 ）
⑤死亡　⑥不明
胎児に関しては下記にチェック下さい
胎児について □ 胎児に影響有り □ 胎児死亡

＜副作用等の重篤性について＞
重篤 ① 死亡
② 障害
③ 死亡につながるおそれ
④ 障害につながるおそれ
⑤ 治療のために入院または入院期間の延長
⑥ 上記に準じて重篤である
⑦ 後世代における先天性の疾病または異常

被疑薬（可能な限り販売名で）最も関係が疑われる被疑薬に○　製造販売業者の名称　投与経路　1日投与量（1回量×回数）　投与期間（開始日～終了日）　使用理由

その他使用医薬品（可能な限り販売名で）

副作用等の発生および処置等の経過
年 月 日
※ 一般用医薬品による副作用については、可能な限り購入経路（対面販売又は通信販売等）に関する情報も提供願います。

影響を及ぼすと考えられる上記以外の処置・診断：無・有
有りの場合→（□ 放射線療法 □ 輸血 □ 手術 □ 麻酔 □ その他（ ））
再投与：無・有　有りの場合 → 再発：無・有
報告日：平成 年 月 日
報告者 氏名：　施設名：
（職種：医師、歯科医師、薬剤師、看護師、その他（ ））
住所：〒
電話：　FAX：
○ 報告者が処方医以外の場合 → 処方医との情報共有 ：有・無
□ 最も関連の疑われる被疑薬の製造販売業者への情報提供 ：有・無
（「有」の場合、情報提供した製造販売業者名： ）
＞ ファクスでのご報告は、下記までお願いします。両面ともお送りください。
（FAX：03-3508-4364 厚生労働省医薬食品局安全対策課）

図 2.6　医薬品安全性情報報告書

市販直後調査による副作用情報収集

医療機関においては、採用医薬品の適正使用にあたり市販直後調査の円滑な実施のために製薬企業側の効果的・効率的な調査への協力体制を整える必要がある。

【方法】

1. 市販直後対象医薬品の採用申請がなされた場合、製薬企業（PMS担当者）は「市販直後調査実施計画書」を、薬事委員会事務局へ提出する。

2. 薬事委員会にて、当該医薬品の処方医、処方日等を定期的に製薬企業（PMS担当者）へ提供することの了承を得る。

3. 薬事委員会より、医師へ市販直後調査対象薬品の通知と調査への協力を依頼する。

4. PMS担当者は市販直後調査期間中、定期的に（調査期間①：採用日より2か月は2週間に1回以上、調査期間②：期間①終了後から発売日より6か月までは1か月に1回以上）薬剤部を訪問して情報を収集し、調査結果を報告する。

5. 市販直後調査終了時、PMS担当者は「市販直後調査実施報告書」を医薬品情報室へ提出する。薬事委員会事務局(薬務)へはコピーを渡す。

6. 薬事委員会で調査結果を報告し、院内への伝達を行なう。

※ 効能追加による対象薬品も同様の手続きを行なう。

2003. 7. 1～

図 2.7　当院での市販直後調査による副作用情報収集

2.1.1 情報の収集について

通常，病院内においては医薬品情報室が医薬品情報の収集・評価・伝達を担っている．特に大学病院での問い合わせは多種多様で外部からの問い合わせも多い．しかし，いかなる情報を求められたときも，どのように模索してよいのか慌てるようではダメである．また，相手が欲しい情報とは何かを，しっかりと見極め相手にわかりやすいように情報提供しなければならない．そのためには情報収集の整理をきちんと準備し，日頃から情報収集の必要性を常に認識しておくことが必要である．

情報は主に紙媒体と電子媒体に分けられる．

1 紙媒体（新聞，雑誌，書籍類）

情報収集の準備で必要なのは，やはり第一に書籍である．当院は大学病院ということもあって，数多くの書籍を情報源として購入している．しかし，大きな問題点がある．それは収集した情報の管理をどのようにするかである．膨大な情報量を収集したとしても，管理する場所あるいは方法がなければ，それは単なる紙媒体を集めて置いているだけに過ぎないといえる．

例えば，10種類の月刊雑誌を購入していた場合は，年間で12冊×10 = 120冊の雑誌を保管しなければならないことになる．これだけの雑誌の量を数年にわたって保管していくだけで，広大な空間が占有されることになる．また，医療・医薬品に関する情報は日進月歩であるため，この10種類の雑誌で全ての情報を網羅することは不可能である．すなわち，全ての情報を1つの医薬品情報室（DI室）で収集・管理することはできないため，DI室で遂行できる情報管理には限界があるということである．このことを前提に，効率的に業務の推進を図らなければいけない．書籍をたくさん購入すればよいというものではなく，選定購入した書籍をいかに効率よく利用できるかである．

なお，新聞から重大な情報を得ることもあることから，当薬剤部では，まずは新聞（5新聞社）に目を通すことから一日が始まる．

2 電子媒体（Webサイト／インターネット）

電子媒体となるWebで利用できる医薬品情報関連サイトは実用性が高いといえる．その基本となるのが独立行政法人**医薬品医療機器総合機構** Pharmaceutical and Medical Devices Agency（PMDA）の提供する「医薬品医療機器情報提供ホームページ」（図2.8）である．

また，薬局向きである「日本薬剤師会ホームページ」および病院向きである「日本病院薬剤師会ホームページ」を毎日利用することを勧めたい．

添付文書改訂等については各社のMR（医薬品メーカーの医薬情報担当者）が提供することも多いが，医薬品卸サイトの「SAFE-DI」や「Web-DI」を利用することも可能である．

また，筆者は医療情報サイト「m3.com」を利用しており，携帯でも見ることができるようにi-modeのBookmarkに登録している．最新の医療ニュースも知ることができ大変便利である．また，「お薬110番」は"病院でもらうお薬がわかる"点では，薬学生も利用しやすいといえる．

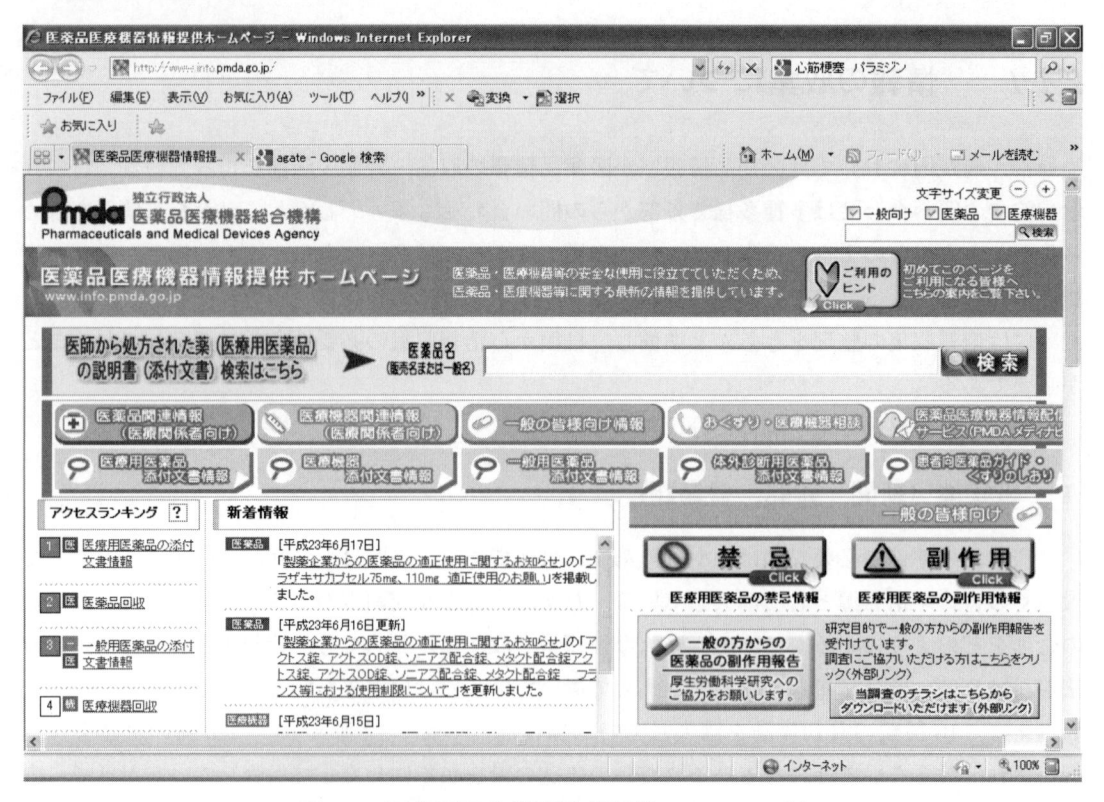

図 2.8　医薬品医療機器情報提供ホームページ

― PMDA メディナビ（医薬品医療機器情報配信サービス）について ―

　医薬品医療機器総合機構の PMDA メディナビの登録（無料）を推奨したい．PMDA メディナビは医薬品・医療機器の安全性に関する特に重要な情報が発出された時に，タイムリーにその情報をメールによって配信するサービスである．

　PMDA メディナビに登録することによって，医薬品・医療機器等の重要な安全性情報を速やかに入手でき，保健衛生上の危害発生の予防や防止に役立つことが期待される．緊急性が高いものであれば，厚生労働省の発表当日に知ることができる．

　例えば，ブルーレターおよび添付文書の改訂内容等を配布開始後，速やかにホームページに掲載し，PMDA メディナビで速やかに登録先の医療機関に配信してくれる．先に示したブルーレターの図 2.4 はこのメールで送られたものである（図 2.9）．

　PMDA の登録数は病院と比較して薬局は少ないのが現状であるが，ぜひ利用してほしい．PMDA の概要は表 2.2 の通りである．

　また，公益財団法人「日本医療機能評価機構 Japan Council for Quality Health Care（JCQHC）」は医療事故情報およびヒヤリ・ハット事例の収集・分析等を行う医療事故情報収集等事業を実施しており，事例の中で特に周知すべき医療安全情報を提供している．

　例として，図 2.10 に医療安全情報 No.45［抗リウマチ剤（メトトレキサート）の過剰投与に伴う骨髄抑制（第 2 報）］（2010.8）を示した．事例の内容は『関節リウマチに対し，初めてメトトレキサートカプセルの投与を開始した．医師は，次回来院予定の 3 週間後までの処方にあたり，

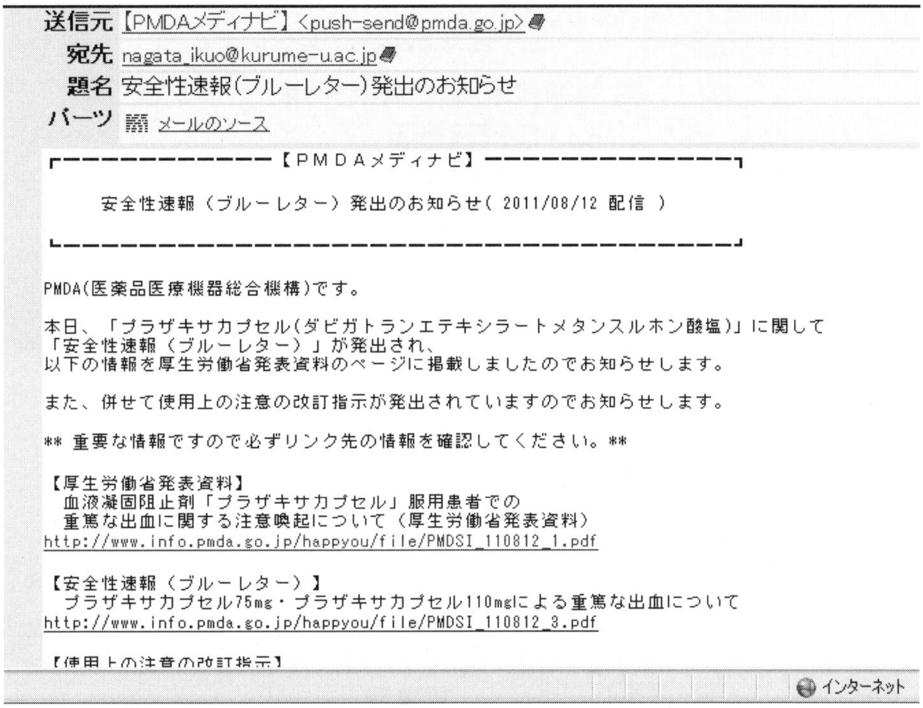

送信元 【PMDAメディナビ】 <push-send@pmda.go.jp>
宛先 nagata_ikuo@kurume-u.ac.jp
題名 安全性速報(ブルーレター)発出のお知らせ
パーツ メールのソース

【ＰＭＤＡメディナビ】

安全性速報（ブルーレター）発出のお知らせ(2011/08/12 配信)

PMDA(医薬品医療機器総合機構)です。

本日、「プラザキサカプセル(ダビガトランエテキシラートメタンスルホン酸塩)」に関して
「安全性速報（ブルーレター）」が発出され、
以下の情報を厚生労働省発表資料のページに掲載しましたのでお知らせします。

また、併せて使用上の注意の改訂指示が発出されていますのでお知らせします。

** 重要な情報ですので必ずリンク先の情報を確認してください。**

【厚生労働省発表資料】
血液凝固阻止剤「プラザキサカプセル」服用患者での
重篤な出血に関する注意喚起について（厚生労働省発表資料）
http://www.info.pmda.go.jp/happyou/file/PMDSI_110812_1.pdf

【安全性速報（ブルーレター）】
プラザキサカプセル75mg・プラザキサカプセル110mgによる重篤な出血について
http://www.info.pmda.go.jp/happyou/file/PMDSI_110812_3.pdf

【使用上の注意の改訂指示】

インターネット

図 2.9　PMDA からの安全性速報発出のお知らせ

表 2.2　PMDA の概要

医薬品医療機器総合機構は，平成 13 年に閣議決定された特殊法人等整理合理化計画を受けて，国立医薬品食品衛生研究所医薬品医療機器審査センターと医薬品副作用被害救済・研究振興調査機構および財団法人医療機器センターの一部の業務を統合し，独立行政法人医薬品医療機器総合機構法に基づいて平成 16 年 4 月 1 日に設立され，業務を開始した． 当機構は，医薬品の副作用や生物由来製品を介した感染等による健康被害に対して，迅速な救済を図り（健康被害救済），医薬品や医療機器などの品質，有効性および安全性について，治験前から承認までを一貫した体制で指導・審査し（承認審査），市販後における安全性に関する情報の収集，分析，提供を行う（安全対策）ことを通じて，国民保健の向上に貢献することを目的としている． 名称：独立行政法人 医薬品医療機器総合機構 Pharmaceuticals and Medical Devices Agency（PMDA） 設立：平成 16 年 4 月 1 日 法人の種別：非公務員型独立行政法人

毎週火曜日のみ 3 週間分（実日数 3 日分）とするところ，コンピュータの処方で曜日指定入力をし忘れ，21 日連日投与の入力をした．患者には週 1 回の服用であることを口頭で簡単に説明し処方箋を発行した．院外薬局でも，薬剤師による服用方法の説明もなく，リウマトレックスカプセル 21 日分が交付された．そのため患者は処方通りにリウマトレックスカプセルを連日服用した．主治医が処方ミスに気付いた時，患者には骨髄抑制等の症状があり，入院し治療を行った．』である．

参考になる事例も多いと思われる．

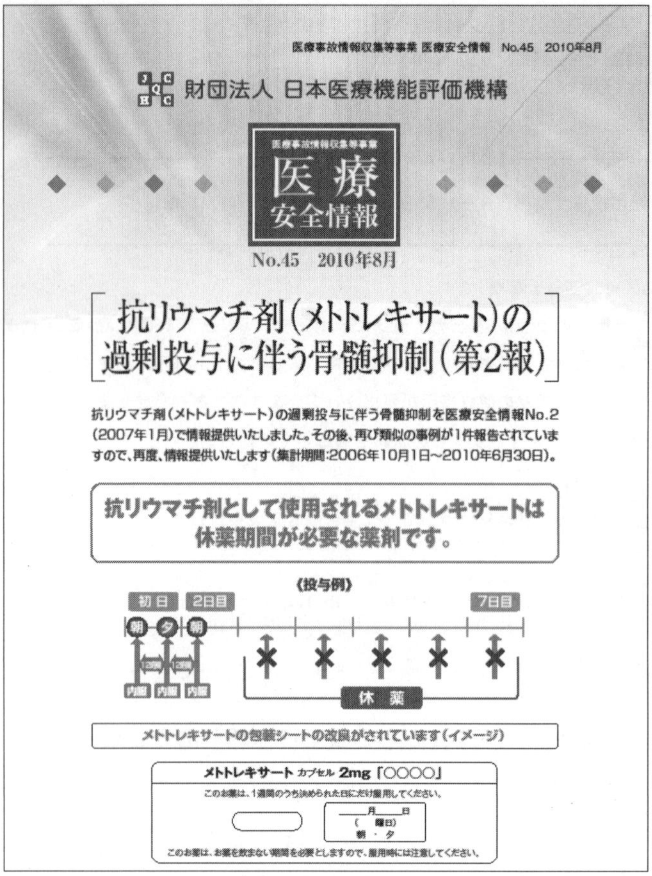
医療事故情報収集等事業 医療安全情報　No.45　2010年8月

財団法人 日本医療機能評価機構

医療事故情報収集等事業

医療
安全情報

No.45　2010年8月

抗リウマチ剤(メトトレキサート)の
過剰投与に伴う骨髄抑制(第2報)

抗リウマチ剤(メトトレキサート)の過剰投与に伴う骨髄抑制を医療安全情報No.2(2007年1月)で情報提供いたしました。その後、再び類似の事例が1件報告されていますので、再度、情報提供いたします(集計期間:2006年10月1日~2010年6月30日)。

抗リウマチ剤として使用されるメトトレキサートは
休薬期間が必要な薬剤です。

メトトレキサートの包装シートの改良がされています(イメージ)

メトトレキサート カプセル 2mg「○○○○」

このお薬は、1週間のうち決められた日にだけ服用してください。

＿＿月＿＿日
(　曜日)
朝・夕

このお薬は、お薬を飲まない期間を必要としますので、服用時には注意してください。

図 2.10　医療安全情報 No.45　(2010.8)

2.1.2　情報の評価について

医薬品情報の資料として最も信頼性の高いのは，先に述べた「添付文書」あるいは「インタビューフォーム（IF)」である．しかし，添付文書や IF のみではさまざまな質問に対して十分に対応しきれないのが現状である．その場合，先に示した書籍や Web 等の情報源から資料を検索，入手し，加工して依頼者に提供しなければならない．その情報の質的評価も大切だが，どのように加工して提供するかは薬剤師個々人の資質に問われるところである．

さて，その情報源となる資料は大きく 3 つに分類されている．すでに示した多くの書籍は**三次資料**であるが，**一次資料**は定期的に発行される学会誌および専門誌記載の原著論文や学会講演要旨，特許広報などであり，特に原著論文は査読制度があるため内容の信頼性は高く，また最新のデータでもある．**二次資料**は索引誌，抄録誌，目次速報誌であり，通読するものではなく，一次資料を検索できるようにその内容を要約，あるいは検索しやすいように加工したものであり，収載されているキーワードなどから迅速に検索できる．最近では電子化されているため，インターネットでの検索が可能である．

したがって，まずは情報の集大成ともいえる三次資料から調査し，さらに詳細な情報の追加，

新しい情報を入手したい場合には二次資料から一次資料を導き出すといった具合である．
すなわち，三次資料 ⇒ 二次資料 ⇒ 一次資料 の順となる．

2.1.3　情報の伝達について

医薬品情報の提供には能動的および受動的がある．

医薬品あるいは薬物療法に関する情報を提供者側が積極的に伝達，提供することを**能動的医薬品情報提供**という．病院内での能動的医薬品情報提供においては，多くがその施設内に張り巡らされたコンピュータネットワークを使用し提供している．いわゆる**イントラネット Intranet** である．

一方，医療従事者や患者（依頼者側）からの医薬品あるいは薬物療法に関する問い合わせ（質疑応答）に対して提供することを**受動的医薬品情報提供**という．

受動的医薬品情報提供においては，情報を収集して，そのまま提供しただけでは，真の依頼者側への情報提供とはならないといえる．医師，看護師，院外薬局の薬剤師あるいは患者など，依頼者の立場や知識レベルに応じて情報を加工し，わかりやすく提供することが大切である．

1　能動的医薬品情報提供

a）緊急安全情報等に対する情報提供

当院では能動的医薬品情報提供となるイエローレターやブルーレターに対しては速報性があるため，できるだけリアルタイムに医師や看護師等の医療従事者に伝わるようにしている．そのため当院ではイントラネットを利用し，そのトップページ（図2.11）に「お知らせ」として掲載している．オーダリングを立ち上げることにより，まず目に入るのがトップページであるからである．現在では，多くの病院でオーダリングシステムが運用されているため，基本的には同じであろうが，各々異なった情報提供システムを各病院で構成していると思われる．当院のシステム構

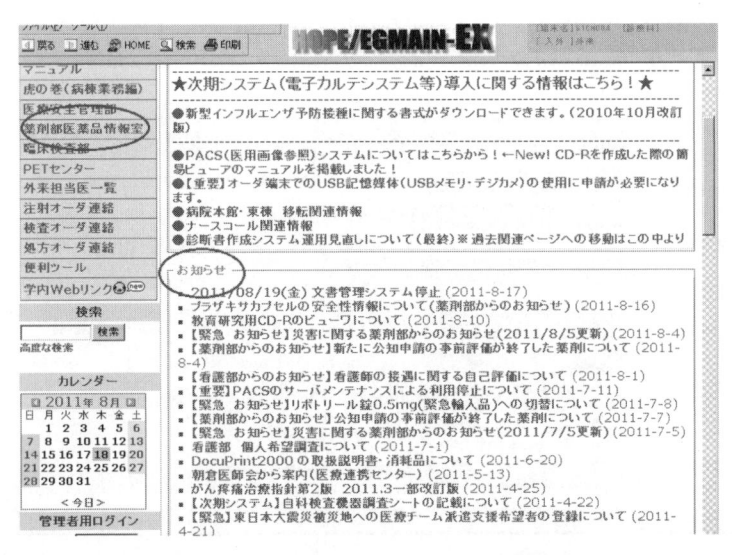

図2.11　当院のオーダリング初期画面

成も参考にしていただきたい．

例えば，当院では先に示したブルーレターの「プラザキサカプセルによる重篤な出血について」（図2.4）も迅速な注意喚起や適正使用のために，オーダリング初期画面に載せることにしている．オーダリング使用の際にそれをクリックすることで，図2.4の情報を得ることができる．

b) 厚生労働省や製薬会社からの情報提供

当院では同様に，前述したイントラネットを利用し，オーダリング起動時のトップページ（図2.11）に「**医薬品情報室**」を設けている．医薬品情報室の窓を開くことで，厚生労働省や製薬会社からのさまざまな情報を提供できるようにしている（図2.12）．図2.12-①の「**医薬品情報**」を開くと，前述した安全性情報や医薬品・医療機器等安全性情報等を参照できる（図2.13）．

前述したIF（インタビューフォーム）やDSU（医薬品安全対策情報），イエローレターやブルーレター等も参照可能である．

c) 処方支援や薬物療法に対する情報提供

同様に，医薬品情報室の窓を開くことで，処方支援や薬物療法に関連する情報を提供できるようにしている．図2.12-②の「おくすり資料室」を開くと，図2.14に示すように，内服薬，注射薬，外用薬の処方支援や薬物療法に関する情報提供が可能である．これらは医師や看護師からの質疑応答件数が多いことから資料として作成した．

例として，処方支援のための「インスリン製剤一覧表」（表2.3）や薬物療法のための「手術前

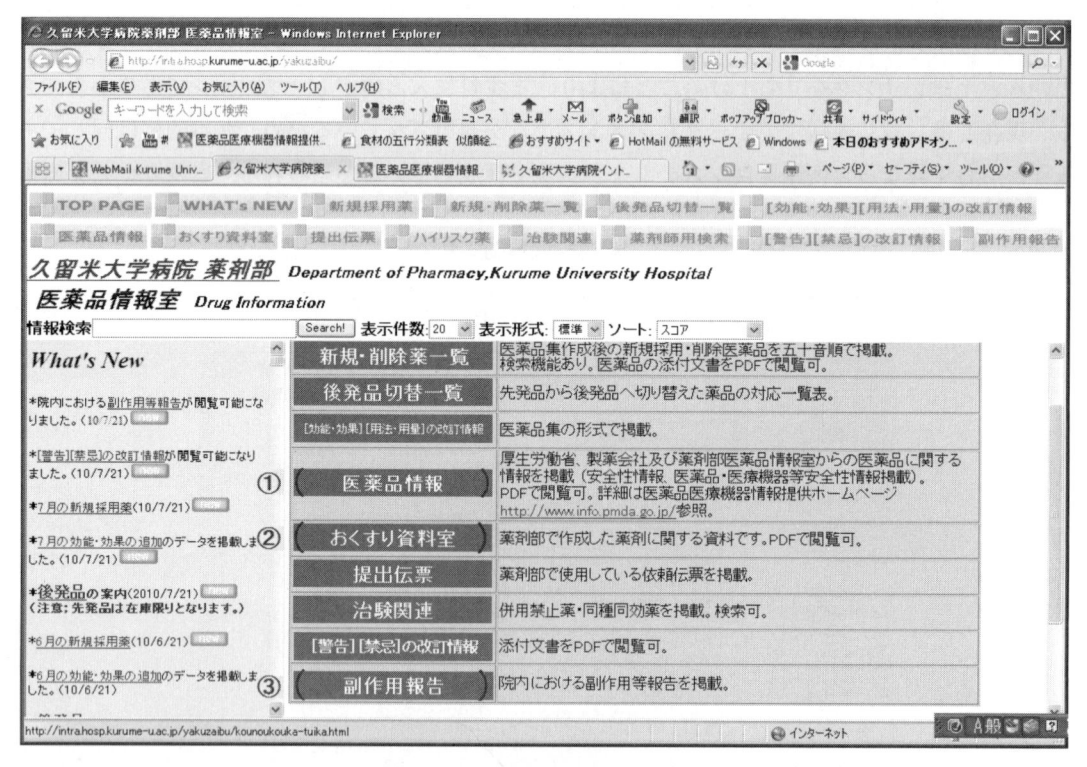

図2.12 医薬品情報室の部屋

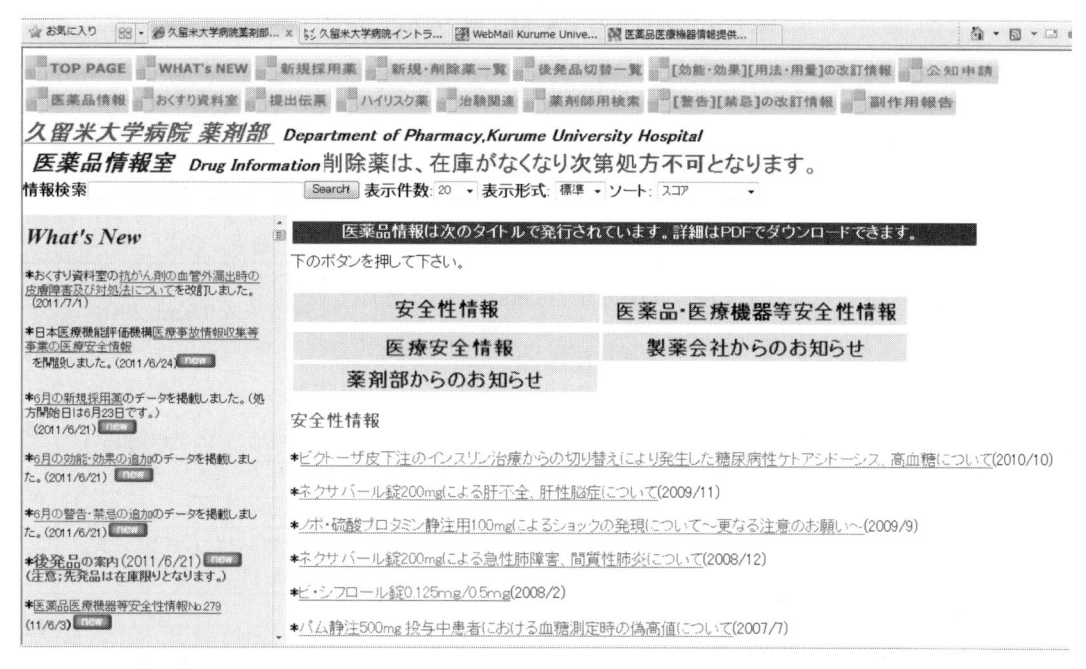

図 2.13　安全性情報等（各情報が参照可）

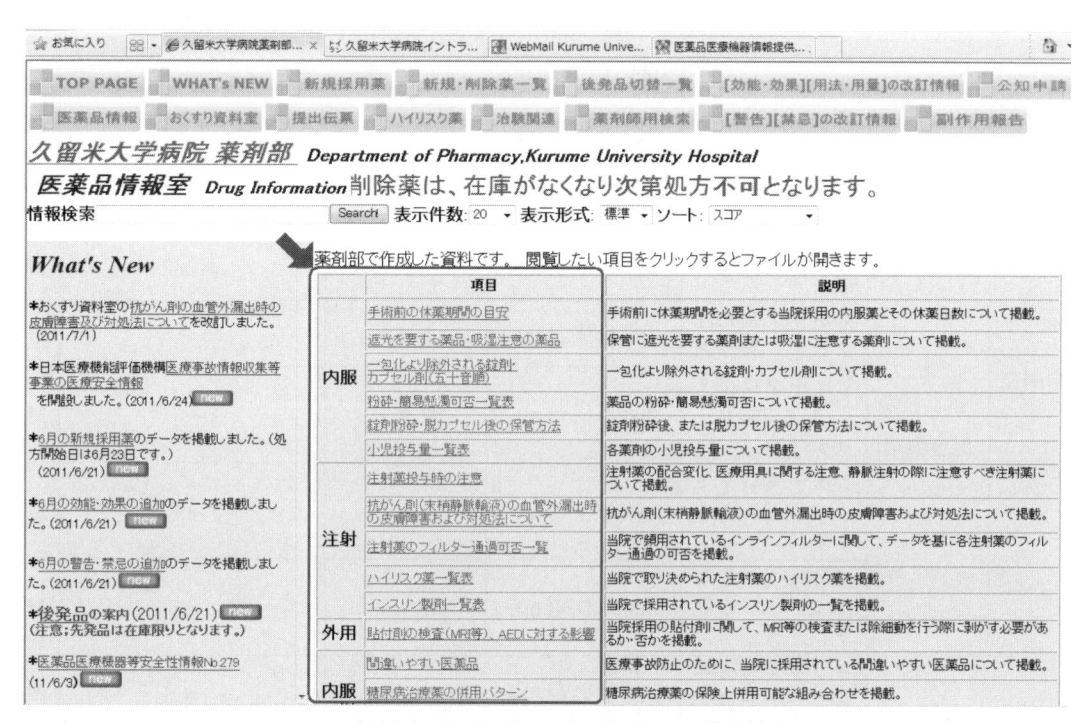

図 2.14　処方支援や薬物療法に関する情報提供の窓口

の休薬期間の目安」(表 2.4)，また，医療従事者に提供した医薬品情報の例，「抗がん剤（末梢静脈輸液）の血管外漏出時の皮膚障害および対処法について」を示した（図 2.15，2.16）．

表 2.3　インスリン製剤一覧（2011.05）

分類	薬品名	規格	剤型	注入器	針
超速効型	ノボラピッド注ペンフィル	300 単位/3 mL	カートリッジ	ノボペン 4（シルバー, ブルー）	M
				ノボペン 300 デミ（アプリコット, ライム）：1 目盛 0.5 単位	
	ノボラピッド注	1000 単位/10 mL	バイアル	インスリン用注射器（ロードーズ 0.5 mL 29G）	
	ノボラピッド注フレックスペン	300 単位/3 mL	キット		M
	ヒューマログ注カート	300 単位/3 mL	カートリッジ	ヒューマペンラグジュラ（レッド, ゴールド）	M
	ヒューマログ注ミリオペン	300 単位/3 mL	キット		M
	アピドラ注カート	300 単位/3 mL	カートリッジ	イタンゴ（ブラック, マットゴールド）	M
	アピドラ注ソロスター	300 単位/3 mL	キット		M
速効型	イノレット R 注	300 単位/3 mL	キット		M
	ノボリン R 注フレックスペン	300 単位/3 mL	キット		M
	ヒューマリン R 注	1000 単位/10 mL	バイアル	インスリン用注射器（ロードーズ 0.5 mL 29G）	
中間型　NPH 製剤	イノレット N 注	300 単位/3 mL	キット		M
	ノボリン N 注フレックスペン	300 単位/3 mL	キット		M
中間型　混合製剤	イノレット 30R 注	300 単位/3 mL	キット		M
	ノボリン 30R 注フレックスペン	300 単位/3 mL	キット		M
	ヒューマログミックス 25 注ミリオペン	300 単位/3 mL	キット		M
	ヒューマログミックス 50 注ミリオペン	300 単位/3 mL	キット		M
	ノボラピッド 70 ミックス注フレックスペン	300 単位/3 mL	キット		M
持効型	ランタス注カート	300 単位/3 mL	カートリッジ	イタンゴ（ブラック, マットゴールド）	M
	ランタス注ソロスター	300 単位/3 mL	キット		M
	レベミル注フレックスペン	300 単位/3 mL	キット		M

M：マイクロファインプラス（14 本／袋, 31G 5 mm）

表 2.4　手術前の休薬期間の目安

※当院採用のみ

分類	販売名	一般名	休薬の目安	抗血小板作用	根拠
抗凝血薬					
	ワーファリン	ワルファリンカリウム	5日	なし	3, 5, 6
抗血小板薬					
	アスピリン	アスピリン	7日	不可逆的	1, 2, 3, 4, 5, 6, 7
	バファリン 81 mg				
	バイアスピリン				
	アンプラーグ	サルポグレラート塩酸塩	1日	可逆的	1, 6, 7
	エパデール S	イコサペント酸エチル	7～10日	不可逆的	1, 6, 7
	コメリアンコーワ	ジラゼプ塩酸塩	2日	可逆的	6, 7
	ドルナー	ベラプロストナトリウム	1日	可逆的	1, 6, 7
	パナピジン	チクロピジン塩酸塩	10～14日	不可逆的	1, 2, 3, 4, 6, 7
	プラビックス	クロピドグレル硫酸塩	14日以上	不可逆的	1, 2
	プレタール	シロスタゾール	2日	可逆的	6, 7
	プロレナール	リマプロスト アルファデクス	1日	可逆的	1, 6, 7
	ペルサンチン	ジピリダモール	2日	可逆的	1, 5, 6, 7
	ロコルナール	トラピジル	2日	可逆的	6, 7
β遮断薬					
	アーチスト（αβブロッカー）	カルベジロール	2日	なし	2
	塩酸アロチノロール	アロチノロール塩酸塩	2日		2
	インデラル	プロプラノロール塩酸塩	1日		2
	ケルロング	ベタキソロール塩酸塩	2日		2
	セレクトール	セリプロロール塩酸塩	2日		2
	テノーミン	アテノロール	2日		2
	トランデート（αβブロッカー）	ラベタロール塩酸塩	1日		2
	ハイパジールコーワ	ニプラジロール	1日		2
	メインハーツ	ビソプロロールフマル酸塩	2日		2
	ロプレソール	メトプロロール酒石酸塩	1日		2
低用量ピル					
	マーベロン 21	デソゲストレル・エチニルエストラジオール	4週間前（術後2週間も不可）	なし	2
脳循環代謝改善剤					
	ピナトス	イブジラスト	3日	なし	7
	セロクラール	イフェンプロジル酒石酸塩	2日		5, 7

(省略)

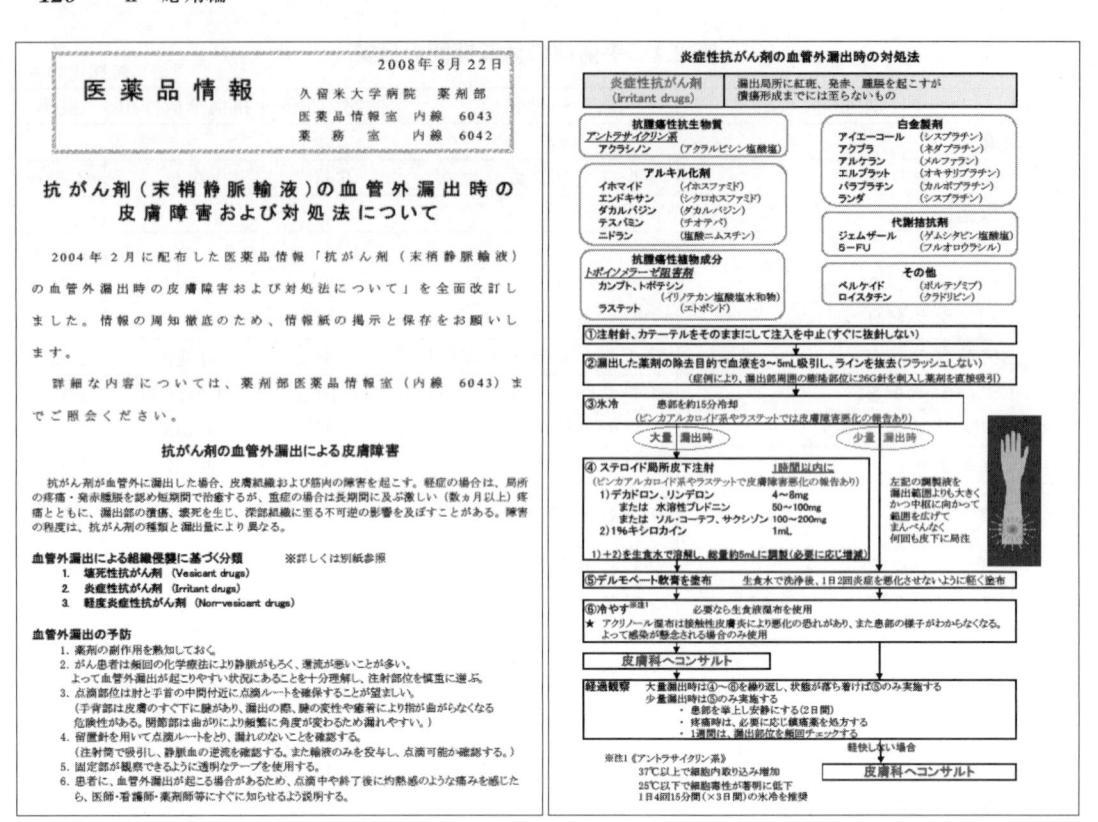

図 2.15　医療従事者に提供する医薬品情報

図 2.16　作成した医薬品情報の例

d) 包装変更等の情報提供

　医薬品の包装や表示は，同じ成分であっても各製薬会社で異なり，また，ヒートシールや外箱のデザイン変更がみられる．変更された場合，患者はいつも服用している薬と違うと解釈し，病院や薬局，あるいは交付した薬剤師に対して不信感を抱くこともあり，必ず患者に伝えておかなければならない情報の1つである．もちろん同じ医療従事者である医師や看護師に対しても情報提供する必要がある．これらの変更は多くは識別しやすい，また目に入りやすいような表示にするなど，リスクマネジメントを目的とするケースが多い．

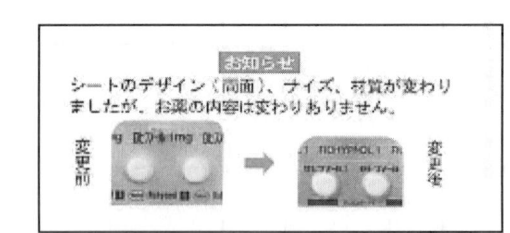

図 2.17　シートデザインの変更例

図 2.18　リボトリール錠の変更のお知らせ

> 2011年3月29日
>
> 関係各位
>
> 　　　　東北地方太平洋沖地震の影響による薬品不足について
>
> 　　東北地方太平洋沖地震の影響による薬品不足が発生しております．別紙に薬品リストを添付しますので，緊急措置として短期（14日分）の処方にご協力をお願いします．
> 　　特にエンシュア・リキッド缶，エンシュア・H缶，については，再出荷は5月下旬の予定です．
> 　　また，漢方薬については，3月は出荷停止となっており，4月中旬頃には順次出庫の見込みとなっています．
> 　　詳しい情報が入り次第，随時お知らせいたします．
> 　　ご協力の程よろしくお願いします．
>
> 　　　　　　　　　　　　　　　問い合わせ先　薬剤部　薬務係（6042）

図2.19　東日本大震災の影響による院内へのお知らせ

　例として，ロヒプノール錠1mgのシートデザイン変更を図2.17に示した．また，2011年3月11日に発生した東日本大震災の影響により「リボトリール錠」の日本国内における安定供給に支障が生じたため，スイスのロシュ社からの緊急輸入となり，その変更についてのお知らせを図2.18に示した．なお，東日本大震災の影響のため院内へのお知らせを図2.19に示した．

e) 製造・販売中止の情報提供

　重篤な副作用の発現や原料供給が受けられない場合には，製造や販売の中止の情報提供がある．また，販売の低迷により製薬会社として採算が見込めないような経済的理由の場合もある．

　例として，成分名ブフェキサマクであるアンダーム軟膏の販売中止のお知らせを図2.20に示

> 　　　　　　　　　　　　　　　　　　　　　　　　　　　2010年5月
>
> お得意様各位
>
> 　　　　　　　　　　　　　　　　　　製造販売元　帝國製薬株式会社
> 　　　　　　　　　　　　　　　　　　販　売　元　日医工株式会社
>
> 　　　　「アンダーム軟膏5％」及び「アンダームクリーム5％」の販売中止のご案内
>
> 謹啓　時下ますますご隆盛のこととお慶び申し上げます．
> 　平素は弊社製品につきまして格別のご愛顧を賜り，厚く御礼申し上げます．
> 　帝國製薬株式会社製造販売，日医工株式会社販売の非ステロイド性抗炎症外用剤「アンダーム軟膏5％」及び「アンダームクリーム5％」につきまして，本年4月22日に発表されました欧州でのブフェキサマク配合外用剤の製造販売承認の取り消し勧告の状況等を踏まえ，国内の専門家等の意見を総合的に勘案検討した結果，製造販売会社及び販売会社として自主的に販売を中止することを決定いたしました．販売中止に至る経過につきましては別添の関係各社連名の案内をご参照いただきたく，謹んでお願い申し上げます．
> 　長年にわたりご愛顧いただきましたことに対して厚く御礼を申し上げますとともに，この度の販売中止につきましては大変ご迷惑，ご不便をおかけいたしますこと，誠に恐縮ではございますが，何卒ご理解の程よろしくお願い申し上げます．
> 　　　　　　　　　　　　　　　　　　　　　　　　　　　　　　謹白

図2.20　アンダーム軟膏の販売中止のお知らせ

した．販売中止は，欧州において，ドイツでの行政措置の可否を検討する趣旨で開催された欧州医薬品庁（EMA）の諮問委員会（CHMP）が，その検討結果として，2010年4月22日にブフェキサマクの副作用（接触性皮膚炎）に関するリスクは本剤の治療上の便益を上回ること，本剤による接触皮膚炎と治療対象の皮膚疾患の鑑別が難しく，かえって症状を悪化させる場合があること等からの理由である．

f）不良品回収の情報提供

回収には，大きく分けて，企業が自主的に行う自主回収と，行政からの回収命令によって行われる強制的な回収の2種類がある．

医薬品等の安全性の確保および副作用による被害の防止については，当該製品を製造販売する企業が第一次的な責任を負っており，詳細な品質情報や安全性情報，販売先等の情報はメーカーに集約されているため，メーカーが回収を含めた安全性上の対策の判断を行うことにより，迅速かつ適切な回収が可能となる．そのため，現在行われている回収のほとんどは自主回収として行われており，国からの回収命令はここ数年間行われていない．

ただし，本来行われるべき回収が行われない場合や，企業が行った回収が不十分な場合は，都道府県知事や厚生労働大臣が，製造販売業者に対して回収を命令することができることとされている．

医薬品等の回収は，その製品の不具合のリスクに応じてクラスIからクラスIIIの3種類に分けて整理されている．

クラスI：最も重篤なもので，その製品の使用等が，後遺症の残るような重篤な健康被害や死亡の原因となり得る状況をいい，クラスI回収が行われるのは，心臓ペースメーカーや，人工呼吸器等，その製品の品質不良がそのまま生命のリスクに直結する製品によるものがほとんどである．

クラスII：その製品の使用等が，一時的な健康被害の原因となる可能性があるが，重篤な健康被害のおそれはまず考えられないような状況をいい，ほとんどの回収がこれにあてはまる．

クラスIII：その製品の使用等が，健康被害の原因となるとはまず考えられない状況をいう．例えば，商品のラベル表示の間違い，商品の包装に何らかの不良があるなどの例が挙げられる．無菌包装がされていて，包装の破損が健康被害のリスクとなるような場合はクラスIIに分類される．最近の話題性のある自主回収の例を図2.21に示した．

2011年2月に武田薬品は消炎酵素製剤「ダーゼン」（一般名：セラペプターゼ）を市場から自主回収すると発表した．同社が行ったプラセボ対照比較試験で有効性を示せなかったことから，厚生労働省が再試験の検討を指示していたが，最終的に有効性を証明できないと判断し，再試験の実施を断念した．

これは，1979年に設定された評価方法の改良が背景にある．つまり，当時は有効性を示すことが可能であったが，評価方法が精緻化されたことによって，結果をうまく引き出せないように変わってきたものと考えられる．1968年に発売され，長期にわたって，痰や鼻汁を切れやすくして排泄を促進し，粘膜の腫れを鎮める作用があるとされ，慢性副鼻腔炎や気管支炎などの時によく処方されていた薬である．結論的には効果がなかった医薬品が長期使われていたというこ

平成23年2月

ダーゼン®5 mg錠、ダーゼン®10 mg錠及びダーゼン®顆粒1％
の自主回収のお知らせ

弊社製品「ダーゼン®5 mg錠、ダーゼン®10 mg錠及びダーゼン®顆粒1％」につきましては、平成7年の再評価結果に基づき、製造販売後臨床試験として①慢性気管支炎、②足関節捻挫患者に対する有効性を確認する臨床試験を実施しておりましたが、いずれの試験においてもプラセボとの間に有意差を示すことができませんでした。当該結果をふまえ、本年1月19日開催の薬事・食品衛生審議会医薬品再評価部会において、再度の再評価指定の可否と再評価のために今後実施する試験の内容について議論が行われました。
再評価部会では、再試験の実施にあたって、現在の医療環境において、使用実態に則した有効性を検証するよう指摘があり、厚生労働省よりその指摘を検討するよう指示がありました。その指示に基づき、弊社では、本剤の有効性を証明するための再試験の実施可能性について、検討を重ねてまいりましたが、最終的に再試験の実施は困難との結論に至りました。
これに伴い、弊社では、今般、「ダーゼン®5 mg錠、ダーゼン®10 mg錠及びダーゼン®顆粒1％」の製造・販売を中止し、市場より自主回収させていただくことになりましたので、ここに謹んでお知らせ申しあげます。
回収に際しましてはご迷惑をおかけいたしますが、事情をご賢察のうえ、何卒ご理解とご協力を賜りますようお願い申しあげます。

武田薬品工業株式会社

図2.21　商品名「ダーゼン」の自主回収のお知らせ

とにもなる．

g）副作用報告

当院では，院内における副作用等も随時提供している．プログラムは当薬剤部でMicrosoft Office Excelを使って構築した．図2.12-③の「**副作用**」を開くと，図2.22が表示される．

ここでは，

①「医薬品等安全性情報報告制度」に基づいて，当院より厚生労働省へ報告した副作用報告の情報（図2.23）．

②当院での新規採用薬の「市販直後調査」における副作用報告の情報（図2.24）．

③当院入院患者において，副作用と考えられる「院内で収集した副作用事例」（図2.25）の情報．

を当院の医療従事者へ提供できるようにしている．

平成22年度診療報酬改定では，医療機関における医薬品安全性情報等，管理体制のさらなる充実を図るため，「薬剤管理指導料」に新たに「医薬品安全性情報等管理体制加算」が設けられた．具体的に必要となる体制の1つに，『医薬品情報管理室の薬剤師は，当該保険医療機関の各病棟において薬学的管理指導を行う薬剤師と定期的にカンファレンス等を行い，各病棟での問題点等の情報を共用するとともに，各薬剤師が薬学的管理指導を行うにつき必要な情報を提供する

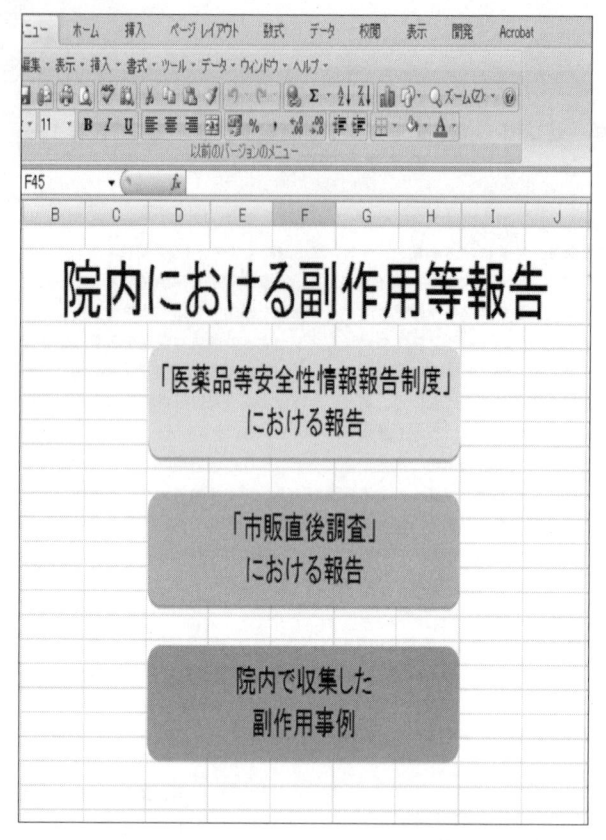

図 2.22　院内における副作用等報告

図 2.23　当院より厚生労働省へ報告した副作用報告

	報告日	診療科・病棟	薬品名	投与日数	性別	年齢	副作用の症状(詳細)
1	2010/6/18	精神神経科	ラミクタール	34	女	34	薬疹(DIHS)
2	2010/10/6	婦人科	アリクストラ	1	女	59	手術創出血、皮下出血
3	2010/4/22	心臓・血管	グラクティブ	36	女	51	急性腎不全
4	2010/5/20	放射線科	アンサー皮	11	女	68	全身性膨疹

「市販直後調査」における報告

	報告日	診療科・病棟	薬品名	調査開始	調査終了	副作用の症状(詳細)
1	2010/3/16	外科	タイケルブ錠250mg	2009/6/19	2009/12/19	下痢
2	2010/3/26	血液・腫瘍	タシグナカプセル200mg	2009/2/16	2009/9/12	倦怠感、疲労、貧血
3	2010/7/23	消化器内科	ミリプラ動注用70mg	2010/3/4	2010/7/19	発熱
4	2011/3/28	泌尿器	アフィニトール錠5mg	2010/5/27	2010/10/15	血小板減少、消化管穿孔
5	2011/4/15	血液・腫瘍	レブラミドカプセル5mg	2010/8/16	2010/12/21	好中球減少、消化管出血、肝障害
6	2011/4/15	血液・腫瘍	レブラミドカプセル5mg	2010/8/20	2011/1/19	血小板減少、急性肺炎、末梢神経障害

図 2.24　当院での「市販直後調査」における副作用報告

院内で収集した副作用事例

報告日	診療科・病棟	薬品名	投与日数	性別	年齢	副作用の症状(詳細)
2010/6/21	GR8(脳外科病棟)	レニベース錠	約2ヶ月	男性	61歳	外来にてH22.4.8より服用開始、H22.5.13処方継続、H22.6.17服用中止。レニベース服用後、咳出現。当初、風邪を疑うが、改善なく、処方を中止したところ、咳の症状改善した。
2010/6/29	W10(集学・共用)	TS-1	9か月	女性	72歳	2009年7月8日よりCDDP+TS-1療法start。2009年11月より眼症状出現。2010年5月11日より8コース目前半に治療後目のかすみが増悪し、TS-1による副作用と判断され、chemoメニュー変更となった。
2010/7/8	E7(精神)	パリエット10mg	3日間	女性	49歳	内服開始し、1日目から3日目まで下痢となり、4日目以降は中止する。以後下痢は改善する。
2010/11/25	W10(集学)	ティーエスワン配合カプセル(20mg)	2回分服用	男性	64歳	2回分服用後、赤色尿が出現したため、医師の指示により、投与中止となる。
2011/2/2	W13(眼科)	ダイアモックス錠250mg	19日間	女性	57歳	19日目頃から手先のしびれ感が出現。現在は顔面もややしびれ感を発現している。
2011/2/25	E5(婦人科)	IFN(ペグイントロン)		女性	52歳	IFN+リバビリン併用治療開始 約1ヶ月後に掻痒感出現。現在、アレグラ錠を服用中。

図2.25 当院で収集した副作用事例

こと.』が挙げられている.

当院ではヒヤリ・ハット,インシデント等の情報提供も含め,医薬品安全性情報等の管理体制の充実として積極的にカンファレンス等を行い,医療従事者への情報提供を図っている.

2 受動的医薬品情報提供

学生実習で大事なのは,書籍一冊において,それに"何が書いてある"という知識から,"どのような問い合わせの時に","どのタイミングでその書籍を選択して","どの部分を重視して見るべきか",また,"それをどう答えるか"といった実践的な方向へと導いてあげることである.

日常,さまざまな質疑応答がなされる中で,どのようにして情報提供を行っているのかを具体例として示した.書籍名やWebの利用を挙げて示したので参考にしていただきたい.

【質疑応答の例】

> Q1.プログラフ(タクロリムス水和物)Capは妊婦に禁忌となっているが,内服していた患者が服用をやめてから妊娠するのは,催奇形成などの問題はないか?(医師より)

三次資料となる「妊婦・授乳婦への薬物投与時の注意」(医薬ジャーナル社)の書籍を参考にすると,タクロリムス水和物の内服・注射は妊婦に対しては投与禁,授乳婦に対しては授乳禁となっている.さらに"①動物実験(ウサギ)で催奇形作用,胎児毒性.②ヒト母乳中へ移行する."と記載されている.しかし,問い合わせの主旨は,"服用をやめてから妊娠するのは…"ということである.すなわち,休薬後,どのくらいで血中濃度が検出限界下になるのかを調べなければならない.この場合,血中濃度半減期を調べるとよい.

医薬品の安全性に関する情報提供を行っている「JAPIC医療用医薬品添付文書」によると消失半減期は36.5時間と記載されている．通常，血中薬物の消失は，血中濃度半減期の4～5倍の時間を有するとされている．したがって，36.5 hr × 5 = 182.5 hr　182.5 hr ÷ 24 hr ≒ 7.6（日）となる．すなわち，7～8日後以降は問題ないと推定できる．

また，場合によっては（情報提供への時間があれば…）症例報告を付け加えて回答するほうが，医師も患者に説明する際に，より良い情報提供となる．二次資料となる医学文献情報を提供する「メディカルオンラインMedical Online」により，キーワード「tacrolimus, pregnancy, transplantation」で検索すると，一次資料となる「萩原大二郎，塩田浩平；プログラフの妊娠時使用経験，今日の移植 17, No.3, 451-455, 2004」の文献が参照できる．

この文献によると，妊娠中服用した母親の国内外150名（延べ177妊娠例）の報告例が示されている．通常の移植患者と同等の血中濃度（7～11 ng/mL）で生産分娩127例（71.3%），自然流産26例（14.6%），37週以下の早産66例（53.7%），また，先天性異常については127例中5例（3.9%），男性が服用した場合で配偶者が出産した29例のうち2例が報告されている．すなわち，先天性異常については一般妊娠と比較しても差はないという報告である．また，京都大学塩田氏は次のようにまとめている．

① 産率，先天異常発生率ともにタクロリムス投与群で一般集団よりも高いとはいえない．
② 先天性異常の発生頻度は，他の免疫抑制剤投与群と同等である．
③ タクロリムス投与群の母親から生まれた先天性異常児の間には共通した特徴は認められない．

A1. 移植の患者は飲み続けなければならないため，妊娠中も飲み続けた報告が国内外で150例177の妊娠がある．通常の移植患者と同等の血中濃度（7～11 ng/mL）で37週以下の早産66例（53.7%），先天性異常は127例中5例（3.9%），男性の場合29例中2例であり，先天性異常については一般妊娠と比較しても差はない．自己免疫疾患では妊娠が判明次第，内服を中止するように指導しているが，より気になる場合は，休薬後約8日間で血中濃度は検出限界以下となるため，目安にするのもよいと考えられる．

Q2. クレメジン細粒を経管投与の目的で液に溶解させたら発泡した．どのような理由か？また，経管投与の場合どのように溶かして投与したらよいか？（看護師より）

クレメジン細粒の添付文書を参照すると，有効成分クレメジン原体は「石油系炭化水素由来の球形微粒多孔質炭素を高温にて酸化および還元処理して得た球形吸着炭」，性状は「水およびエタノール（95）にほとんど溶けない」と記載されている．また，「錠剤・カプセル剤粉砕ハンドブック 第4版」では"混合しながら注入"と記載されている．

A2. クレメジンには無数の細孔がある．この孔にある空気が液体に押し出されて発泡したと考えられる．クレメジンは経口吸着剤なので，経管での投与は推奨していない．しかし，必要であれば混合しながら注入するしかないといえる．

> Q3. 試薬の塩化カリウムを 3 g 3× で服用している．錠剤に変更したいが，スローケー錠とアスパラカリウム（アスパラK）錠はそれぞれ何錠に相当するのか？（医師より）

薬局方において；

当量 equivalent（Eq）は 1 Eq = 1 mol / イオン価数

mEq ＝ ミリ等量

mEq ＝ mmol/ イオン価

塩素（Cl）の原子量＝ 35.45　カリウム（K）の原子量＝ 39.10　　KCl の原子量＝ 74.55

KCl　1 mol ＝ 74.55 g

KCl の 1 g の mEq は　1/74.55 mol ＝ 1000/74.55 mmol × 1 価＝ 13.41 mEq

各錠剤の添付文書において；

スローケー　1錠中；K ＝ 8 mEq　アスパラK　1錠中；K ＝ 1.8 mEq　である．

A3. 塩化カリウム 1 g の K：13.41 mEq（KCl：74.55　1000/74.55 × 1 価＝ 13.41 mEq）．スローケーの 1 錠中の K は 8 mEq のため，塩化カリウム 3 g（40.23 mEq）に相当するのは 5 錠．アスパラ K の 1 錠中の K は 1.8 mEq のため，塩化カリウム 3 g に相当するのは 22.35 錠．

> Q4. CLcr（クレアチニンクリアランス）が 30 mL/min である患者に対して，抗リウマチ剤のリマチル錠（一般名：ブシラミン）を投与したい．投与量はどのくらいか？

腎障害に対する医薬品の投与量についての問い合わせは，どの病院・施設においても多いようである．したがって，何冊かの書籍を用意しておくべきである．当院は，5～6 冊あるが，「**腎不全と薬の使い方 Q & A ― 腎不全時の薬物投与一覧**」（じほう）では，表 2.5 のように記載されている．

表 2.5　抗リウマチ薬の腎不全時の使い方

商品名 （一般名）	尿中未変化体排泄率（％）	常用量	用法	CLcr（mL/min）＞ 50	CLcr 10～50	CLcr ＜ 10 または透析	透析性（％）
抗リウマチ薬							
アザルフィジンEN（サラゾスルファピリジン【内】）	5-ASA：ごく一部 SASP：4％	1000 mg	分2	減量の必要なし			除去されない
リドーラ（オーラノフィン【内】）	12％ 15％	6 mg	分2	常用量の50％に減量	投与を避ける	投与禁忌	除去されない
リマチル（ブシラミン【内】）	腎排泄	200 mg	分2	ネフローゼ症候群など重篤な腎障害が現れることがあるため禁忌		透析患者では透析日のみ透析後に 200 mg	ブシラミン，代謝物とも透析される

（平田純生（2005）腎不全と薬の使い方 Q & A ― 腎不全時の薬物投与一覧，じほうより一部）

A4. リマチル錠は腎排泄のため CLcr 30 では禁忌である．抗リウマチ剤の中では，減量の必要性がないものにはアザルフィジン EN 錠（一般名：サラゾスルファピリジン）がある．

　質疑応答例を 4 件示したが，通常は，次の例に示すように，質疑応答においても，論文と同じ形式で，解答の末尾に情報を収集した【参考文献】や【参考図書】を記載しておくほうが望ましい．

例 1　アレビアチン注添付文書，インタビューフォーム，大日本住友製薬学術部
例 2　日本救急医学会監修，日本救急医学会専門医認定委員会編集（2008）救急診療指針　改訂第 3 版，へるす出版

Q5. アレビアチン注（250 mg/5 mL）は，生理食塩液 100 mL あるいは 5％ブドウ糖液 100 mL と混合してよいか？

　「添付文書」には，"本剤は強アルカリ性（pH：約 12）であるので，他剤とは配合できない．また，pH が低下するとフェニトインの結晶を析出する．"と記載され，「インタビューフォーム」には，" ～，ただし，生理食塩液，注射用水による 4 倍希釈（トータル 20 mL）までであれば，希釈後 1 時間まで外観変化が認められていない．"と追加記載されている．また，製造販売元の大日本住友製薬学術部によると，5％ブドウ糖液であれば 2 倍希釈（トータル 10 mL）まで可能とされている．さらに，添付文書には，用法・用量に関する使用上の注意として"急速に静注した場合，心停止，一過性の血圧降下，呼吸抑制等の循環・呼吸障害を起こすことがあるので，1 分間 1 mL を超えない速度で徐々に注射すること．"と記載されている．

　しかし，実際には 4 倍希釈した 20 mL を 5 分間以上かけてボーラス投与（急速投与）を行うことは困難であるため，臨床の場では点滴で投与されている（通常は 50 mL を超える場合には点滴）のが通常である．この場合，1 アンプル 5 mL を生理食塩液 100 mL に希釈して（pH 11 以上），約 30 分かけて点滴静注すると血圧低下が現れにくいとされている（滴下速度は目安であり，医師の指示に従うこと）．ただし，生理食塩液 300 mL，5％ブドウ糖液 100 mL の場合には，pH の低下により，経時的に結晶が析出する．

A5. 生理食塩液による 4 倍希釈（トータル 20 mL），また，5％ブドウ糖液による 2 倍希釈（トータル 10 mL）までは可能とされている（静注速度に注意）．しかし，実際の臨床現場では，通常，1 アンプル 5 mL を生理食塩液 100 mL に希釈して，約 30 分かけて点滴静注すると血圧低下等も現れにくいとされている．なお，5％ブドウ糖液 100 mL の場合では，pH の低下により，経時的に結晶が析出してしまう．

　当院での平成 23 年 1～3 月における質疑応答件数を，それぞれ薬剤師，医師，看護師の順に図 2.26～2.28 に示した．なお，薬剤師は病棟での薬剤管理指導担当薬剤師を示している．
　薬剤師は，治療，用法・用量，副作用の順で，医師は，治療，副作用，相互作用の順で，看護師は，安定性，配合変化，治療の順で，それぞれ多かった．

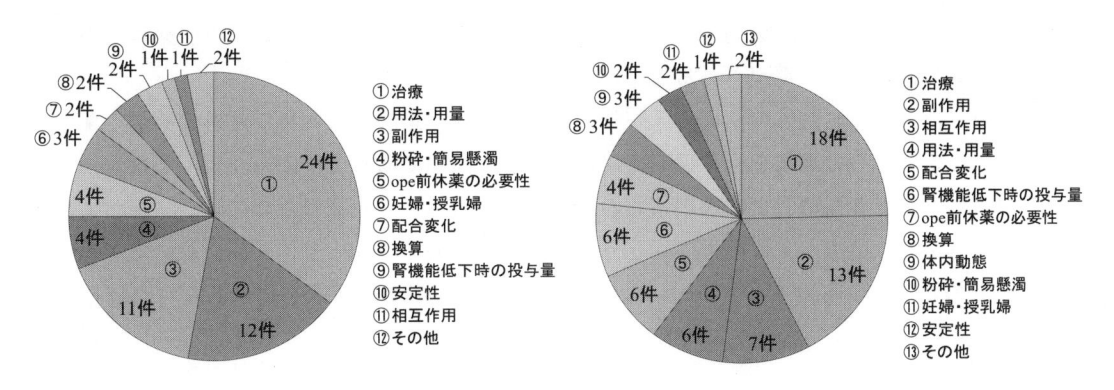

図 2.26 薬剤師による質疑応答内容の分析
（期間：平成 23 年 1～3 月）

① 治療 24件
② 用法・用量 12件
③ 副作用 11件
④ 粉砕・簡易懸濁 4件
⑤ ope前休薬の必要性 4件
⑥ 妊婦・授乳婦 3件
⑦ 配合変化 2件
⑧ 換算 2件
⑨ 腎機能低下時の投与量 1件
⑩ 安定性 1件
⑪ 相互作用 1件
⑫ その他 2件

図 2.27 医師による質疑応答内容の分析
（期間：平成 23 年 1～3 月）

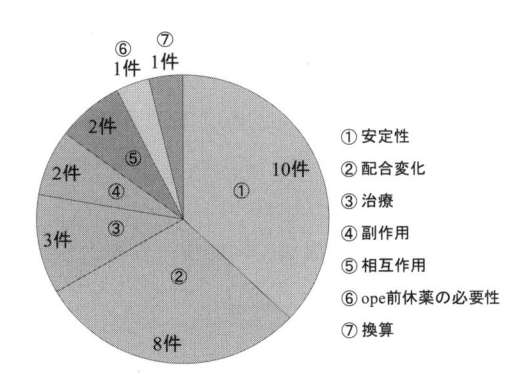

① 治療 18件
② 副作用 13件
③ 相互作用 7件
④ 用法・用量 6件
⑤ 配合変化 6件
⑥ 腎機能低下時の投与量 6件
⑦ ope前休薬の必要性 4件
⑧ 換算 3件
⑨ 体内動態 3件
⑩ 粉砕・簡易懸濁 2件
⑪ 妊婦・授乳婦 1件
⑫ 安定性 2件
⑬ その他 2件

図 2.28 看護師による質疑応答内容の分析
（期間：平成 23 年 1～3 月）

① 安定性 10件
② 配合変化 8件
③ 治療 3件
④ 副作用 2件
⑤ 相互作用 2件
⑥ ope前休薬の必要性 1件
⑦ 換算 1件

　先に述べたように，薬剤管理指導業務担当薬剤師と DI 担当者が定期的にカンファレンスを行うことで，薬剤管理指導業務担当薬剤師が必要とする情報が DI 担当者へ伝達できるようになり，有用な資料の作成およびイントラネットへの掲載へとつながっている．

　また，資料の作成やイントラネットへの掲載により，病棟スタッフからの質疑に対し，各担当薬剤師が速やかに対応できるようになっている．さらに薬剤管理指導業務によって収集した副作用情報をイントラネットへ掲載したことにより，他医療スタッフへの情報提供として役立っていると思われる．

2.2 薬局における医薬品情報の収集・評価・伝達

　基本的には病院薬剤師も薬局薬剤師も医薬品情報に関して学ぶことは同じであろう．しかし，近年，医療機関では院外処方せんの発行が定着してきており，当大学病院でも院外処方せんの発行率は 90％前後で推移している．治験薬や倫理委員会の承認を得て使用する個人輸入の医薬品，自己注射用のインターフェロン製剤など特殊な医薬品を除くと，外来患者が使用するほぼ全ての

医薬品の調剤は，院外の保険薬局で行われている．すなわち，院外薬局としては服薬指導および患者への医薬品情報提供が重視されることになる．

また，患者は外来時に院外の薬局，入院時に院内の薬局，退院すると再び院外の薬局で薬をもらうことになる．さらに調剤を行う保険薬局は必ずしも同じであるとは限らない．したがって，入退院を境にした患者情報および調剤情報の重要性が求められる．そのためにも，病院および院内薬局と院外薬局の連携，また院外薬局どうしの連携は重要であり，どの薬局においても患者への治療方針の変更点にも対応したシームレス seamless な薬剤サービスを提供しなければならないといえる．

2.2.1　患者への医薬品情報提供

一般に，患者への能動的情報には，健康や病気，医薬品や薬物療法等についての情報誌である小冊子，パンフレット，ブックレットなどの提供が挙げられる．また，患者個人の情報としては，「お薬手帳（図 2.29）」や「薬剤情報説明書（図 2.30）」などが挙げられる．

1　お薬手帳

お薬手帳は個々の患者に応じて，薬効，用法，副作用，使用上の注意等の情報を提供する．ま

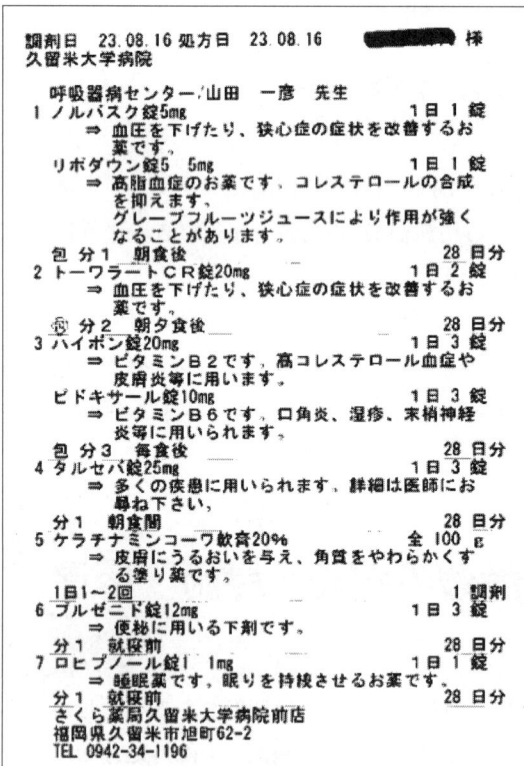

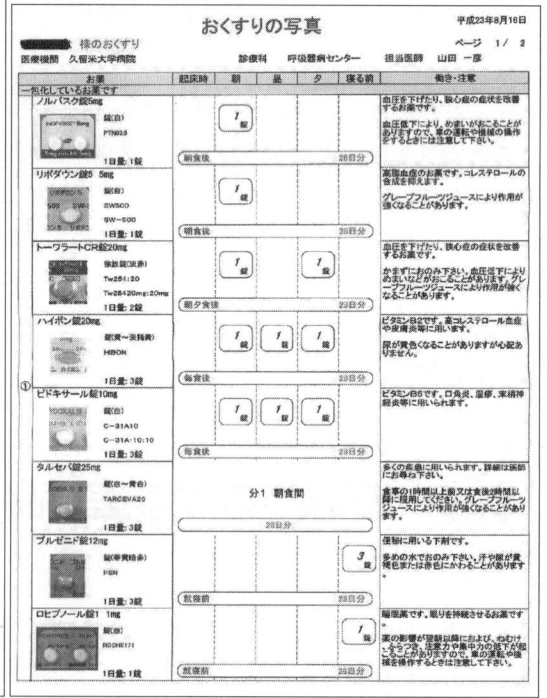

図 2.29　院外薬局の発行した"お薬手帳"
（久留米大学病院前「さくら薬局」提供）

図 2.30　院外薬局の発行した"薬剤情報説明書"
（久留米大学病院前「さくら薬局」提供）

た，服薬指導を行う際に必要な情報源となる．すなわち，「お薬手帳」は，薬剤師から患者さんへの調剤情報や患者情報の提供および服薬指導のためのツールであるが，この「お薬手帳」を介して病院と保険薬局，また保険薬局どうしの連携につながる重要な1つの媒体と考えられる．

2 薬剤情報説明書

薬剤情報説明書は患者個人に処方された医薬品の情報説明書である．しかし，年齢や性別に関係なく統一した説明書であるため，アドヒアランスの低下にもつながることから，服薬指導には十分な注意が必要である．例えば，患者は小児であるにもかかわらず，「車の運転には・・・」などの注意や，また，男性であるにもかかわらず，「妊娠または妊婦の方は・・・」などの注意事項が記載されている．さらに，保険適応外使用となると説明書とは食い違うことになるため注意すべきである．例えば，早期ダンピング症候群の治療薬として，抗ヒスタミン・抗ブラジキニン作用の「ホモクロルシクリジン塩酸塩」や抗ヒスタミン・抗セロトニン作用の「シプロヘプタ

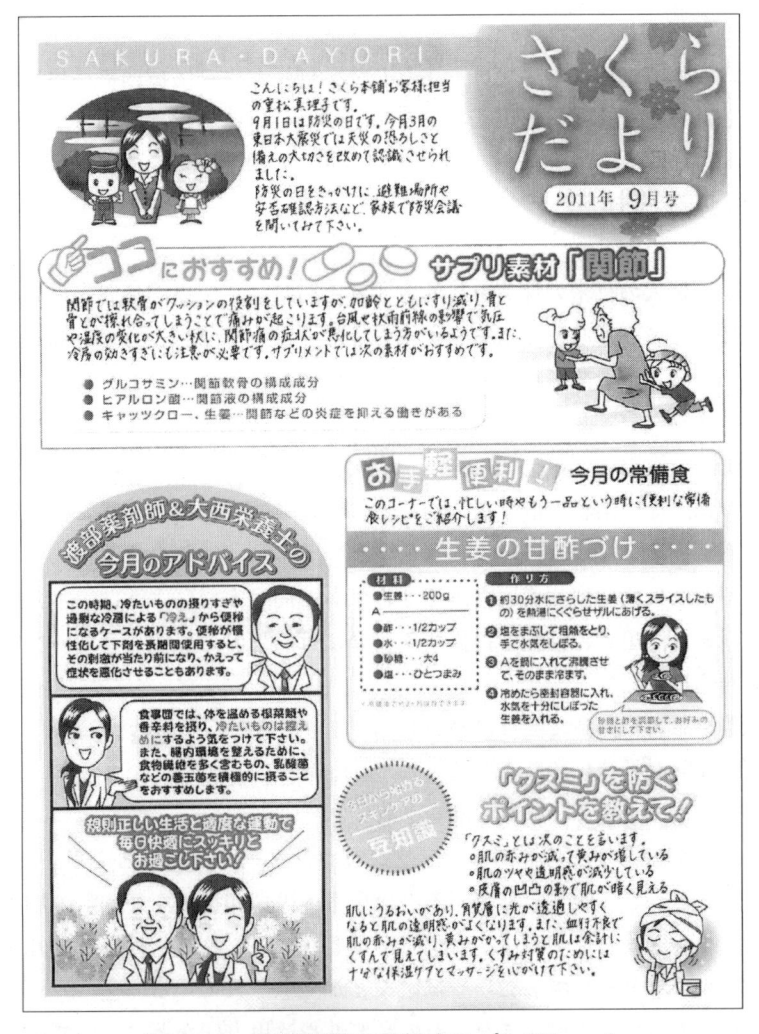

図2.31 院外薬局の発行するパンフレット
(久留米大学病院前「さくら薬局」提供)

ジン塩酸塩水和物」などが保険適応外で使用される．すなわち，本来，個々の患者に応じた薬剤情報説明書が求められるべきである．

2.2.2　患者への一般医薬品の情報提供

医薬品は医療用医薬品と，薬局・薬店で誰でもが購入できる一般用医薬品とに大別される．すなわち，保険薬局は医療用医薬品のみならず，一般用医薬品の情報提供も行うことが多い．また，近年，患者は健康食品を好むケースが多く，患者向けの情報提供も多種にわたっている．院外薬局が患者向けに作成したパンフレットの例を図2.31に示した．

2.3　医療分野における個人情報保護の現状

医療分野における個人情報については，主として，刑法および医療関係法規において，資格または業務に着目した守秘義務規定を広く設けることにより，その保護を図っている．

2.3.1　守秘義務規定

守秘義務規定は，個人の秘密の保護を目的とすると同時に，医療関係者が患者の秘密を漏泄するおそれがあれば，患者が安心して情報を提供できなくなり，結果として有効・適切な医療が行われなくなることから，患者の医療関係者に対する信頼を確保することを目的としている．

資格に着目した守秘義務として，次の刑法第134条（秘密漏示）が規定されている．

『医師，薬剤師，医薬品販売業者，助産婦，弁護士，公証人又はこれらの職にあった者が，正当な理由がないのに，その業務上取り扱ったことについて知り得た人の秘密を漏らしたときは，6月以下の懲役又は10万円以下の罰金に処する．』

したがって，薬剤師は薬剤情報説明書等を他の患者と間違えないように，本人を確認して交付する必要がある．また，患者に情報を提供する場合には，患者のプライバシーを守る必要もある．例えば，守秘義務違反として

○病名や病状等を患者に無断で会社に話された．
○患者に無断で保険会社等に診断書を渡された．
○他の患者がいる前で，自分の病気の話をされた．

などがある．当薬剤部の薬剤交付窓口はオープンカウンターであることから，「秘密漏示」には十分注意している．しかし，服薬指導時あるいは患者への情報提供を行う際の場所の物理的環境としては，投薬カウンターの仕切りなどの配慮が必要かと思われる．近年，院外薬局においては，仕切りのある投薬カウンター（図2.32）や個室などが配慮されている．

さて，医薬品情報の収集や伝達，また，その必要性や活用方法などについて述べてきたが，最後に，図2.33に情報の流れを簡単に示した．

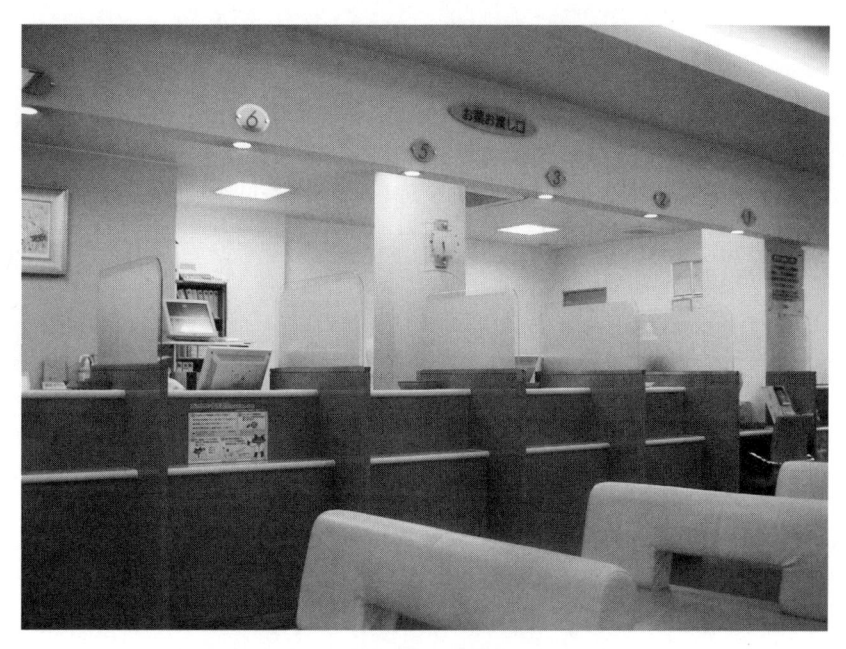

図 2.32 仕切りのある投薬カウンター
（久留米大学病院前「さくら薬局」提供）

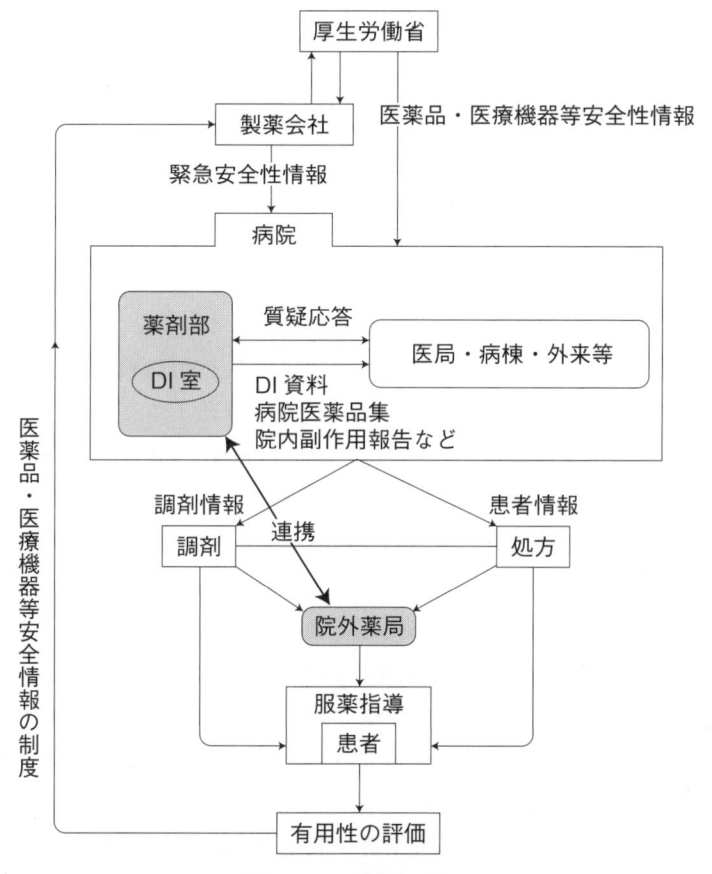

図 2.33 情報の流れ

2.4 演習問題

問1 次の中から，各問に最も関連性のある情報誌やWebサイトあるいは情報機関を選択せよ．

> ① IF，② DSU，③ イエローレター，④ ブルーレター，⑤ 医薬品・医療機器等安全性情報，⑥ 市販直後調査，⑦ 医薬品医療機器情報提供ホームページ，⑧ MR，⑨ SAFE-DI，⑩ Web-DI，⑪ m3.com，⑫ お薬110番，⑬ PMDAメディナビ，⑭ 日本医療機能評価機構，⑮ お薬手帳，⑯ Medical Online

1. 医療用医薬品の添付文書の「使用上の注意」の改訂に関する情報をまとめたもので，内容の重要度が記号でわかりやすく示されているものは？
2. 緊急安全性情報で，緊急かつ重大な注意喚起や使用制限が記載されているものは？
3. 医薬品医療機器総合機構が提供する医薬品医療機器情報配信サービスの名称は？
4. 医学文献の検索・閲覧，および文献全文をダウンロード提供する医療総合Webサイトは？
5. 国内において調剤薬局や医療機関にて調剤された薬の履歴（≒服用歴）をまとめたものは？

正解 1 ② 2 ③ 3 ⑬ 4 ⑯ 5 ⑮

解説
① IF：インタビューフォームで，「添付文書」では不十分な情報を補い，医薬品を薬剤師が評価するために提供される総合的な医薬品解説書の1つ．

② DSU：医薬品安全対策情報で，医療用医薬品の添付文書の「使用上の注意」，「警告・禁忌」などの改訂に関する新たな情報をまとめたもの．重要度が記号で示されている．

③ イエローレター：緊急安全性情報で，緊急かつ重大な注意喚起や使用制限が記載されたもの．

④ ブルーレター：安全性速報で，一般的な使用上の注意の改訂情報よりも，迅速な注意喚起や適正使用のための対応の注意喚起が記載されたもの．

⑤ 医薬品・医療機器等安全性情報：厚生労働省において収集された副作用情報をもとに，医薬品等のより安全な使用に役立てていただくために，医療関係者に対して情報提供されるもの．

⑥ 市販直後調査：医薬品の製造販売業者が販売を開始した後の6か月間，医療機関に対し確実な情報提供，注意喚起等を行い，医薬品の適正な使用に関する理解を促すとと

もに，各医療機関からの副作用報告を収集し，必要な安全対策を実施して副作用等の被害を最小限にすることを主な目的とする調査．

⑦ 医薬品医療機器情報提供ホームページ：医薬品医療機器総合機構が提供する医薬品・医療機器の安全性に関する重要な情報を提供するホームページ．

⑧ MR：医薬情報担当者 medical representative（MR）とは，医薬品の適正使用のため医療従事者を訪問すること等により，医薬品の品質，有効性，安全性などに関する情報の提供，収集，伝達を主な業務として行う者．

⑨ SAFE-DI：医療機関および薬局に従事する医師，薬剤師の先生方のためのインターネットによる医薬品情報サイト．添付文書改訂，新発売，製造・販売中止，回収，剤形変更，包装表示変更等を提供する．

⑩ Web-DI：約 18,000 品目にものぼる医療用医薬品の添付文書情報を，Web ブラウザを利用して，医療機関の施設内ネットワークで自由に検索・閲覧・編集・プリントできる薬剤情報システム．

⑪ m3.com：医療専門サイト．「薬剤師向けコンテンツガイド」では医療ニュースや医療コラム，薬剤情報や各種文献検索など日常業務に役立つ多彩なコンテンツに加えて，薬剤師向けの転職・求人情報などを提供するサイト．

⑫ お薬 110 番：「病院の薬がよくわかるホームページ」である．

⑬ PMDA メディナビ：医薬品医療機器総合機構が提供する医薬品医療機器情報配信サービス．

⑭ 日本医療機能評価機構：病院を始めとする医療機関の機能を学術的観点から中立的な立場で評価し，その結果明らかとなった問題点の改善を支援する第三者機関．全国の薬局から報告された健康被害を引き起こしそうな「ヒヤリ」や「ハッ」とした事例（ヒヤリ・ハット事例）等を収集・分析して，広く提供することにより，医療安全対策に有用な情報を共有するとともに，薬局や医療機関以外の方々へ情報を提供している．

⑮ お薬手帳：国内において調剤薬局や医療機関にて調剤された薬の履歴（≒服用歴）をまとめた手帳．相互作用の防止，重複投与の防止，薬品アレルギー・副作用の防止等に役立つ．

⑯ Medical Online（メディカルオンライン）：医学文献の検索全文閲覧をはじめ医薬品・医療機器・医療関連サービスの情報を幅広く提供する会員制の医学・医療の総合サイト．

3 医薬品情報とリスクマネジメント

> **C15　薬物治療に役立つ情報**
> 　(1) 医薬品情報
> 　　　3【収集・評価・加工・提供・管理】
> **D2　病院実習**
> 　(3) 情報を正しく使う
> 　　　2【情報の入手・評価・加工】
> 　　　3【情報提供】
> 　　　　1　医療スタッフからのニーズに合った情報提供を体験する
> 　(4) ベットサイドで学ぶ
> 　　　3【薬剤管理指導業務】
> 　　　　8　収集した情報ごとに誰に報告すべきか判断できる

　医療現場における薬剤師の業務は，「調剤」，「製剤」，「情報管理」，「医薬品管理」，「薬歴管理」および「薬剤管理指導」等，多岐にわたっている．その中でも特に情報管理に関する業務は，情報の収集・評価・加工・提供と膨大な量である．また，この業務は医療の安全（リスクマネジメント）に大きく関わっており重要な位置を占めている．

　本章では，医療現場における医薬品情報とリスクマネジメントとの関わりについて，「病院における医薬品情報とリスクマネジメント」，「薬局における医薬品情報とリスクマネジメント」および「判例における医薬品情報とリスクマネジメント」の項目に分けて述べる．また，全国的な「医薬品情報とリスクマネジメント」関係の調査報告の概要についても述べる．

3.1 病院における医薬品情報とリスクマネジメント

3.1.1 リスクマネジメントにおける情報伝達

1 情報の内容

　医薬品情報の伝達は，リスクマネジメントにとって重要であり，3W1Hすなわち，「何を」，「いつ」，「誰に」，「どのようにして伝える」かが大切な要件となる．また情報の内容は，「最新情報である」，「明瞭簡潔である」，「伝達先が適切である」，「伝達のタイミングが適切である」，「伝達手段はどのようにする」かが問題となる（表3.1）．

表3.1　医薬品情報の伝達要件

① 見やすくわかりやすい内容とする
② 最新の情報を収集
③ 伝達対象
④ 伝達時期（タイミング）を見極める
⑤ 伝達方法は紙媒体か電子媒体
⑥ 伝達場所（外来，院内病棟，院内医局等）

2 情報の伝達先

　医薬品情報は，収集，評価・加工，伝達（提供）が必要である．薬の専門家という立場から医療現場の薬剤師は，情報の内容を批判的に吟味評価する必要がある．また情報の内容を受け手に合わせて加工して，情報を伝達する．その際，伝達内容は，伝達先により異なった加工度にすることを認識し，それに応じて評価・加工を行う必要がある．

　伝達先が医療関係者と患者では，同じ情報を伝達するにもその内容の表現にも工夫が必要である．また，同じ医療関係者でも医師と看護師では，伝達内容の難易度が違ってくる．病棟での看護師業務の中には，薬学的な知識が必要なものが多く存在するが看護師の医薬品についての教育は必ずしも十分でないのが現状である．そのため，医師と同じ内容の情報を伝達したとしても，それが看護師に十分に理解できているか甚だ疑問である．例えば，医療現場で日常的に起こる医薬品の相互作用，配合変化に関しての情報を医師と看護師に情報を提供する場合，伝達先によりその内容と加工度を変えるべきである．しかしながら，現状では添付文書に書かれている内容を伝えている場合が多々ある．立場が違うと，認識や常識は驚くほど異なっていることはよくあることであり，医療現場での情報提供は，現場感覚で考えることが重要である．添付文書に記載された事柄を回答するだけでなく，薬の専門家としての問題解決のための具体的なアドバイスが必

要である．

3 情報の伝達方法

　伝達方法としては，電話・面談，FAX，紙媒体，電子媒体（インターネット，院内 LAN，電子メールなど）があり，情報内容，緊急性の有無等により伝達媒体を選択する必要がある．電子媒体（インターネット）を用いた場合は，伝達の速さにおいては他の伝達方法に比べれば優れている．しかしながら，フリーアクセスであるため，情報を得るためには自らアクセスする必要がある．そのため IT 化が進んだ施設等では，緊急性のある情報がある場合には，ワーニングで伝達先に知らせるようなシステムを導入している．

　厚生労働省は，「インターネットを利用した医療関係者等に対する医薬品情報の提供方策に関する研究班」の報告を受け，平成 11 年 5 月末より独立行政法人医薬品医療機器総合機構による「医薬品医療機器情報提供ホームページ」を開設し，インターネットを利用して医薬品情報を医療従事者などに提供している．このホームページは，情報量が豊富で，医薬品情報の他に厚生労働省に集積された副作用が疑われる症例報告情報，新薬承認情報，回収情報など多くの情報が掲載されている．しかしながら，前述したようにフリーアクセスであるため，自らがアクセスしなければ情報は得られない．日々の診療に忙殺され検索する時間がない医師は，医療過誤を含めた医薬品情報を得られない可能性がある．

　このように情報の伝達方法にも多くの問題点が指摘されている．そのため医療現場である病院あるいは薬局では，果たして医薬品情報が正確に伝達され，リスクマネジメントに生かされているのか甚だ疑問である．

　最近，医療現場での医薬品情報の伝達とリスクマネジメントとの関係の調査結果が報告されたので，次にその結果の概要を紹介する．

4 医薬品安全性情報活用実践事例等の収集事業報告[1]

　厚生労働省では，より安全な医薬品使用を実践するため"予測・予防型"の安全対策を推進してきた．その一環として平成 19 年度から「医薬品安全使用実践推進事業」を遂行し，医薬品の安全性情報の有効活用について先進的な取り組みをしている医療機関の事例の収集・評価等を行っている．

　日本病院薬剤師会は，平成 19，20 年度にこの「医薬品安全使用実践推進事業」を受託し，調査を実施して結果をまとめて報告している．

　その中で医薬品安全性情報の活用ステップとして，以下の4ステップを挙げている．

(1) 情報の収集ステップ　　(2) 情報の評価分析ステップ
(3) 情報の伝達ステップ　　(4) 情報に基づく実践ステップ

　各ステップへの取り組みの主なものは，「市販直後安全性情報収集事業」，「重篤副作用回避マニュアル作成事業」，「医薬品・医療機器等安全性情報」，（独）医薬品医療機器総合機構の医薬品医療機器情報提供ホームページの充実化やメールによる情報配信サービスである（表3.2）．

表 3.2　医薬品安全性情報の活用ステップ

① 情報の収集ステップ	：「市販直後安全性情報収集事業」
② 情報の評価分析ステップ	：「重篤副作用回避マニュアル作成事業」
③ 情報の伝達ステップ	：「医薬品・医療機器等安全性情報」
	：（独）医薬品医療機器総合機構の医薬品医療機器情報提供ホームページの充実化
	：（独）医薬品医療機器総合機構の医薬品医療機器情報のメールによる情報配信サービス
④ 情報に基づく実践ステップ	

a) 結果概要

① 安全性情報の入手経路

　複数回答ありで，製薬企業MRからが65％，製薬企業からのダイレクトメールが27％，医薬品卸からが14％であり，DSU（Drug Safety Update）からが42％，医薬品・医療機器等安全性情報が17％，医薬品医療機器総合機構のホームページ19％，医薬品医療機器総合機構のプッシュメールによる入手が7％であった．

　比較的規模の大きい施設（200床以上）では，製薬企業MRからの情報入手が77％であったのに対して，規模の小さい施設（50床以下）では36％と低かった．一方，製薬企業からのダイレクトメールは，規模の大きい施設で16％であるのに対して，規模の小さい施設では48％が活用しており対照的であった．医薬品・医療機器等安全性情報は，規模の大きい施設で23％であるのに対して，規模の小さい施設では9％と低く，医薬品安全対策情報 Drug Safety Update（DSU）は，規模の大きい施設で31％に対して，規模の小さい施設で48％と高い傾向がみられた．また，医薬品医療機器総合機構のホームページやプッシュメールの活用も規模の大きい施設では50％であるのに対して，規模の小さい施設では21％と低い結果であった．

② 院内における情報の取扱い

　不特定多数の医師・薬剤師・看護師等を対象とした「お知らせ」等による情報提供に留まらず，実際の処方医，使用患者を特定して，「必要な情報を必要な人へ」の理念の元，ターゲットを絞り情報提供していた．

③ 医薬品の安全性情報の提供のあり方

　医師が処方する際，安全確認につながる効率的な情報提供のあり方として「必要とされる情報を，必要な時に」のオンデマンド方式が有効と考えられる．比較的大規模な施設では，処方オーダリングシステムの警告メッセージ機能を利用して，医師が薬剤を処方した時にそのオーダ画面上に「投薬前採血」や「超音波による画像検査」などの安全管理対策を促すボックスワーニング（警告メッセージ）を表示することが行われていた．

④ 医薬品安全性情報の活用対策

　院内分担や協力体制に関するコンセンサスを形成するための委員会等の存在が認められた．小規模施設では，週に1回程度開催される医局会へ薬剤師が参加することにより，時間差のない情

報共有と安全性情報の活用対策に関するコンセンサス形成が図られている施設が多かった．

　この調査結果より，医薬品情報・医薬品安全性情報等の入手経路は製薬企業のMRが主体であり，厚生労働省が進めている「医薬品医療機器情報提供ホームページ」の利用は約2割と低く，インターネットを利用しての情報伝達に改善の余地がある．

b）医療現場における安全性情報の迅速な入手について

　添付文書の重要な改訂に関しては，厚生労働省が製薬企業に改訂を指示し，製薬企業はこれに基づき添付文書を改訂する．医療現場でより迅速に改訂情報を入手するには一般に次の順で情報が参照できる．

① 医薬品医療機器情報提供ホームページ 医薬品医療機器情報配信サービス

　あらかじめ登録したメールアドレスに，緊急安全性情報，医薬品・医療機器等安全性情報，使用上の注意の改訂指示，医薬品安全対策情報（DSU），自主点検通知／回収情報（クラスI）がタイムリーに通知される．

② 医薬品医療機器情報提供ホームページ 使用上の注意の改訂情報

　厚生労働省が製薬企業に指示した，医薬品を使ううえでの新たな注意事項．製薬企業はこれに基づき添付文書を改訂する．

③ 製薬企業MR，医薬品卸MS，ダイレクトメールによる添付文書改訂のお知らせ配布

④ 医薬品・医療機器等安全性情報

　厚生労働省において収集された副作用情報を基に，医薬品等をより安全に使用することに役立つ情報を，医療関係者に対して情報提供されており約1か月毎に発行される．

⑤ 医薬品安全対策情報（DSU）

　医薬品を使ううえでの新たな注意事項について，製薬業界が取りまとめた情報．
　厚生労働省の改訂を指示に加えて，製薬企業の自主改訂の内容も掲載されている．

5　独立行政法人医薬品医療機器総合機構（PMDA）によるアンケート調査[2]

　独立行政法人医薬品医療機器総合機構（PMDA）は，「企業から伝達された情報の医療機関内での伝達・活用の状況を確認するための調査」を行い，実際の臨床現場での医薬品情報の現状を調査し，医薬品情報がリスクマネジメントにどのように利用されているかを報告している．

a）調査の概要

　回答病院数：3,574件の病院［患者20人以上の入院施設を有するもの（歯科を含む）］
　調査期間：2011年1月13日～2月10日

b) 結果概要

① 医薬品の安全情報の収集

＜主な情報源＞

安全性情報の主な情報源は,「企業の医薬情報担当者 (MR)」が8割. 次いで,「DSU (Drug Safety Update, 日本製薬団体連合会発行)」,「企業のダイレクトメール (DM)」,「医薬品・医療機器等安全性情報」. 独立行政法人医薬品医療機器総合機構 (以下「PMDA」) が配信する「医薬品医療機器情報配信サービスのメール (いわゆるプッシュメール, 以下「PMDAメディナビ」)」と「PMDAのホームページ」はともに2割であった.

② 薬剤情報の入手・活用状況

添付文書の記載の内容が改訂された以下の5剤について, 具体的な入手・活用状況をみると, それぞれの情報源および活用状況の傾向が異なる結果となった.

シタグリプチンリン酸塩水和物, ジスチグミン臭化物, サラゾスルファピリジン, クロピドグレル硫酸塩, タンドスピロンクエン酸塩

＜添付文書改訂の情報源＞

いずれの薬剤も「MR」が最も高かった. シタグリプチンリン酸塩水和物とジスチグミン臭化物は8割の病院が「MR」から情報を得ていた. サラゾスルファピリジンとタンドスピロンクエン酸塩は「MR」からが5割程度と低かった. 情報を入手していない施設は少ないが, タンドスピロンクエン酸塩では情報を入手していない割合が1割と多かった.

③ 薬剤情報の活用事例

最近, 安全性に関する情報が提供された以下の5剤を参考に例示し, これら5剤やその他の薬剤について事例をたずねた.

リラグルチド（遺伝子組換え）, シタグリプチンリン酸塩水和物, ソラフェニブトシル酸塩, ジスチグミン臭化物, ブフェキサマク外用剤

＜事例としてあげられた薬剤＞

3,574施設のうち1,401施設から事例があげられた. 内訳は, ジスチグミン臭化物が796例, ブフェキサマク外用剤が134例, シタグリプチンリン酸塩水和物が120例, リラグルチドが106例など.

＜効果のあった取り組み事例＞

ジスチグミン臭化物については,「処方変更・代替薬の採用」が4割,「薬事委員会・安全対策委員会等での検討」が3割で,「医師への個別の確認・相談」,「処方医・患者の特定・リストアップ」など, 医師に具体的にアプローチをしている例がみられた.

ブフェキサマク外用剤については,「処方変更・代替薬の採用」が5割でみられ,「薬事委員会・安全対策委員会等での検討」も4割と高かった.

シタグリプチンリン酸塩水和物については，「処方変更・代替薬の採用」，「薬事委員会・安全対策委員会等での検討」がそれぞれ3割で，「医師への個別の確認・相談」が2割．

リラグルチドについては，「情報の伝達」と「薬事委員会・安全対策委員会等での検討」がそれぞれ2割程度みられるのみで，情報の伝達のみにとどまる例が多かった．

④ 情報の定着化の工夫

DI担当者は，薬剤について大量の情報を日々収集し，これらの情報を必要な医師・診療科に発信しているが，医師がそれらすべての情報を長期間記憶しておくことは困難である．医療関係者への情報提供は収集時の一時点だけでなく，定期的に継続的に情報提供し，注意喚起することにより，着実に情報を定着させることが求められる．

1つの方法として，処方時におけるリマインド機能などが有効である．リマインド機能については，今回の調査では選択肢として「オーダリング・電子カルテシステム上でを表示」，「処方された患者を特定しカルテへ注意書きを貼付」の質問項目があったが，これに対する回答割合は1割にも満たない状況であり，処方時にリマインド機能をいかに持たせて，処方時に注意喚起するかなどの工夫が望まれる．

⑤ 調査結果からわかる望まれる方向

＜DI担当者と医師との連携（院内の安全対策組織・体制の構築）＞

医薬品の安全対策を立案・実行するには，薬事委員会や医療安全委員会などの医師を含む多職種が参加する会議で，情報提供や安全対策のためのルール化を図ることで，病院としての安全対策を効率よく企画・運営できると考えられる．

薬局・薬剤科（部）は，入手し整理した情報が医師に確実に伝達され，医師の処方変更などの安全対策措置に有効に活用されるよう，医師と綿密に連携しつつ，院内での安全対策のための組織・体制を構築することが望まれる．

＜確実で有効な情報源の確保＞

情報入手・活用については，MRおよび製薬会社からのダイレクトメールによる情報入手割合が高く，病院内での伝達・措置がとられている割合が高いものがあった．一方，使用実績が長期間経過しているような薬剤（後発医薬品があるような薬剤）については，MRおよび製薬会社からのDMによる情報入手割合が低い結果となった．

企業からの情報を受け身的に待つだけでなく，確実で有効な情報源を確保しておくことが望まれる．

＜院内採用薬に限定しない広範な情報収集等＞

5剤の事例を見ると，院外処方のみ採用しているケースについて，情報収集や伝達に課題が見受けられる結果となった．

院外処方のみの薬剤では，MRから情報が得られている施設と得られていない施設に分かれた．院外処方が可能な薬剤にもかかわらず，情報を入手していない施設が1〜2割見られ，ま

た情報を入手していても特に措置を講じていない施設が2〜4割見られた.

アンケート調査の設問には設定していないが,自由回答からは患者の持参薬管理に際しての情報の把握が困難との意見が出ていた.

院外処方のみの薬剤や患者の持参薬についても,院内採用薬と同様,適切に情報収集・伝達をし,必要な措置を講じることが望まれる.

3.1.2 保険薬局における医薬品情報とリスクマネジメント

保険薬局においては,院外処方せんの応需の増大とともに調剤関係の過誤が多くなっている.その原因としては,医薬品に関する情報の収集が不十分であったり,薬局従事者への伝達がうまくできていなかったり等,リスクマネジメント体制に問題がある場合が多々ある.このような背景より,厚生労働省は,医療安全の確保の観点から,平成21年6月1日より,薬事法第5条第2号に基づく薬局の業務を行う体制の基準として,「薬局並びに店舗販売業及び配置販売業の業務を行う体制を定める省令」に「調剤の業務に係る医療の安全を確保するため,指針の策定,従業者に対する研修の実施その他必要な措置を講じること.」等が規定された.各薬局では,これら省令に遵守するため以下のような体制を整える必要がある.

① 薬局の業務を行う体制

a) 指針の策定について

薬局開設者は,以下の事項を書面等に明記したものを作成し,従業者へ周知するとともに,当該指針に基づく適切な対応を図ること(表3.3).

なお,一般用医薬品の販売等の業務に係る安全の確保について,当該指針を踏まえ,調剤等の業務に準拠した取扱いを図ること.

表3.3 薬局の業務を行う指針

① 薬局における医薬品業務に係る医療安全を確保するための基本的考え方に関すること
② 従業者に対する研修の実施に関すること
③ 医薬品の安全使用のための責任者に関すること
④ 従業者から薬局開設者への事故報告の体制に関すること
⑤ 医薬品の安全使用のための業務に関する手順書(医薬品業務手順書)の作成及びこれに基づく業務の実施に関すること
⑥ 医薬品の安全使用のために必要な情報の収集に関すること
⑦ 患者からの相談の対応に関すること
⑧ その他,医療安全を確保することを目的とした改善のための方策の実施に関すること

b) 従業者に対する研修の実施

① 薬局開設者は,従業者に対する研修を実施することにより,医療安全を確保するための基本的考え方,安全確保に関する具体的方策等について,個々の従業員が理解を深め,意識を高めるとともに,薬局において安全に業務を遂行するための技能の向上を図る.

② 研修は,調剤業務における事故防止のための方策,関連法規の遵守事項の確認等,医療安全を確保することを目的とした内容とすること.年2回程度,定期的に開催する.

③ 研修を実施した場合は，開催日時，場所，受講した従業者数およびその氏名，研修項目および内容等を記録し，3年間保存する．
④ 研修を行う事項のうち，医薬品管理，調剤技術，事故発生時の対応，関連法規の遵守事項の確認などについては，複数の薬局や関係団体が共同で研修を実施することで差し支えないか業務手順に関する事項については，個々の薬局で異なることから，当該薬局で実施する．

c) 医薬品使用に係る安全管理のための責任者の設置
① 薬局開設者は，策定した指針に沿って，薬局における医薬品の安全使用のための責任者（医薬品安全管理責任者）を設置する．
② 医薬品安全管理責任者は，医薬品に関する十分な知識を有する常勤薬剤師であること．
③ 薬局の管理者が，医薬品安全管理責任者を兼務することは差し支えない．

d) 事故報告の体制の整備
薬局開設者は，薬局において発生した医薬品業務に係る事故等の情報に関し，従業者から迅速な報告がなされるよう，報告に関する手順や報告すべき情報の範囲などを明示し，体制の整備を図る．

e) 医薬品の安全使用のための業務手順書の作成および当該手順書に基づく業務の実施について
① 薬局開設者は，医薬品業務手順書を作成し，従業者に対して当該手順書に基づき業務を実施するよう指導する等，適切な運用を図ること．
② 医薬品業務手順書の作成に当たっては，以下の事項を含むこととされている（表3.4）．

表3.4 医薬品業務手順書の作成事項

① 薬局で取扱う医薬品の購入に関する事項
② 医薬品の管理に関する事項
③ 一連の調剤の業務に関する事項（患者情報（薬剤服用歴，医療機関の受診等）の収集等）
④ 医薬品情報の取扱い（安全性・副作用情報の収集，管理，提供等）に関する事項
⑤ 事故発生時の対応に関する事項（事故事例の収集の範囲，事故後対応等に基づく事項）
⑥ 他施設（医療機関，薬局等）との連携に関する事項

f) 医薬品の安全使用のために必要な情報の収集について
薬局開設者は，医薬品安全管理責任者に対して，製造販売業者，行政機関，学術誌等からの情報を広く収集し，管理させるとともに，得られた情報のうち必要なものについて，従業者に迅速かつ確実に周知徹底を図らせること．また，情報の収集等にあたっては，薬事法第77条の3第2項および第3項（製造販売業者等が行う情報収集への協力）および第77条の4の2第2項（副作用等の報告）に留意する必要がある．

g) その他医薬品の業務に係る医療の安全確保を目的とした改善のための方策について

以下に掲げる事項を含む必要な方策を講じる．
① ヒヤリ・ハット事例の収集
② 収集した事故事例，ヒヤリ・ハット事例の分析と改善措置
③ 薬局における事故事例，ヒヤリ・ハット事例の共有

2 薬局窓口での患者対応における医薬品情報とリスクマネジメント

a) 薬の確認

窓口で薬を渡すときは，必ず薬を見せて患者と共に確認する．患者が急いでいて確認せずに渡した時に限って薬が間違っていたという事例がよくある．

b) 薬剤情報提供文書の確認

薬剤情報提供文書（お薬の説明書）を患者に渡す時は，薬と一緒に提供文書の内容も確認すること．薬袋とともにこの文書は患者の手元に残るものであり，患者が薬を服用する時のよりどころとなる．「薬の説明書き入れておきますので，あとで読んでください」と患者に見せずに薬袋に入れてしまう場合があるが，リスクマネジメントから考えると非常に危険なことである．なお，提供文書の内容は，最新の添付文書等を収集し評価・加工したものを記載し提供すること．

c) お薬手帳の活用

お薬手帳には，患者の情報だけでなく処方された医薬品の情報も記載されている．そのため薬局では，初来局の患者でもお薬手帳があれば前回処方がわかり医師の処方ミスをチェックすることができる．患者にとっても自らの命を守る大切なものであると共に，薬剤師にとってもリスクマネジメントに関係する貴重な情報源である．これらの理由により，すべての患者がお薬手帳を携帯活用するように薬局での宣伝啓発も大切である．

d) 薬歴の充実

薬歴は，医薬品の適正使用や調剤過誤防止の重要な役割を担っている．薬歴に記載された情報によって，医師の処方ミスを見つける場合が多々ある．処方医に重複投与，相互作用，副作用などを疑義照会する場合にも役立つ．また，薬歴は調剤過誤が起こった時の対応にも役立つ．患者との迅速な対応を行うには，患者がどのような人で，どのような疾患で，薬物治療の経過はどうなっているかなどの情報が瞬時に判断できるように薬歴を詳細に記載する必要がある．

3.1.3 判例における医薬品情報とリスクマネジメント

薬剤師を含む医療関係者の倫理としては，医療法第1条の2および医療法第4条の2に，「医療関係者は，医療を受ける者との信頼関係に基づき，及び医療を受ける者の心身の状況に応じて行われるとともに，医療を提供するに当たり，適切な説明を行い，医療を受ける者の理解を得るよう努めなければならない」とされている．

また，薬剤師法第 23 条（処方せんによる調剤），第 24 条（処方せん中の疑義），第 25 条の 2（情報の提供）などにも薬剤師の責任事項が明記されている．これらに違反して医療事故等を起こした場合，法的責任を問われることもある．

1 薬剤師の過失責任

薬剤師の責任が問われるのは，合併症や副作用などの危険性の発現に対して，医療水準に則した予見可能性があったか否か，予見可能性があった場合に，結果回避可能性があったか否かが問われる．

1) 予見可能性なしの場合は「無過失」
2) 予見可能で結果回避義務を尽くした場合は「無過失」
3) 予見可能で結果回避義務を尽くさなかった場合には「過失責任」

2 薬剤師の医療水準

薬剤師の医療水準を示すものとして重視されるのは，医薬品の添付文書である．最高裁の判例では，添付文書は医療水準を示すものとされている（表 3.5）．

表 3.5 平成 8 年 1 月 23 日　最高裁判決（医療水準の判断基準）

① 医師は危険防止のため，医療水準に則した最善の注意義務が要求される．
② 医療水準と医療慣行は必ずしも一致しない．
③ 添付文書に従わずに医療行為を行って医療事故が発生した場合，医師の過失となる．
（添付文書に従わなかったことについて，特段の合理的理由がない限り）

3 判例と添付文書

2002 年（平成 14 年）11 月，最高裁で以下のような判例が示された．心因性もうろう状態の患者にフェノバールが処方され，そのまま投与された．

投与後，全身に湿疹がみられるなどの皮膚症状出現したが，処方を約 2 か月継続した．その後，全身に発赤等，両眼に角膜潰瘍等が認められ，右眼は光覚のみ，左眼：0.01（矯正不能）となった．判決では，フェノバールの添付文書には，「まれに皮膚粘膜眼症候群があらわれることがあるので，観察を十分に十分に行い，このような症状があらわれた場合には，投与を中止すること」との記載あり，過敏症状が添付文書に記載された本件症候群へ移行することが予想し得た．本件医師らは，過敏症状の発生を認めたのであるから，十分な経過観察を行い，過敏症状または皮膚症状の軽快が認められないときは，本件薬剤の投与を中止して経過を観察するなど，本件症候群の発生を予見，回避すべき義務を負っている．薬の副作用についての医療上の知見については，その最新の添付文書を確認し，必要に応じて文献を参照するなど，可能な限りの最新情報を収集する義務があるとした．

a）ポイント（副作用の注意義務）

この判例では，最新の添付文書や文献などによる最新の副作用情報の収集義務があることが示

された．医師に限らず薬剤師も最新の添付文書，厚生労働省のお薬情報や薬剤師会の情報，製薬会社の医薬品情報（特に警告），学会のガイドラインなどに基づいて処方を吟味する必要がある．これに基づいて医師に疑義照会し，その後調剤しなければならない．患者に対しては，特に注意を要する副作用や相互作用に関する情報を，わかりやすく説明提供し，理解を得るようにしなければならない．

　薬剤師は，薬の専門家として薬物治療の安全性の確保・処方のダブルチェック機能の充実を行わなければならない．添付文書規定外（適用外使用）や医療慣行による処方は医療現場では少なからずあるので，その場合，薬剤師は調剤に先立ち，必ず最新の添付文書をはじめとする医療水準に照らし合わせ，疑義がある場合，医師に確認する必要がある．

b）医薬品添付文書の使用上の注意と検査義務

　平成22年12月24日新潟地裁で抗てんかん薬を投与した患者が，劇症肝炎で死亡したのは，1か月に1回は検査すべきだったが，投与開始から約3か月後まで検査を怠ったため劇症肝炎の発見が遅れて死亡したと病院側の過失を認定した判決があった．抗てんかん薬の添付文書の「使用上の注意」は，定期的検査を決めるについて必要な初期症状や好発時期等の記載はない．しかしながら，平成19年9月19日の大阪地裁の判決では，診療ガイドラインの内容を踏まえた上で医療行為を行うことが必要であり，医師はその義務を負っているものと解されるとしている．すなわちガイドラインは，マニュアルとして認定されたものである．薬剤師にも同様なことが適用されるものと考えられ，添付文書のみならず各学会の診療ガイドラインに照らし合わせて情報を収集・評価・加工・提供しなければならない．

参考書籍・文献

1. 日本病院薬剤師会，「平成20年度医薬品安全性情報活用実践事例等の収集事業」報告書，平成21年3月公表
2. 独立行政法人医薬品医療機器総合機構，「医薬品の安全管理審査に関する調査事業最終報告書」，平成22年8月9日公表

3.2　演習問題

問1　医療現場における安全性情報の入手に関する記述について正しいものを2つ選べ．
　1　医薬品安全性情報は（DSU）は，厚生労働省がとりまとめた情報である．
　2　医薬品・医療機器等安全性情報は，製薬企業において収集された副作用情報を基に医薬品等を安全に用いることに役立つ情報である．
　3　医薬品医療機器情報配信サービスは，あらかじめ登録したメールアドレスに，緊急安

全性情報等の情報をタイムリーに通知される．
4　使用上の注意の改訂情報は，製薬企業が独自に添付文書を改訂する．
5　回収情報でクラス1は，その製品の使用等が重篤な健康被害または死亡の原因となり得る場合である．

正解　3，5
解説　1　製薬企業が取りまとめた情報である．
2　厚生労働省において収集された副作用情報．
4　厚生労働省が製薬企業に指示する．

問2　医療現場における医薬品情報の収集・評価・提供に関する記述について正しいものを2つ選べ．
1　伝達方法としてインターネットを用いた場合，医療関係者・患者に対する情報提供は不要である．
2　収集した医薬品情報は，できるだけ加工せずに提供する．
3　患者への医薬品情報提供は，医薬品添付文書に記載されているものをそのまま提供する．
4　薬剤師には医薬品情報を正しく評価し，提供先に応じてわかりやすく加工する能力が求められる．
5　入手・収集した医薬品情報は，的確に評価し必要な情報を取捨選択することが大切である．

正解　4，5
解説　1　薬剤師による情報提供は必要．
2　収集した医薬品情報は，評価・加工して提供する．
3　医薬品インタビューフォームなど様々な情報源を活用．

問3　医薬品情報提供に関する記述について正しいものを2つ選べ．
1　保険薬局では患者からの情報だけでなく処方医からの情報も収集し，適切な医薬品情報提供および服薬指導を行う．
2　患者またはその看護にあたる者へ提供する医薬品の作用・副作用情報は，医師への情報提供と同じである．
3　患者への医薬品情報提供は，書面をそのまま手渡す．
4　電子媒体によって得た海外の医薬品情報は，日本人にも当てはまるのでそのまま提供する．
5　医薬品に対する好ましくない論文が発表されたら，薬剤師はそのまま医師等にその情報を提供する．

[正解] 1, 5
[解説] 2 薬剤師が伝達先に応じて加工し提供する．
3 書面を患者とともに確認する．
4 人種により薬物代謝能などに相違があり，すべての日本人に当てはまらない．

問4 薬局における医薬品情報とリスクマネジメントに関する記述について正しいものを2つ選べ．
1 お薬手帳の主な目的は，重複投与・相互作用を防止することである．
2 お薬手帳には，患者の受診歴が経時的に記載されている．
3 患者が自分の判断で服用しなかった薬剤を，薬歴簿から削除した．
4 医薬品情報の少ない薬剤は，採用しないように提言する．
5 製薬企業が行う医薬品の適正使用のための情報収集に，薬剤師等は協力しなくてよい．

[正解] 1, 2
[解説] 3 服用しなかった理由を解析し，処方医に伝える．
4 慎重に扱うよう進言する．
5 協力するよう努めなければならないと規定されている．

問5 医薬品情報提供に関する記述について正しいものを2つ選べ．
1 緊急安全性情報は，対象医薬品を使用している医師のみに情報提供する．
2 医療用医薬品添付文書には，当該医薬品のすべての情報が記載されている．
3 収集した医薬品情報は，EBMの観点に基づいて内容のデータの客観性や妥当性を評価する．
4 医薬品情報提供には，学会ガイドラインも参考する必要がある．
5 医薬品医療機器情報提供ホームページは，厚生労働省が管理している．

[正解] 3, 4
[解説] 1 すべての医療関係者に情報提供する．
2 すべての情報が記載されていない．インタビューフォーム等の情報も参考にする．
5 医薬品医療機器総合機構が管理している．

4 データベースの活用

> **C15　薬物治療に役立つ情報**
> 　(1) 医薬品情報
> 　　　5 【EBM】
> 　　　　3 臨床研究法（ランダム化比較試験，コホート研究，症例対照研究など）の長所と短所を概説できる．

医薬品情報の重要性

　平成23年2月25日の大阪地裁は，肺がん治療薬「イレッサ」の副作用・間質性肺炎により死亡した患者の家族の訴訟に対し，輸入販売元のアストラゼネカ社に賠償を命じた判決を出した．これは，アストラゼネカ社が作成したイレッサの初版添付文書では，間質性肺炎の副作用を2ページ目の4番目に記載していた．「少なくとも1番目と，冒頭の警告欄に記載すべきだった」として，改訂するまでの文書を「欠陥」と指摘した．11月には東京高等裁判所の判決では「欠陥ではない」との判決が出ており，訴訟は継続中である．いずれにせよ発売3か月後に緊急安全性情報が出されるとともに，添付文書の改訂が行われ警告として間質性肺炎の副作用の注意が喚起された．しかし，その後もイレッサによる間質性肺炎の肺障害での死亡例が続いた．これは，発売直後に添付文書の改訂が行われ，医師に十分な情報が伝わっていなかったことに原因すると考えられる．

　薬の責任者として薬剤師は，日々変化する医薬品情報を入手するとともに，医療関係者に正確かつ迅速にその内容を伝え，薬剤師自身も患者のバイタルサインをとることで副作用の発見に努め薬害防止や医薬品の適正使用を推進しなければならない．

　添付文書は医薬品の包装内に添付されているが，最新の添付文書は次回医薬品を購入した際に入手することになる．これでは，イレッサのように短期の添付文書情報改訂には対応できない．このことは，インターネットの最新の改訂情報を迅速に提供してくれる医薬品添付文書のデータベースを活用することにより解決できる．医薬品情報に関する業務は，薬の責任者としての薬剤師の責務である．

その他にも，薬害防止や適正使用のために副作用や薬物療法のデータベースを利用し，情報検索する能力が薬剤師には求められる．表4.1には，薬剤師として求められる情報検索の能力について示した．

表4.1 薬剤師として求められる情報検索の能力

1. 利用できるデータベースを知っている．
2. データベースから関連する情報を検索することができる．
3. データベースから得られた情報を評価して適正な情報を提供できる．

4.1 利用できるデータベース

4.1.1 医薬品添付文書

データベースの提供の媒体としては，財団法人日本医薬情報センター（JAPIC）から発行されている医療用医薬品集の書籍およびインストール版のCD-ROMが年4回発行されている．現在では，医薬品添付文書の改訂が頻回に行われるため，製薬企業のホームページや医薬品医療機器情報提供ホームページなどのインターネットによる情報提供が主流となっている．

1 医薬品医療機器総合機構が運営している医薬品医療機器情報提供ホームページ

医薬品医療機器情報提供ホームページ（www.info.panda.go.jp，図4.1）では医療用および一般用医薬品添付文書や医療機器の添付文書まで検索が可能である．添付文書改訂から1週間以内にこのデータベースは修正されており，最新の添付文書情報の入手が可能である．医薬品添付文書の提供媒体としては，紙ベースからCD-ROM，さらにはインターネットへと，しかも有料から無料へと大きく変わってきている．医薬品医療機器情報提供ホームページでは，添付文書の情報だけではなく，医薬品に関連する様々な情報が収載されており国内で最大の医薬品情報提供のデータベースとなっている．医薬品関連情報の項目を表4.2に示す．

医薬品の適正使用のために汎用されているインタビューフォームは医薬品医療機器情報提供ホームページでの整備が進んでおり一部収載が始まっている．しかし，収載されていないインタビューフォームに関しては企業のホームページからの収集となる．

海外の医薬品添付文書は，米国ならRxList（http://www.rad-ar.or.jp/siori/index.html），英国ならThe electronic Medicines Compendium：eMC（http://www.medicines.org.uk/emc），欧州ならThe European Medicines Agency：EMA（http://www.ema.europa.eu/ema/index.jsp?curl＝/pages/home/Home_Page.jsp）から入手可能である．

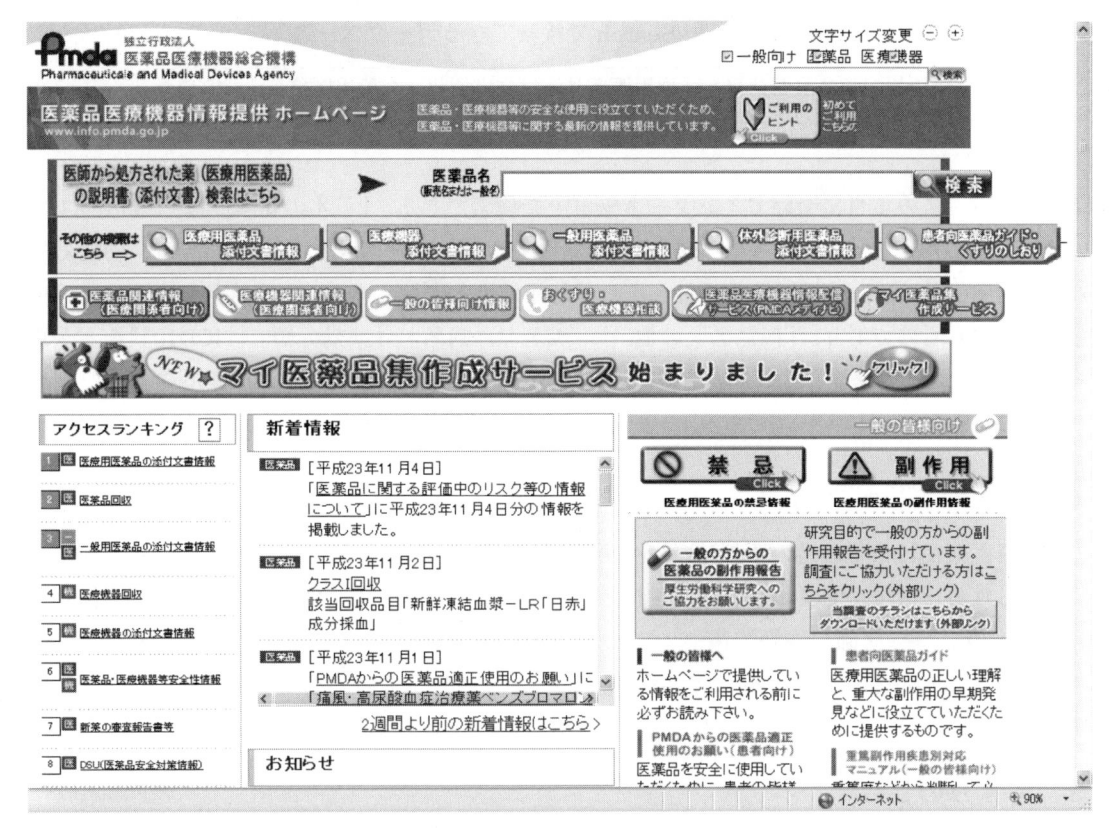

図 4.1　医薬品医療機器情報提供ホームページ

表 4.2　医薬品医療機器情報提供ホームページにより提供される医薬品関連の情報

・医薬品の適正使用に関するお知らせ ・添付文書情報（医療用医薬品） ・添付文書情報（一般用医薬品） ・医療用医薬品の問合せ先情報 ・副作用が疑われる症例報告に関する情報 ・緊急安全性情報（イエローレター）・安全性速報（ブルーレター） ・医薬品・医療機器等安全性情報（厚生労働省発行）	・医薬品安全対策通知 使用上の注意の改訂情報 ・厚生労働省発表資料（医薬品等関連） ・医薬品に関する評価中のリスク等の情報について ・DSU（医薬品安全対策情報） ・患者向医薬品ガイド ・重篤副作用疾患別対応マニュアル（医療関係者向け）	・保険適用される公知申請品目に関する情報について ・承認情報（医薬品・医薬部外品） ・医療用医薬品　品質情報 ・ジェネリック医薬品品質情報検討会 ・回収情報（医薬品） ・医療安全情報 ・医薬品安全対策の新たな事業・調査など

4.1.2　医薬品情報データベース

1　iyakuSearch

　財団法人日本医薬情報センター（JAPIC）が提供する iyakuSearch は，表 4.3 に示す医薬品情

表 4.3　iyakuSearch で検索できるデータベース

医薬文献情報，学会演題情報，医療用医薬品添付文書情報，一般用医薬品添付文書情報，臨床試験情報，日本の新薬，学会開催情報，医薬品類似名検索，効能効果の対応標準病名

報データベースの項目についてインターネット上で検索できる．「日本の新薬」は，1998 年 1 月以降の新薬の承認審査報告書の全文を JAPIC で編集データベース化したものである．効能効果の対応標準病名は，医療用医薬品添付文書の「効能効果」に対応する「標準病名」を関連付け相互に検索するものであり，「商品名」の他，「一般名」，「病名」，「薬効分類」，「ICD10」*などから検索することができる．「臨床試験情報」のデータベースから現在開発中の医薬品の状況を調査するのに有用なデータベースである．

2　薬価サーチ

医療用医薬品の公定価格の薬価は，厚生労働省が価格を決め，「薬価基準」と呼ばれる価格表に載せられる．保険診療において処方された医薬品の薬剤料として薬価が使用される．薬価は，医薬品集の書籍や薬価の書籍で調べることも可能であるが，インターネット上の薬価サーチ（http://www.okusuri110.com/yaka/yaka_search.html）から簡単に検索できる．後発医薬品（ジェネリック医薬品）のチェックや，同効薬リスト表示による薬価比較も可能である．

3　くすりのしおり

20 社の製薬企業からなる「くすりの適正使用協議会」は，医師，薬剤師が医薬品使用に関するインフォームドコンセントの実践に利用できる材料，すなわち患者への医療用医薬品の服薬説明指導書として「くすりのしおり」（http://www.rad-ar.or.jp/siori/index.html）を提供している．内容は，患者に十分理解してもらえるようわかりやすい表現で，必要最小限の情報を盛り込んでいる．

4　日本医薬品一般名称データベース

国立医薬品食品衛生研究所が作成している「日本医薬品一般名称データベース」（http://jpdb.nihs.go.jp/jan/Default.aspx）は，日本で一般名称が付けられたすべての医薬品について，医薬行政・研究のための基盤となる情報を提供することを目的として，医薬品一般名称（英名および日本名），日本薬局方収載状況，構造式，化学名，分子式，分子量，CAS 登録番号，薬効分類コード，薬効分類名，INN 等についてデータベース化されている．現在，2,824 品目の医薬品について登録されており，毎年追加されている．

---

* ICD とは，「疾病及び関連保健問題の国際統計分類」International Statistical Classification of Diseases and Related Health Problems（ICD）であり，異なる国や地域から異なる時点で集計された死亡や疾病のデータの体系的な記録・分析・解釈および比較を行うため，世界保健機関憲章に基づき，世界保健機関（WHO）が作成した分類である．最新の分類は，ICD の第 10 回目の修正版として，1990 年の第 43 回世界保健総会において採択されたものであり，ICD10 と呼ばれている．ICD10 に準拠した「疾病，傷害及び死因分類」を作成し，統計法に基づく統計調査に使用されるほか，医学的分類として医療機関における診療録の管理等に活用されている．

4.1.3　副作用情報

1　医薬品の副作用報告の現状

現在，薬事法では，医薬品製造業者らが，副作用の疑いがある病気や，障害の発生を知った時，厚労省が監督する「医薬品医療機器総合機構」に報告することが義務付けられている．重い副作用が発生し注意喚起のために，「添付文書が改訂された場合」厚労省が月1回出す医薬品・医療機器等安全性情報に概要が掲載される．医薬品医療機器総合機構は，「添付文書にない新たな副作用報告」だけを医薬品医療機器情報提供ホームページで公開していたが，製薬会社から「副作用報告があったすべての症例」についても情報提供を開始した．表4.4には副作用報告の掲載内容および検索条件設定について示す．

表 4.4　副作用報告の掲載内容および検索条件設定

```
副作用報告の掲載内容
 ・報告年度，性別，年齢，転帰（死亡・回復など）
 ・原疾患等（病名，治療方法，持病，喫煙の有無など）
 ・被疑薬（副作用の疑われる薬）
 ・有害事象（おそらく副作用によって被った現象・症状）
 ・併用被疑薬（併用していた薬で，副作用が疑われるもの）
 ・経路（内用薬，外用薬，注射薬，歯科薬に分けられている）
 ・有害事象
 ・併用被疑薬
 ・転帰

検索条件設定
 1. 検索したい「医薬品の一般名・販売名」
 2. 検索したい「医薬品の経路」（内用薬，外用薬，注射薬，歯科薬から選択）
 3. 検索したい「副作用名」（有害事象名のこと）
 4. 報告分類（医療機関報告か企業報告かを選択）
 5. 報告年度から検索（新しいものからと古いものからの2種類）

以上，5つの方法のうち，最低1つがわかれば，検索可能．
```

医薬品に緊急かつ重大な注意喚起や使用制限に係る対策が必要な状況にある場合，厚生労働省からの命令，指示，製造販売業者の自主的な決定により作成し情報提供する「緊急安全性情報」（イエローレターまたはドクターレター）および厚生労働省において収集された副作用情報をもとに作成し，月に1回，医療関係者に対して情報提供される「医薬品・医療機器等安全性情報」に関して，過去の情報が医薬品医療機器情報提供ホームページおよび厚生労働省ホームページにおいてデータベース化されている．

2　重篤副作用疾患別対応マニュアル

重篤な副作用は一般に発生頻度が低く，臨床現場において医療関係者が遭遇する機会が少ない．場合によっては副作用の発見が遅れ，重篤化することがある．副作用は医療従事者だけではなく，

患者やその家族も知っておくことにより早期に発見することで早期に対応できる．医薬品医療機器情報提供ホームページの「重篤副作用疾患別対応マニュアル」(http://www.info.pmda.go.jp/juutoku_ippan/juutoku_ippan.html) では，一般の患者向けに部位や副作用名およびその初期症状をデータベース化しており順次情報が追加されている．

3 大規模副作用症例報告データベースを用いた医薬品安全性情報の解析

　医薬品は厳密な治験データの評価を経て承認されるが，臨床試験では患者の数が限られていることから，副作用情報は限られたものしか得ることができない．また，市販後，実際に多数の患者が使用するようになってはじめて発現する副作用もあることから，安全性確保の観点からは，臨床現場でのデータが多くあってはじめて臨床使用における安全性の確保が可能になる．世界的規模で集められた医薬品の安全性情報の解析と評価は不可欠である．近年，次のような臨床現場からの大規模なデータに基づいて，医薬品の安全性の評価を行い，対策が行われるようになってきている．

例）ホルモン補充療法

　更年期障害の女性へのホルモン補充療法の有効性，安全性に関する検討が行われた．この結果に基づいて各国規制機関で多くの勧告が出された．

① アメリカで大規模臨床試験（WHI 試験）
　対象：50 歳から 79 歳までの閉経後の女性
　　　　（エストロゲン補充療法群 8,500 人，プラセボ群 8,100 人）
　期間：5.2 年間
　結果：冠動脈疾患，脳卒中，肺塞栓等のリスク増加
　　　　浸潤性乳がんのリスクの増加（ハザード比 1.26）
　　　　2002 年に米国医学界雑誌 JAMA に報告

② イギリスでの Million Study
　対象：100 万人規模，乳がん検診に来られた女性を登録し追跡調査
　結果：アメリカの WHI 試験と同様の結果が実際の臨床現場でも発生

　副作用症例データとして米国 FDA が公開しているデータベース AERS（Adverse Event Reporting System）が現在世界で唯一公開されている．AERS は，報告数が年 10 万件以上，1997 年から 2009 年の第 3 四半期までのデータは，症例ベースで累積 320 万件と膨大なデータであり，医薬品の安全性を考えるうえにおいて価値の高いデータである．この大規模データを解析することの難しさは，大量データを扱うことと，副作用情報の解析に当たりいま問題としている薬を使用している患者の総数が現在の段階では入手できないことにある．このため，解析に当たり注目する有害事象に関して，他の薬と比べた副作用報告の報告割合の比，PRR（propotional reporting ratio：報告率比）という指標を計算する．これを用いていま検討している薬で起きている特徴的な有害事象を解析する．もう 1 つの難しさは，ここでのデータは計画された臨床試験のようなものではなく，次のようなバイアスが存在する可能性がある．

例) 有害事象が広く知られるようになると，有害事象の報告が増える（パブリケーションバイアスの発生）．パブリケーションバイアスに関しては，経時的な解析等を行い，シグナルの妥当性を検討する．また，報告されている有害事象の件数は，医療現場で実際に起きている有害事象の件数よりかなり少ない．

副作用症例報告データの解析は，計画された臨床試験のような単純な形のデータ解析ではなく，適応症に関する臨床的観点や，併用薬による層別などを並行して行いながら，バイアスを考慮し有害事象を注意深く解析・検討していく必要がある．したがって，ここで得られた解析結果は，最終的に有害事象の因果関係を特定するものではなく，あくまでシグナルであり，安全性確保ためにさらに進んだ安全性検証を開始する必要があるかを判断する第一歩である．さらに重要なことは，こうした臨床現場のデータから，副作用で苦しむ患者の“声なき声”を聞き取ることができるように安全性データに対する解析力を高めていくことがより重要である．国立医薬品食品衛生研究所・安全情報部では，米国FDA，EU EMEA，英国MHRA，カナダHealth Canada，豪州TGA，ニュージーランドMedsafe，WHOなどの海外公的機関から市販後の医薬品安全性情報を収集し「医薬品安全性情報」（http://www.nihs.go.jp/dig/sireport/index.html）として隔週で発行している（図4.2）．このようなデータベースを利用し，より早く副作用情報を入手し副作用への対応をとることが，薬の責任者としての責務である．

また，財団法人日本医薬情報センター（JAPIC）は，AERSの情報に対して，① 重複症例を削除，② 医薬品名のクリーニング，③ 医薬品名に成分名，WHOのATC分類名（日本の87分類に似た医薬品の薬理作用別の分類名）を付与，④ 最新のMedDRA/J（日本語の有害事象名）を付与，⑤ 体重，年齢，投与期間などの単位を揃え，利用可能なデータに加工などを行い，多面的にデータを解析しやすいように工夫された有償のサービスを行っている．

他に，有料の副作用データベースとして，財団法人日本医薬情報センターがプロデュースする

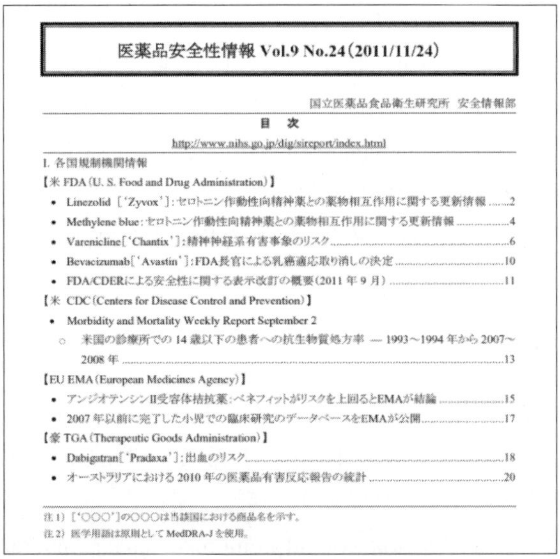

医薬品安全性情報 Vol.9 No.24（2011/11/24）

国立医薬品食品衛生研究所　安全情報部

目　次

http://www.nihs.go.jp/dig/sireport/index.html

注1）［'○○○'］の○○○は当該国における商品名を示す。
注2）医学用語は原則としてMedDRA-Jを使用。

図 4.2　医薬品安全性情報

表 4.5 副作用の文献情報：ADVISE

基になるデータ	医学・歯学・薬学ならびに関連領域の雑誌から，医薬品（治験薬を含む）による副作用の記述のあった文献を採択． 副作用の症例を主題にした報告（副作用症例報告）と，副作用が主題ではないが文献中に副作用の記述のあったものが含まれる． 採択雑誌数は国内 402 誌，海外 14 誌の合計 416 誌．
収録項目	医薬品名，副作用のほかに医薬品投与の対象となった疾病や，文献の標題・著者名・所属機関・雑誌名などの書誌事項，さらに抄録などが収録．
更新頻度	毎月更新．月に約 900 件（国内約 700 件，海外約 200 件），年間約 11,000 件のデータを新規に追加．
収録期間	1995 年から．

臨床で生じた医薬品による副作用の文献情報を蓄積した ADVISE がある．「ADVerse reaction Information Service for Experts」の頭文字をとって名付けられている．

4 中毒情報データベース

財団法人日本中毒情報センター（http://www.j-poison-ic.or.jp/homepage.nsf）では，中毒 110 番として化学物質（タバコ，家庭用品など），医薬品，動植物の毒などによって起こる急性中毒について，実際に事故が発生している場合に限定し情報提供している．電話での問い合わせの他，中毒情報データベースとして，中毒時の症状や対処方法について紹介している．

4.1.4 診療ガイドラインのデータベース

医療の標準化に向けて診療ガイドラインの有用性が認識されてきた．さらに「根拠に基づく医療」evidence-based medicine（EBM）が注目されるようになり，エビデンスに基づいたガイドラインが作成され利用されている．診療ガイドラインは，特定の臨床状況のもとで適切な判断を下せるよう支援する目的で体系的に作成された文書と定義されている．診療ガイドラインは医師の裁量を細かく規定するものではないが，間接的に医師の判断に根幹をなす指針として影響していることから，評価の高い診療ガイドラインを利用することが望まれる．東邦大学医学メディアセンター（http://www.mnc.toho-u.ac.jp/mmc/guideline）では，主に学会などの機関で作成され公表された本邦の診療ガイドラインを情報収集している．インターネットで公開しているものは，リンクが貼られている．目的とする診療ガイドラインを検索するには有用なホームページである．

以下に，診療ガイドラインを紹介する．

1 メルクマニュアル

米国メルク社が提供している医学書が，診療のガイドラインとして利用できる．書籍としても販売されているが，メルクマニュアル日本語版（http://merckmanual.jp/mmpej/index.html）として無料で利用できる．疾患毎に分類されており，病態，症状，診断，治療などの情報を得ることができる．また，メルクマニュアル家庭版（http://merckmanual.jp/mmhe2j/index.html）も公開されている．

2 医療情報サービス Minds

　公益財団法人日本医療機能評価機構は，通称名 Minds（Medical Information Network Distribution Service）と呼ぶ医療情報サービスを行っている（http://minds.jcqhc.or.jp/index.aspx）．Minds の提供情報は，医療提供者向けの情報と一般向けの情報に大別されている．これは，インフォームドコンセント等において，患者も意思決定を支援するものとして診療ガイドラインにより自らの疾患の治療について十分に理解することを目的としている．Minds は，図 4.3 に示すように疾患別に診療ガイドラインが掲載されている．このガイドライン中，Minds ガイドラインは，学会等が作成した診療ガイドラインの中から，質・信頼性の高い医療提供者向け診療ガイドラインを，診療ガイドライン選定部会が評価選定して提供されている．Minds アブストラクト（MA）は，診療ガイドライン作成後に公表された文献について Minds 医療情報サービスセンターが独自に作成した日本語の構造化抄録が掲載されている．一方，コクラン・レビューは，医学論文のシステマティック・レビューを行う国際的団体のコクラン共同計画（http://cochrane.umin.ac.jp/publication/cc_leaflet.htm）が作成し，質の高い定評のあるもので，年 4 回発行されるコクラン・ライブラリに収載されている．Minds では「コクラン・レビュー・アブストラクト」として，抄録の日本語訳を提供している．この抄録には，背景，目的，検索戦略，選択基準，データ収集と分析，主な結果，レビューの結論の項目から掲載されている．

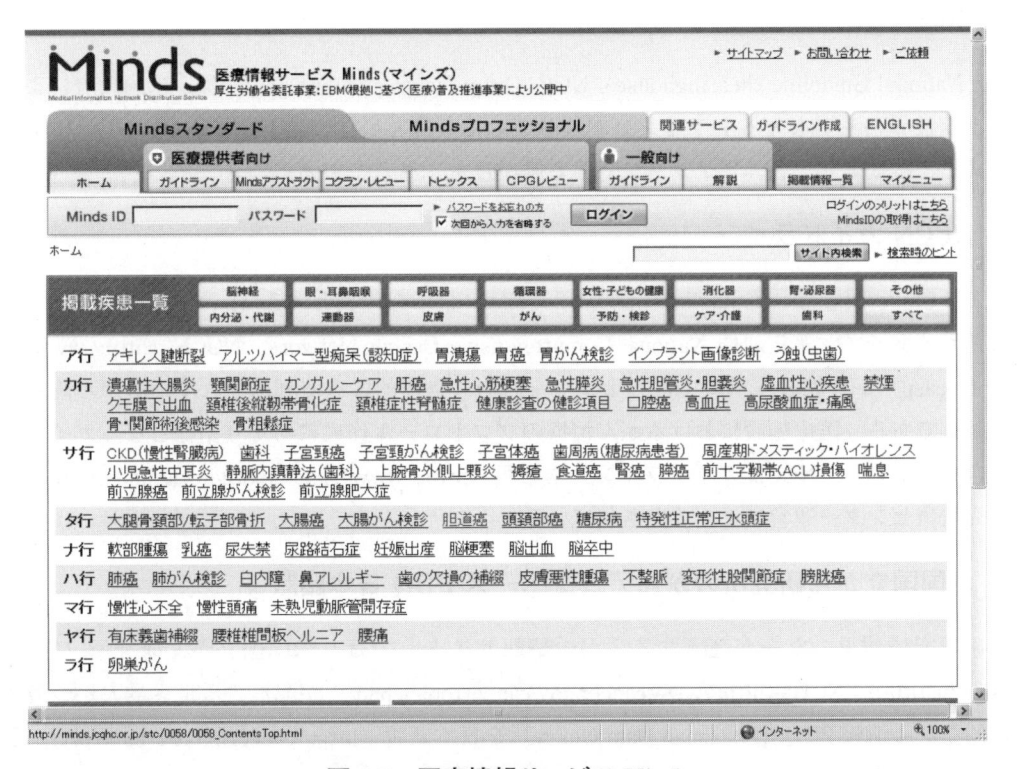

図 4.3　医療情報サービス Minds

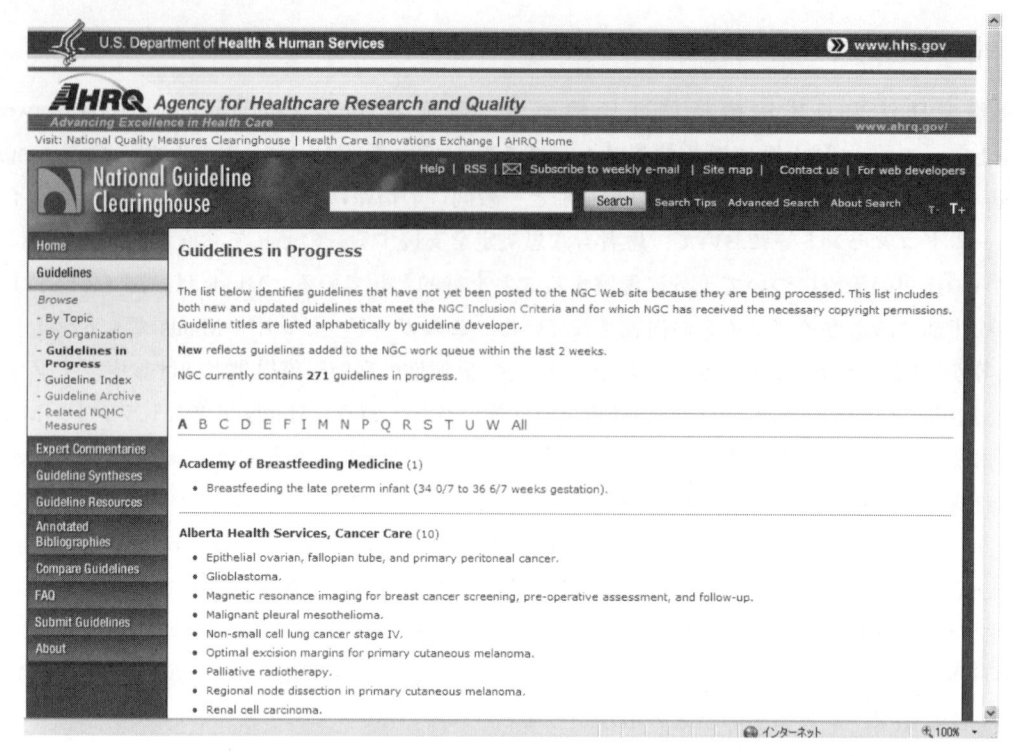

図4.4 The National Guideline Clearinghouse（NGC）

3　米国 NGC

The National Guideline Clearinghouse：NGC（http://www.guideline.gov/）は，米国政府により国内および世界の主要なガイドラインを網羅している（図4.4）．ガイドラインは，NGCによる抄録形式をとっており，各エビデンスに対する推奨度も示されている．

4　NCCN ガイドライン

NCCN Clinical Practice Guidelines in Oncology は，全米を代表とする 21 のがんセンターで結成されたガイドライン策定組織 National Comprehensive Cancer Network：NCCN（http://www.nccn.org/index.asp）が作成し，年に1回以上改訂を行い，世界的に広く利用されているがん診療ガイドラインである．医療施設におけるがん治療のプロトコール作成にあたり指標となるガイドラインが含まれている．NCCN ガイドライン日本語版（http://www.tri-kobe.org/nccn/index.html）が臨床研究情報センター運営により公開されている．

5　米国国立がん研究所のがんデータベース PDQ 日本語版

臨床研究情報センターが運営する「がん情報サイト」では，米国国立がん研究所（National Cancer Institute：NCI）（http://www.cancer.gov/cancertopics/pdq/）が配信する世界最大かつ最新の包括的ながん情報 PDQ（Physician Data Query）を日本語版（http://cancerinfo.tri-kobe.org/）として紹介している．

4.1.5　文献検索データーベース

1　PubMed

　診療ガイドラインに利用された一次資料の論文を検索する場合には，PubMed (http://www.ncbi.nlm.nih.gov/pubmed) が汎用される．PubMed は，米国国立医学図書館（U. S. National Library of Medicine）が提供する医学文献 2 次情報データベース MEDLINE を中核とする無料医学情報サービスである．MEDLINE は全世界約 70 か国，5,200 誌以上の医学雑誌をソース・ジャーナルとして収録し，1950 年以降現在まで収録したデータを提供している．

　検索は，メインページの入力ボックスに，キーワードを入力する（図 4.5）．キーワードは医学用語，著者名，雑誌名等何でもよく，Automatic Term Mapping という機能が働いて，自動的に検索する．なお，キーワードはスペースで区切りながら入力し「Search」ボタンをクリックすると

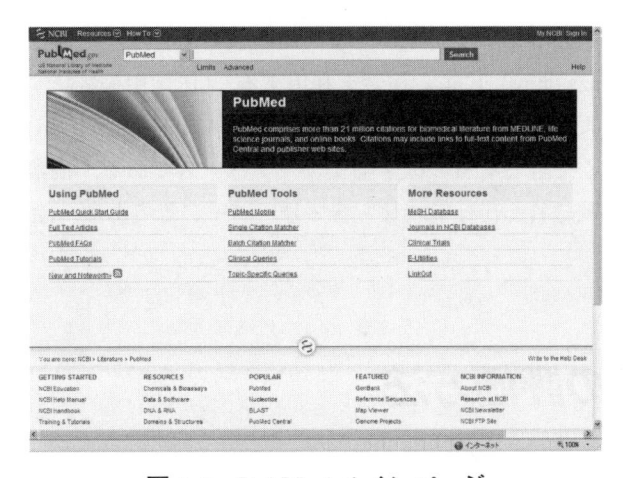

図 4.5　PubMed メインページ

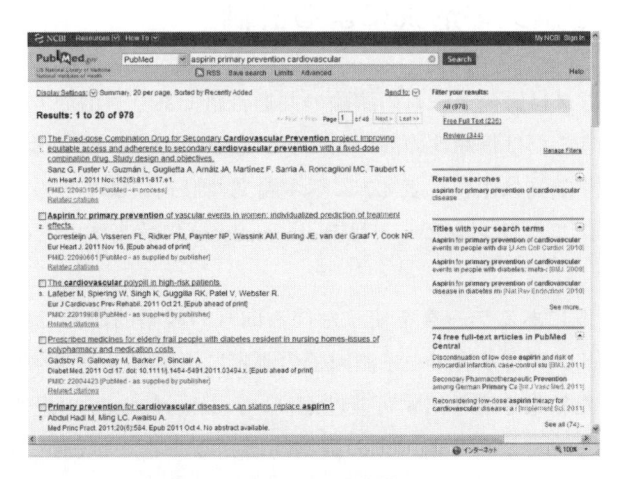

図 4.6　PubMed 文献リスト

表 4.6 PubMed 検索結果絞り込み（Limits）の選択項目

出版年（Publication in the Last）	
文献の種類（Type of Article）	言語（Languages）
ヒトか動物か（Species）	性別（Sex）
雑誌の種類や主題（Subset）	年齢（Ages）
フルテキスト公開の有無（Text Options）	フィールドの限定（Search Field Tags）

文献リストが表示される．

初期設定では1つ1つの文献は"Summary"という形式で表示され，論題（青字），著者名，収載誌名と刊年・月巻号ページ等のデータで構成されている（図4.6）．

検索結果を絞り込みたいときに Limits を使用する．入力ボックス下の"Limits"の文字をクリックする．表4.6に示す9の選択項目について絞り込みができる．それぞれの項目のチェックボックスを選択して Limits を設定したら，「Search」ボタンをクリックする．

2 医学中央雑誌

邦文の論文の場合，PubMed には登録されないため検索できない．邦文論文の検索には，「医学中央雑誌」（http://jamas.or.jp/）による検索を利用する．「医学中央雑誌」は，国内発行の医学・歯学・薬学・看護学および関連分野の定期刊行物，のべ約5,000誌から収録した約750万件の論文情報を検索することができる有料の医学論文データベースである．検索結果は，PubMed と同様で論題，著者名，収載誌名と刊行年・月・巻・号・ページ等である．論題をクリックすると要約が表示される．

4.2 情報の評価方法

4.2.1 臨床医学論文の形式による評価

治療においてエビデンスは医療チームの議論の共通言語であり，治療方針の Risk と Benefit を議論する場合には，できるだけ信頼性の高いエビデンスを用いて評価すべきである．エビデンスのもととなる，臨床医学論文は主に，表4.7に示す論文の形式によりその結果に対する信頼性を評価することができる．コクランレビューは meta-analysis に該当するため信頼性の高い情報と評価されている．

case-control study は既にあるデータを使った後ろ向きの観察的研究であるため，対象患者を選び出すためのサンプリングバイアスや予測因子の測定に不確実さが伴う測定バイアスの影響が入りやすいので間違った結果を導き出す可能性が高い．cohort study の患者を登録して現在から未来に向けて研究計画を立てて行う前向きの観察的研究であるため case-control study よりバイアスは入りにくい．

表 4.7　臨床医学論文の形式とその結果に対する信頼性

Case report （症例報告）	対照群などをおかず，病気の人の経過などを報告したもの．今後の研究の予想とはなるかもしれないが，根拠とはならない．
Case-control study （観察的研究）	病気になった人となっていない人を<u>後ろ向き</u>に集めて，曝露因子の有無を比較する．
Cohort study （観察的研究）	曝露群と非曝露群を分けて<u>前向き</u>に検討した試験である．後ろ向きの試験もある．
Randomized-control study （実験的研究）	投与群と対照群をランダム化して比較した前向き試験で，良い根拠になる．医薬品の効果を検証するときによく用いられる．
Review	まとまった解説で，よくまとまったものはとても良い根拠となる．
Meta-analysis	いくつかの論文をまとめて解析したもので，とても良い根拠になる．

信頼性（低い）→（高い）

　次に，症例や患者の抽出がランダム化しているか否かがエビデンスの信頼性を評価する指標にもなる．物事の判断には判断基準（比較対象）が必要であり，新薬が効くか，例えば，治験で新薬が投与されている患者群を知っているために，試験の計画が二重盲検法であるか否かもバイアスの影響を大きく受ける．治験において薬物投与群とプラセボ投与群を医師が知っている場合，薬物投与群が効くという思い込みは，医師の臨床評価に影響を与える．そこで，治験では新薬を投与している患者をわからないようにした二重盲検 randomized-control study が用いられ信頼性の高い結果が得られている．

　さらに，臨床研究において対象の患者数が少ない場合には，たまたまの可能性（偶然）を考慮する必要がある．偶然を除くためには，登録患者数を無限にすればなくなるが，不可能なので統計的手法により偶然が起こる許容範囲を設定し偶然をコントロールする．この統計的手法が有意差検定と呼ばれるものであり，有意水準 p 値として論文には記載されている．p 値は偶然が起こる確率を表している．$p < 0.05$ とは 5% の確率で偶然が起こることを表している．臨床研究の論文では $p < 0.05$ が一般的に用いられ，p 値が 0.05 以下であれば，2 つの比較対象の間に有意に差があることを表している．p 値は，差が大きいほど，人数が多いほど小さくなる．したがって，臨床研究の計画が論文を評価するときのポイントになる．

　臨床研究の論文を読む場合には，情報の批判的吟味を加えることが必要である．論文には正しいことが書いていると思いがちであり，New England Journal や Lancet などの有名な医学雑誌は正しいと信じてしまう．しかし，論文は Positive Data が載りやすく，Negative Data は載りにくい出版バイアスがある．また，投稿者は何とか Positive Data として発表したいとの意識が働くことを考慮して論文の真実を読み取る必要がある．

4.2.2　論文における臨床データの解釈

　論文の数値化された臨床データを解釈するためには次に挙げるような項目についてその意味を理解しておく必要がある．

	発症あり	発症なし
要因の曝露あり：治療群	50 例 (a)	950 例 (b)
要因の曝露なし：対照群	100 例 (c)	900 例 (d)

1 相対危険度 relative risk（RR）

ある要因に曝露したときに発症する確率が，要因に曝露しなかったときに発症する確率の何倍になるかを示す効果指標である．

$$RR = \frac{発症率（治療群）}{発症率（対照群）} = \frac{a/(a+b)}{c/(c+d)} = 0.5$$

RR＞1　要因によって発症しやすい
RR＜1　要因によって発症しにくい

2 相対リスク減少率 relative risk reduction（RRR）

治療することで発症がどれくらい抑えられたかを減少率で表したもの．

$$RRR = \frac{発症率（対照群）-発症率（治療群）}{発症率（対照群）} = \frac{[c/(c+d)] - [a/(a+b)]}{c/(c+d)} = 1 - RR = 0.5$$

3 絶対リスク減少率 absolute risk reaction（ARR）

対照群の発症率と治療群の発症率の差．

$$ARR = [c/(c+d)] - [a/(a+b)] = 0.05$$

4 治療必要数 number needed to test（NNT）

治療効果を一例観察するためには，何人の患者を用いなければならないかを表す指標で，小さいほど有効な治療法である．

$$NNT = \frac{1}{ARR} = \frac{1}{[c/(c+d)] - [a/(a+b)]} = 20$$

20 人の患者を治療すると 1 人に治療効果が得られることになる．

5 オッズ比（Odds 比），信頼区間（CI）

リスクの評価方法：リスク因子の有無と発症するか否かの関係の強さを推定．この推定の不確実さを図るために信頼区間という推定値の変動幅を計算する．バラツキが小さいほど信頼区間は狭い範囲となる．

	発症あり：患者群	発症なし：対照群
要因の曝露あり：実薬群	(a)	(b)
要因の曝露なし：偽薬群	(c)	(d)

オッズ比

$$オッズ比 = \frac{患者群のオッズ}{対照群のオッズ} = \frac{（患者群の要因）曝露あり/曝露なし}{（対照群の要因）曝露あり/曝露なし} = \frac{a/c}{b/d} = \frac{ad}{bc}$$

＞1：要因によって発症しやすい
＜1：要因によって発症しにくい

1より遠い値ほど要因と発症の関連性が強い

例：オッズ比が0.5の場合，発症の可能性は半分
　　オッズ比が1の場合，発症の可能性に差はない
　　オッズ比が3の場合，発症の可能性は3倍高い

発症が少ない場合（$a \ll b, c \ll d$）には，オッズ比は相対危険度の近似値として扱うことができる．

$$RR = \frac{a/(a+b)}{c/(c+d)} = \frac{a/b}{c/d} = \frac{ad}{bc}$$

注）相対危険度は，曝露群と非曝露群の比較（前向き研究に使用）
　　オッズ比は，患者群と対照群の比較（後ろ向き研究に使用）

オッズ比の信頼区間 confidence interval（CI）：標本データから母集団の真の値がどの範囲にあるかを数量的に表現するもの．多くは95%信頼区間が用いられる．平均値を中心とする正規分布の2.5%より97.5%の範囲の値で表される．100回サンプリングすれば95回はこの範囲内に値が当てはまる（という確率）といえる．
① 信頼区間が1を含んでいる場合：要因の曝露は発症しやすいともしにくいともいえない（有意な因子でない）
② 信頼区間が1を超えている場合：要因の曝露は発症しやすいといえる（有意な因子である：$p < 0.05$）
③ 信頼区間が1未満の場合：要因の曝露は発症しにくいといえる（有意な因子である：$p < 0.05$）

4.3 演習問題

問1　臨床医学論文の形式で最も信頼性の高いものはどれか．

　　1　case report
　　2　case-control study
　　3　cohort study
　　4　randomized-control study
　　5　meta-analysis

正解 5

解説 case report, case-control study, cohort study は後ろ向きの研究であるため，バイアスが入りやすく信頼性は低い．randomized-control study は前向きの計画された研究であるためバイアスが入る確率は低くなり信頼性は高くなる．meta-analysis は randomized-control study の研究を収集・統合し，統計的方法を用いて解析した系統的総説で，コクランレビューがこれに相当する．

問 2 緊急安全性情報に関連しないものはどれか．
1. 重大な副作用など緊急な連絡を必要とする副作用情報である．
2. 発表から 4 週間以内に製薬企業が医療機関に配布連絡する．
3. 緊急安全性情報は同一医薬品で繰り返し出されることはない．
4. 厚生労働省の指示により製薬企業が作成する．
5. 医薬品医療機器情報提供ホームページおよび厚生労働省ホームページから入手できる．

正解 3

解説 同一医薬品であったとしても，重大な副作用が発現した場合にはそれに対応した緊急安全性情報が出される．チクロピジンは，平成 11 年 6 月に血栓性血小板減少性紫斑病，無顆粒球症，および重篤な肝障害という重大な副作用に対して緊急安全性情報が発表された．しかし，副作用の報告が減らないため，平成 14 年 7 月に注意喚起のため再度発表された．

問 3 医療用医薬品の添付文書またはインタビューフォームに関する記述のうち正しいものはどれか．
1. 最新の添付文書は，医薬品医療機器情報提供ホームページから入手可能である．
2. 最新のインタビューフォームは，厚生労働省ホームページから入手可能である．
3. インタビューフォームは，薬事法に記載方法に従って企業が作成したものである．
4. 添付文書は年 4 回定期的に改訂される．
5. 米国の添付文書は RxList のホームページから入手できる．

正解 1, 5

解説 日本病院薬剤師会の策定要領に従って製薬企業が作成したインタビューフォームは，一部医薬品医療機器情報提供ホームページや製薬企業のホームページから入手可能である．添付文書は定期的ではなく必要に応じて改訂される．

問 4 医薬品の副作用情報に関する記述のうち誤っているものはどれか．
1. 重篤な副作用の初期症状は医薬品添付文書から得ることはできない．
2. 国立医薬品食品衛生研究所では，海外公的機関から市販後の医薬品安全性情報を収集し「医薬品安全性情報」としてホームページで公開している．
3. 医薬品・医療機器安全性情報報告制度は，薬事法で規定されており，副作用等の発生

を知った場合，医薬品医療機器総合機構へ提出することになっている．
4　医薬品医療機器情報提供ホームページでは医薬品・医療機器安全性情報報告制度により収集した副作用情報を公開している．
5　日本中毒情報センターが管理運営する中毒情報データベースには，医薬品，農薬や工業用溶媒などを誤飲した場合の症状や対処方法の情報が得られる．

正解　1
解説　副作用の初期症状については重篤な副作用のみ医薬品添付文書の「重大な副作用」の項目に記載される．また，医薬品医療機器情報提供ホームページの「重篤副作用疾患別対応マニュアル」からも得ることができる．

問5　臨床医学論文の評価のための統計学的知識に関する記述について正しいものはどれか．
1　オッズ比が1の場合，発症の可能性に差はない．
2　オッズ比の信頼区間が1を超えている場合，要因の曝露は発症しやすいといえない．
3　治療必要数 number needed to test（NNT）が4の場合，10人のうち4人は効果がないことを示している．
4　相対危険度 relative risk（RR）が RR＞1の場合，要因により発症しにくいことを示している．
5　有意水準p値は，差が大きいほど，人数が多いほど小さくなる．

正解　1，5
解説　オッズ比の信頼区間が1を超えている場合，要因の曝露は発症しやすいといえる．1の場合は，どちらともいえない．治療必要数は治療効果を一例観察するためには，何人の患者が必要であるかを示す．4人の患者の治療を行えば1人に治療効果が観察されることになる．相対危険度は，ある要因に曝露したときに発症する確率が，要因に曝露しなかったときに発症する確率の何倍になるかを示す効果指標で，1より大きければ要因により発症しやすいことを表している．

5 患者情報の収集・評価

> **C15　薬物治療に役立つ情報**
> 　（2）患者情報
> 　　1　【情報と情報源】
> 　　　1　薬物治療に必要な患者基本情報を列挙できる
> 　　　2　患者情報源の種類を列挙し，それぞれの違いを説明できる
> 　　2　【収集・評価・管理】
> 　　　1　問題志向型システム（POS）を説明できる

5.1 患者情報の必要性と問題志向型システム problem oriented system（POS）

　医療従事者あるいは医療チームでは，各医療従事者の立場と職能により患者からの情報を収集し，整理および評価を行い，患者情報を共有する．例えば，入院患者が心臓カテーテル検査を受ける予定が情報として薬剤師が得たときには，出血を伴う処置であることを想起して，患者の服用薬剤を確認する必要が出てくる．この場合，アスピリンやチクロピジン塩酸塩などの血小板凝集抑制剤（抗血小板薬）やワルファリンなどの抗凝血薬が患者を出血傾向の状態とする．そのため，血管カテーテル検査や抜歯などの出血を伴う処置の際に止血に時間がかかることになる．したがって，あらかじめ抗血小板薬や抗凝結薬の投薬について，医師と協議することが重要となる．また，別の例として，入院患者の転倒や尿失禁などが看護師から報告されたとき，抗コリン作用を有する医薬品が原因となる可能性がある．このように薬剤師の立場から医療に積極的にアプローチできる．POS は，そのために有用な記録方式として，医師，看護師をはじめ，薬剤師にも問題点を把握するための有用な方法として用いられている．特に薬剤師には薬剤適正使用の観点から薬剤管理指導および服薬指導に必要とされる．

5.1.1 患者情報（医療情報）の情報源と収集

患者一人一人について，病院においては電子化されていると一元的に整理されて，次のような情報が得られる．保険薬局においては患者インタビューによって患者情報を収集する．
① 患者自身に関する情報：患者氏名，年齢，既往歴など
② 診療記録：医師の所見，診断，治療経過など
③ 看護記録：入院時の看護計画，経過，病床での様子など
④ 検査情報：血液検査，組織病理検査，画像検査などによる所見と診断
⑤ 薬剤服用歴（薬歴）：処方投薬記録，服薬モニタリングなど
⑥ 治療行為の記録：処置，手術，投薬，注射，栄養管理など

薬学の専門教育で学ぶ病態生理，薬物治療，臨床薬剤学，臨床薬理学，薬物動態学，製剤学などの知識を，POSの実践において活用する．そのための順序は次のようになる．1）患者情報の収集，2）収集した情報を「患者基本情報」，「薬剤師が問題解決するための情報」に区別，3）「患者データベース」を作成する．その中から問題を明確化して，プロブレムリストとして示す．それぞれのプロブレムリストについて，SOAP方式で解析する．SOAPとは，S：subjective（患者の主観的情報）患者インタビューや看護記録などから得られる患者の訴え（主訴）など主観的情報，O：objective（客観的情報）薬歴，検査データなどカルテの各記録から得られる患者に関する客観的情報，A：assessment（評価）情報の分析，問題点の明確な評価・判断，P：plan（計画）問題解決のために立案する計画，方針を表す．プロブレムリスト，AおよびPの作成では専門知識に基づいた想起や応用を必要とする．SOAPはPOSを機能させるための記録形式であり，医療スタッフのそれぞれが情報を共有できる．

5.1.2 服薬指導および薬剤管理指導に必要な患者情報

服薬指導の目的は，薬剤師が個々の患者の薬物療法の問題点を把握し，適切な指導や情報提供を行うことによって，患者が有効かつ安全な薬物療法を主体的に実行できるようにする．薬剤管理指導では，入院患者を対象に薬物療法の適正化のために，薬剤師が薬学的見地からの管理を行い，その一環に服薬指導，服薬モニタリング，副作用モニタリング，治療薬物血中濃度モニタリング（TDM）などがあり，患者の治療に薬学的に寄与するファーマシューティカルケア pharmaceutical care となる．また，在宅患者訪問薬剤管理指導にも患者情報は重要であり，活用される．患者情報のうち，薬物に関わるものを次に示す．処方医薬品との相互作用，禁忌，副作用の増強，検査への影響などを検討する．なお，必要に応じて患者にインタビューを行う．
① 薬剤服用歴（一般用医薬品，注射剤も含める），副作用歴，アレルギー歴
② 仕事およびその内容，生活習慣（食事内容，運動習慣の有無，排便など）
③ 栄養補助食品（サプリメント）の使用有無，民間療法，代替療法，理学療法など
④ 嗜好品（特に，たばこ，飲酒について，その量を知る）

⑤ 体重，身長（不明の際には確認する）

5.2 患者情報の評価

5.2.1 POSの構成，問題志向型診療記録（POMR）およびSOAP形式

　簡単な例として，ある患者の記録が，乱雑で脈絡のないメモである場合と，丁寧に問題点を整理し，それぞれに評価や対応する計画を記した場合では評価が大きく異なる（もちろん，後者が優れている）．そして，患者中心のチーム医療を実行するとき，大切なことは情報の共有である．すなわち，患者の医療上の問題点を明らかにして，どのような対応が良いかを医療スタッフが患者の立場から検討し，最良のケアを提供できることである．これがPOSの目的である．したがって，科学的な論理性を有する記録には客観的に高い評価を与えられ，チーム医療に活用される．加えて，医療記録など情報の開示などの社会の動きに沿うことができる．また，表5.1に示したように，調剤報酬の算定において，薬剤服用歴管理，特別指導加算ではPOSに相応するような経過記録を求められている．この意図としては，患者における薬剤の適正使用を図るためのPOSを用いると考えるとよい．

　POSの構成上，問題志向型診療記録 problem oriented medical record（POMR）が基本となる．POMRは患者の治療経過に伴い，当初作成されたものが新たに追加されるため，図5.1に示すように，POSは，POMRの作成を第1段階として，第2段階にカンファレンスなどで協議される

表5.1　薬剤服用歴管理・指導の調剤報酬算定要件に対応するPOMRの要素

薬剤服用歴の記録項目	POMRに該当する項目
1. 患者記録（氏名，生年月日，性別など）	基礎データ
2. 処方記録（処方日，処方内容など）	経過記録
医療機関，保険医氏名	基礎データ
3. 調剤についての記録（調剤日，疑義照会の要点など）	経過記録
4. 患者情報の記録（体質，アレルギー歴，副作用歴）	基礎データ
5. 患者またはその家族からの相談事項の要点	経過記録
6. 服薬状況	〃
7. 患者の服薬中の体調変化	〃
8. 併用薬（一般用医薬品を含む）の情報	〃
9. 合併症の情報	〃
10. 他科受診の有無	〃
11. 副作用が疑われる症状の有無	〃
12. 飲食物の摂取状況	〃
13. 指導した保険薬剤師名	〃

注：上記項目の5〜12に関する経過記録は可能な限りSOAP形式で記載する．

```
第1段階  問題志向型診療記録（POMR）の作成
            基礎データ
            プロブレムリスト
            初期計画
            経過記録（SOAP形式）
第2段階  POMRの鑑査
第3段階  POMRの修正
```

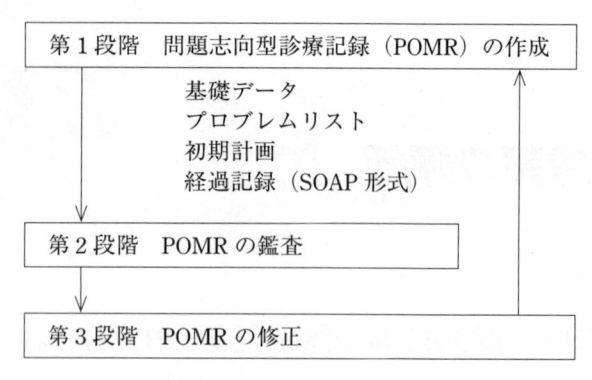

図5.1 問題志向型システム（POS）の構成

ことでPOMRが鑑査され，修正する第3段階に至る．下記に各段階について説明を加える．

1 第1段階：POMRの作成

① まず，患者の「基礎データ」として，表5.2に示したように，患者背景，病歴，検査および診察の記録や所見，薬剤服用歴などがある．② これを整理して，次に患者の問題点のリストを作成する（プロブレムリスト）．③ プロブレムリスト中の問題点に対して，個々に解決するための計画を立案する（初期計画）．例えば，プロブレムリストに「交付された錠剤の服用時刻を間違えて服用を誤った」ことに対する初期計画の例としては「患者に服用時刻を確かめる」とか，「1回量包装を行い，薬包紙に服用時刻を明記する」となる．表5.3には保険薬局における標準的なプロブレムリストを示す．これらを患者インタビューに利用するとよい．④ プロブレムリストの項目に対応した初期計画に基づいて行われたケアの経過を記録する（経過記録）．③における「1回量包装を行い，薬包紙に服用時刻を明記する」の経過記録として，「患者の服用間違いは起こっていない」等が記載される．

表5.2 病院と保険薬局における薬剤師が収集できる基礎データの違い

1. 患者背景（身長，体重，性別，年齢，職業）	病院・保険薬局
2. 病歴・現病状	病院・保険薬局
3. アレルギー歴（医薬品，食物など）	病院・保険薬局
4. 診察所見	病院
5. 検査所見	病院
6. 薬歴	病院・保険薬局
7. 主訴	病院・保険薬局
8. 副作用歴	病院・保険薬局
9. 生活習慣（飲酒，喫煙，嗜好など）	病院・保険薬局
10. 妊娠・授乳	病院・保険薬局
11. 他科受診	保険薬局
12. 合併症	病院・保険薬局

注：保険薬局では，初回来局時に問診票などで得られることが多い．病院では継続的に経過を収集できるが，副作用歴，生活習慣，他科受診などは薬剤師からインタビューする必要がある．

表 5.3 保険薬局で患者情報として収集できるプロブレムリストの例

1. 病気を認識して，症状や治療に積極的か．
2. 治療のために薬を使用するという意義を患者はわかっているか．
3. 薬の正しい使用によって，治療の効果が現れているか．
4. 薬の使用による QOL の低下が現れていないか．そして，副作用なのかどうか．
5. 処方された薬の用法や用量を正しく遵守して使用しているか．
6. 他の医薬品や食物などによる相互作用の影響が現れているか．
7. 合併症による治療薬物への影響があるか．
8. 患者の健康状態はどうか，日常の生活動作に変化はないか，食生活はどうか，など．

　この経過記録の記載要領として SOAP 形式が取り入れられている．その他に，患者の経過の変化を時間経過に従って示した経過一覧（フローシート），入院の経過と未解決の問題点を要約した退院時サマリーがある．この POMR の作成には病院と保険薬局において異なることがある．病院薬剤師では 1 ～ 4 すべてを必須とするが，保険薬局薬剤師では 1 と 2 を必須とし，3 と 4 は必要に応じて行う．

2　第 2 段階：POMR の鑑査

　患者へのケアの質を高めるために，目標の達成度を評価し，患者へのケアが適切かどうかを判断する（結果の評価）．さらに，施設全体の薬剤師によるケアについて，あらかじめ設定した基準によって評価して，施設全体として患者ケア業務に役立つようにする．

3　第 3 段階：POMR の修正

　鑑査によって見出された POMR の不備な点や誤りを修正して，患者のケアの見直しを行う．臨床においては，患者から収集される情報には限りがあり，また，経験および知識の不足によって，患者情報の解釈に誤りを生じることもありうる．したがって，これらの原因を見直して，改善することが求められる．

5.2.2　SOAP 形式での患者記録

　下記［症例 1］，［症例 2］に SOAP 形式による患者記録を示す．

［症例 1］（第 86 回薬剤師国家試験より改変）
　71 歳，男性．高血圧症と 2 型糖尿病を併発している．アムロジピンベシル酸塩（2.5 mg 錠）1 日 1 回朝食後服用，アカルボース（50 mg 錠）1 日 3 回食直前服用，グリベンクラミド（2.5 mg 錠）1 日 1 回朝食後服用の処方がされた．服薬指導の際に患者から，「手足の先に冷感を伴ったピリピリする痛み」と，「腹部が張った感じ」があり，腹痛を訴えた．主治医の診断では腸閉塞様症状が認められた．

　［症例 1 の解説］本症例のサマリーから読み取られる問題点は，患者の主訴である．
　S（subjective）：患者の訴えや質問事項などを記載する．この場合，「手足の先に冷感を伴った

ピリピリする痛み」,「腹部が張った感じ」の腹痛の2点が該当する．これらは，それぞれ問題点として考えられる．しかし，問題点をプロブレムリスト化して，それぞれにSOAP方式で解析することが難しい場合もある．

O（objective）：診断，診察経過，臨床検査結果，処方など客観的なデータを記載する．プロブレムリストに対応できるかどうか不明なデータも含めて記載しておく．

1) 高血圧症と2型糖尿病を併発
2) アムロジピンベシル酸塩（2.5 mg錠）1日1回朝食後服用
3) アカルボース（50 mg錠）1日3回食直前服用
4) グリベンクラミド（2.5 mg錠）1日1回朝食後服用
5) 腸閉塞様症状が認められた．

A（assessment）：評価，つまり問題に関する考えなどを記載する．患者の2型糖尿病の病歴，生活習慣などを調べる．その理由は，「手足の先に冷感を伴ったピリピリする痛み」が，糖尿病性末梢神経障害と考えられるためである．糖尿病の進行状態を確認する必要がある．進行していれば，合併症として腎症（病状の進行により透析を行う場合が多い），網膜症，末梢神経障害がみられやすい．次に，「腹部が張った感じ」の腹痛について，腸閉塞様症状が認められたことから，処方薬剤の説明文書を調べてみる．アカルボースはαグルコシダーゼ阻害薬であり，炭水化物の消化が遅れて腸内細菌によって代謝を受けることでガスを発生し，腸管内に充満することが考えられる．そのため腹部膨満感や腸閉塞様症状が現れやすい．

P（plan）：問題解決のための今後の計画を記載する．1)「手足の先に冷感を伴ったピリピリする痛み」に対して，エパルレスタットを用いることを主治医に提案する．適用として，糖尿病性末梢神経障害に伴う自覚症状（しびれ感，疼痛），振動感覚異常，心拍変動異常の改善がある．1回50 mg，1日3回毎食前に服用する．12週間投与して効果の有無を確認する．2)「腹部が張った感じ」の腹痛に対して，アカルボースを中止することを主治医に提案する．

[症例2]（第90回薬剤師国家試験より改変）

原発性閉塞隅角緑内障（男性，67歳）に対して，過去1年間ピロカルピン塩酸塩点眼液による治療が行われた．また，同患者は労作性狭心症を合併しており，最近の半年間，ベラパミル塩酸塩320 mgが経口投与されていた．服薬指導の際，患者より「息苦しい」との訴えがあり，不規則な徐脈（46拍/分）が認められた．血圧130/70 mmHg，心音は正常で心不全の徴候はみられず，神経学的検査も正常であった．

[症例2の解説]
プロブレムリスト：

#1 不規則な徐脈（46拍/分）

S：「息苦しい」

O：1) 不規則な徐脈（46拍/分），2) 緑内障に労作性狭心症の合併，3) 過去1年間ピロカルピン塩酸塩点眼液投与，4) 最近の半年間，ベラパミル塩酸塩を経口投与，5) 血圧130/70 mmHg，6) 心音は正常で心不全の徴候はみられず，神経学的検査も正常であった．

A：不規則な徐脈が「息苦しい」という患者の主訴の原因と考えられた．医薬品添付文書を調

べた結果，ベラパミル塩酸塩による徐脈，心抑制の可能性が考えられた．

P：ベラパミル塩酸塩を中止し，ニフェジピンへの変更を医師と協議する．ベラパミル塩酸塩には徐脈の副作用があるが，ニフェジピンは頻脈性であるので，心機能が正常か，軽度の障害であれば安全であると考えられる．

5.2.3 　得られた患者情報から薬効・副作用などのプロブレムリストの作成，評価および対処

患者情報から問題を明確にするためには，「薬剤師が問題解決するための情報」に該当する情報を選定する必要がある．重要な着目点は医薬品の効果や副作用であり，これに関係する要因として，患者のコンプライアンスの評価は重要である．医薬品の効果や副作用の評価には検査データ，医薬品添付文書，インタビューフォームが有用である．さらに，診療ガイドライン，EBM，治療症例報告文献なども参考に利用するとよい．問題を明確にするために，改めて患者にインタビューを重ねて行う必要もある．薬剤師が取り上げるべき患者の問題について，問題を明確化し，プロブレムリストを作成し，検討することについて［症例3］を通して説明する．

［症例3］

81歳，男性．無職．体重50 kg，身長154 cm．呼吸困難（＋），浮腫（＋）．診断名：心不全．
- 既往歴：76歳　変形膝関節症にて入院
　　　　　79歳　心不全，高血圧にて入院
　　　　　80歳　心不全にて入院

本年1月退院後，外来で内科および整形外科に通院．

9月頃より労作時に呼吸困難があり，安静にして治まる経緯があった．

2週間前より胸部不快，呼吸困難悪化傾向を示した．

昨日朝7時，救急外来受診．心不全の診断にて入院．

- 入院時所見：浮腫（＋），呼吸困難（＋）

CTR：65 %，Na：140 mEq/L，K：5.5 mEq/L，Cl：1065 mEq/L

BUN：49.6 mg/dL，Scr：1.9 mg/dL，UA：4.8 mg/dL，T-P：6.8 g/dL

GOT：18 IU/L，GPT：10 IU/L，ALP：194 IU/L，LDH：1042 IU/L

T-Bil：0.5 mg/dL，T-Cho：150 mg/dL，TG：56 mg/dL，HDL：45 mg/dL

CPK：162 mU/mL，FBS：102 mg/dL，CRP：0.3

WBC：3700/μL，RBC：220 × 10^4/μL，Hb：8.0 g/dL，Ht：24.1 %，PLT：7.4 × 10^4/μL，pCO$_2$：35.2 mmHg，pO$_2$：79.0 mmHg，pH：7.444

入院時より酸素（O$_2$）：2 L，安静度：ベッド上安静

- 喫煙：20～79歳（40本/日），アルコール：日本酒1合/日（ほぼ毎日）
- 副作用・アレルギー歴：なし
- 尿量：（入院初日）2310 mL　（2日目）1650 mL　（3日目）1220 mL
- 入院4日目：呼吸困難（－），浮腫（－），体重：47.5 kg
- 看護記録：患者より「入院したときより，呼吸が楽になった．」
- 薬歴：

[内科処方（入院前, 持参薬）]
　　ニソルジピン（5 mg）2 錠　1 日 2 回　朝夕食後
　　ドキサゾシンメシル酸塩（2 mg）2 錠　1 日 2 回　朝夕食後
　　ファモチジン（20 mg）2 錠　1 日 2 回　朝夕食後
　　エナラプリルマレイン酸塩（5 mg）1 錠　1 日 1 回　朝食後
　　（入院 5 日目より開始予定）フロセミド（20 mg）0.5 錠　1 日 1 回　朝食後
[整形外科（入院前, 持参薬）]
　　インドメタシンファルネシル（100 mg）2 錠 1 日 2 回　朝夕食後
　　レバミピド（100 mg）2 錠 1 日 2 回　朝夕食後
　　フルルビプロフェン貼付剤　患部に貼付
・入院後注射薬歴：
　入院時　フロセミド（20 mg）1 A　静注
　　　　　（電解質維持液 500 mL ＋ ヘパリン（5000 IU）1 V）2 セット/日　24 時間持続点滴静注
　入院 2 日目　朝　フロセミド（20 mg）1 A　静注
　　　　　（電解質維持液 500 mL ＋ ヘパリン（5000 IU）1 V）1 セット/日　24 時間持続点滴静注
　入院 3 日目　朝　フロセミド（20 mg）0.5 A　静注
　入院 4 日目　朝　フロセミド（20 mg）0.5 A　静注

《コンプライアンス》
　内科処方薬の残数：入院 2 日目朝内服でなくなる錠数
　整形外科処方薬の残数：インドメタシンファルネシル 36 錠, レバミピド 36 錠
　整形外科受診予定日が入院 2 日目であったが, 残数は 18 日分に相当したので, 患者に確認した. 患者より「自宅ではちゃんと飲んでいた. でも, 整形の痛み止めは, 胃を悪くするって聞いてたし, 調子が良かったので飲むのを止めていた. 最近, 痛い感じがするので飲んでいる.」
　この［症例 3］の患者の基本的情報から, 患者のデータベースを医療機関の書式に応じて作成する（図 5.2）.

1　薬剤師が問題解決するための情報

　患者の自覚症状や患者の状態を示す検査データや看護記録の患者の主訴などに着目する. 投与されている医薬品の効果や副作用について考えを思い起こし, 評価する.

a）［症例 3］における薬物治療効果に関する問題
　患者情報から心不全に対する治療効果の指標となる情報を集める. 患者インタビューより, 患者の自覚症状が入院 4 日目の看護記録に記載がある：「入院したときより, 呼吸が楽になった.」とある. 同日の検査データから：呼吸困難（－）, 浮腫（－）, 尿量：（入院初日）2310 mL ⇒（2 日目）1650 mL ⇒（3 日目）1220 mL

b）薬物相互作用に関する問題
　相互作用のある薬剤が併用されていないかどうかを確認する. 特に併用禁忌には注意すべきで

図5.2　[症例3] の患者情報からのデータベースの作成例

ある．次に相互作用のある薬剤が併用されていた場合には，主治医と協議する．注意しながら継続投与とするのか，代替薬に変更するのかを確認する．継続して投与する場合には相互作用による影響をモニタリングする．

c) 臨床検査データから考えられること（副作用の発現・可能性に関する問題）

臨床検査データや患者の状態（症例記録）をみて，気づいたことがあったとき，疾患に起因するものか，投与されていた医薬品の影響（副作用など）の可能性を考えてみる．投与された薬剤に起因する副作用は「医薬品添付文書」，「インタビューフォーム」から注意深くチェックする．

副作用発現の頻度は，高齢者，腎機能低下，肝機能低下患者で多くなる．［症例3］では異常値の出ている検査値を取り上げ使用薬剤との関連を調べる．

　ⅰ）尿素窒素BUN：49.6 mg/dLは正常値8〜23 mg/dLより上限の約2倍以上であり，腎疾患以外に心不全やショックによる腎血流量の低下が影響を及ぼす．また，消化管出血でも血液タンパクの分解で生じたアンモニアの処理のためにBUNが増加する．S_{cr}値1.9 mg/dLに年齢81歳，体重50 kg（理想体重を計算すると約54 kgとなり，理想体重より実際の体重が小さくなる）をCockcraft–Gaultの式に代入すると，C_{cr}値約21.6 mL/minとなり，S_{cr}を正常範囲として1.0 mg/dLでC_{cr}を求めたときの値41.0 mL/minの約2分の1である．したがって，腎機能が低下している．ファモチジン，エナラプリルマレイン酸塩など腎機能低下時に用量を調節すべき薬剤に注意する．また，［症例3］における検査値異常と薬剤の関連性を次に示す．

　ⅱ）BUNの高値，血球関連項目であるWBC，RBC，Hb，Htが低いことから，消化管出血の可能性が考えられた．処方された医薬品ではインドメタシンファルネシルの副作用に該当する．

　ⅲ）血清カリウム値5.5 mEq/Lより，高カリウム血症の可能性があり，これはインドメタシンファルネシル，エナラプリルマレイン酸塩が原因と考えられた．

　ⅳ）汎血球減少（WBC，RBC，Hb，PLTが低値）では，原因薬剤として，ファモチジン，インドメタシンファルネシル，エナラプリルマレイン酸塩の可能性がある．腎機能の低下状態における常用量投与の影響かもしれない．

d）服薬コンプライアンスに関する問題

　［症例3］では，残薬の確認と患者インタビューから服薬コンプライアンスを確認している．その結果は，内科処方薬の残数：入院2日目朝内服でなくなる錠数であったので，服薬状況は良かった．しかし，整形外科処方薬の残数はインドメタシンファルネシル36錠，レバミピド36錠であり，整形外科受診予定日が入院2日目であったが，残数は18日分に相当した．患者より「自宅ではちゃんと飲んでいた．でも，整形の痛み止めは，胃を悪くするって聞いてたし，調子が良かったので飲むのを止めていた．最近，痛い感じがするので飲んでいる．」との発言を得た．処方薬剤の治療上の意義を理解できていないし，自己判断で勝手に中止しているため，患者に薬物による治療効果を説明し，理解を得て服薬コンプライアンスを改善する．

2　プロブレムのリストアップの方法

　患者に現時点で生じている問題の原因（成因）を考察し，問題の状況と結びつける．例えば，［症例3］では，

　＃1　利尿薬の効果をモニタリングする必要がある．
　＃2　腎機能低下状態でのファモチジン，インドメタシンファルネシルの常用量処方で副作用発現の可能性がある．
　＃3　患者の服薬コンプライアンス不良の可能性

の3つの観点から初期立案を行うことにした．これを，プロブレムリスト（初期立案）として，次のように記載する．

　初期立案：

＃1　尿量低下に関連した利尿薬の効果モニタリング
　＃2　腎機能低下に関連したファモチジン，インドメタシンファルネシルの常用量処方で副作用発現の可能性
　＃3　病識・薬識不足に関連した服薬コンプライアンス不良の可能性

3　医薬品の効果や副作用などの評価と対処法（チーム医療における患者情報）

　プロブレムリストができたら，それぞれのプロブレムごとに解決に向けた具体的な計画を考える．このとき，SOAP形式でまとめると，効率よく問題解決に取り組むことができる．また，薬剤師によりSOAP形式で作成された報告記録は，チーム医療における医師，看護師，管理栄養士などのスタッフとの患者情報の共有に役立つ．[症例3]でのプロブレムリスト＃1〜＃3について，SOAP形式でまとめると次のようになる．

＃1　尿量低下に関連した利尿薬の効果モニタリング

S：入院したときより大分，楽になりました．
O：呼吸困難（−），入院時より酸素：2 L，尿量：（入院初日）2310 mL ⇒ （2日目）1650 mL ⇒ （3日目）1220 mL，体重（入院時）50 kg → （今朝）47.5 kg，浮腫↓フロセミドの静注は本日まで．明日からは内服に変更予定．
A：心不全の病状（呼吸困難）が改善．尿量：安定．
P：利尿薬の静注→内服に変更後も心不全症状がコントロールされているか確認する．

＃2　腎機能低下に関連したファモチジン，インドメタシンファルネシルの常用量処方で副作用発現の可能性

S：（該当データなし）
O：S_{cr}：1.9 mg/dL，BUN：49.6 mg/dL，Age：81 より C_{cr}：約 21.6 mL/min（腎機能障害）．WBC：3700/μL，RBC：220 × 10^4/μL，Hb：8.0 g/dL，Ht：24.1 ％，PLT：7.4 × 10^4/μL．
A：血球検査値から貧血の診断基準（括弧内数値）から RBC（450 × 10^4/μL 未満），Hb（14 g/dL 未満），Ht（42％未満）の低値が認められた．また，PLT（10 × 10^4/μL 以下）は血小板減少症と診断される値である．WBC も通常より低値を示した．以上より，汎血球減少症が推測される．添付文書記載内容より，ファモチジンは「腎機能障害患者には慎重投与」，エナラプリルマレイン酸塩は「重篤な腎機能障害患者」，インドメタシンファルネシルは「重篤な腎障害の患者」に禁忌の記載がある．これらの医薬品を腎機能障害状態で常用量投与することにより副作用発現頻度が上昇する可能性がある．それぞれの薬剤について重大な副作用に対してモニタリングが必要と考える．また，ファモチジンおよびエナラプリルマレイン酸塩には汎血球減少症について添付文書に記載あり，インドメタシンファルネシルには顆粒球減少症の記載がある．
P：血液障害，腎機能障害悪化についてモニタリングを行う．今後の検査値（Scr，BUN，Hb，WBC，PLT，RBC など）変動をモニタリングする．

＃3　病識・薬識不足に関連した服薬コンプライアンス不良の可能性

S：自宅ではちゃんと飲んでいた．でも，整形の痛み止めは，胃を悪くするって聞いてたし，調子が良かったので飲むのを止めていた．最近，痛い感じがするので飲んでいる．
O：残薬を確認した結果，内科処方薬の残数は合っていた．整形外科処方薬の残数はインドメ

タシンファルネシル36錠，レバミピド36錠であり，残数は2日分であるべきところ18日分に相当した．

A：高齢のため理解が十分でなく，自分の都合の良いように思い込み，自己判断で服用を中断する傾向がみられた．

P：フロセミドが静注から内服に変更される予定．心不全の治療に大切であることの説明を行う．薬は看護師が管理しているので，ノンコンプライアンスへの注意を担当の看護師に連絡する．容態が落ち着いたら自己管理の方向に働きかけていく．

5.2.4　チーム医療において問題点を共有するための初期計画

［症例3］において，BUNの高値，血球関連項目であるWBC，RBC，Hb，Htが低いことから，消化管出血の可能性が考えられた．もちろん，プロブレムリストにリストアップして，SOAP形式で経過を記録することもできる．本項では，［症例3］の消化管出血の可能性を問題点とした初期計画について説明する．チーム医療を導入することで，初期計画は薬剤師の他に，医師，看護師，管理栄養士などと情報を共有する．したがって，それぞれの医療スタッフが問題点について情報や意見を寄せ合うこともできる．初期計画は次の3つに整理すると効率よく問題解決に取り組むことができる．

① 観察計画　objective plan：患者情報（患者との会話から得た情報や客観的な患者の状態，症状，検査データや副作用の発現など）を収集しながら観察すること

② ケア計画　care plan：薬物治療に関連する事項（使用薬物の種類，用法・用量，投与ルート，剤形など）に介入すること

③ 教育計画　education plan：患者や家族などへの服薬指導や教育

例えば，［症例3］における「インドメタシンファルネシルの投与が原因で患者に消化管出血が発現した」と考えた場合，「#　インドメタシンファルネシルに関連した消化管出血の可能性」と問題点が記載される．

#　インドメタシンファルネシルに関連した消化管出血の可能性
（理由：BUNの高値およびWBC，RBC，Hb，Htの低下）

観察計画：血便，黒色便の有無を確認し，原因が消化器障害によるものかどうかを確認する．

ケア計画：原因が消化管出血であれば，インドメタシンファルネシルの投与中止を医師と協議する．

5.2.5　薬剤師の観点から症例を検討する

病院施設ではカンファレンス等において症例検討が行われることが多い．チーム医療における薬剤師には薬物治療に関する検討や医薬品情報提供など行うが，そのためには，医師の診断や治療方針，看護計画，クリニカルパスなどを把握する必要がある．実際の症例では複雑な場合もあり，勉強経験を積み重ねる努力が求められる．本項では，例題を提示し，問題点を示しながら薬物治療に関する演習を行い，臨床に近づく事前学習とする．なお，解答は1つではなく，多様な

見方や考え方が想起されると思われるが，妥当な解答を示した．

【症例例題　その1】（第 94 回薬剤師国家試験　問 196，197 より一部改変）

65 歳男性．20 歳頃より 1 日 20 ～ 40 本の喫煙歴があり，現在は 1 日 20 本喫煙している．また，前立腺肥大症による排尿障害のため，泌尿器科で治療を受けている．患者主訴として，「数年前より咳を自覚していたが，最近，歩行時の息切れ，黄色く粘った痰（膿性喀痰）が出るようになった」とのことで，この点を理由に来院した．

初診時所見は血圧 130/74 mmHg，脈拍 90/ 分．聴診では呼吸音の減弱および湿性ラ音，呼気の延長が見られた．来院時の胸部 X 線では肺野の透過性の亢進，横隔膜低位，滴状の心陰影が見られた．胸部 CT 検査では肺内に広範な低吸収域が存在した．また，呼吸機能検査では，1 秒率 45％であった．血液生化学検査では尿素窒素 20 mg/dL，尿酸 9.0 mg/dL，クレアチニン 0.9 mg/dL であった．担当医は重度の慢性閉塞性肺疾患（COPD）と診断し，入院治療を開始した．

［解説］

本例から考えられる問題点を以下に示し，カンファレンス等で薬剤師が薬物治療を検討する内容について説明する．

1) 慢性閉塞性肺疾患（COPD）
2) 前立腺肥大症による排尿障害のため，泌尿器科で治療継続中
3) 尿酸の高値

1) COPD と診断されたことから，関連する問題点を詳しく考察する．患者は咳が長期間に持続し，膿性喀痰，1 秒率（FEV$_1$）45％がある．COPD の病期分類では，重症である III 期（30％ ≦ FEV＜50％，高度の気流閉塞）に相応することが推察される．また，COPD では肺気腫を起

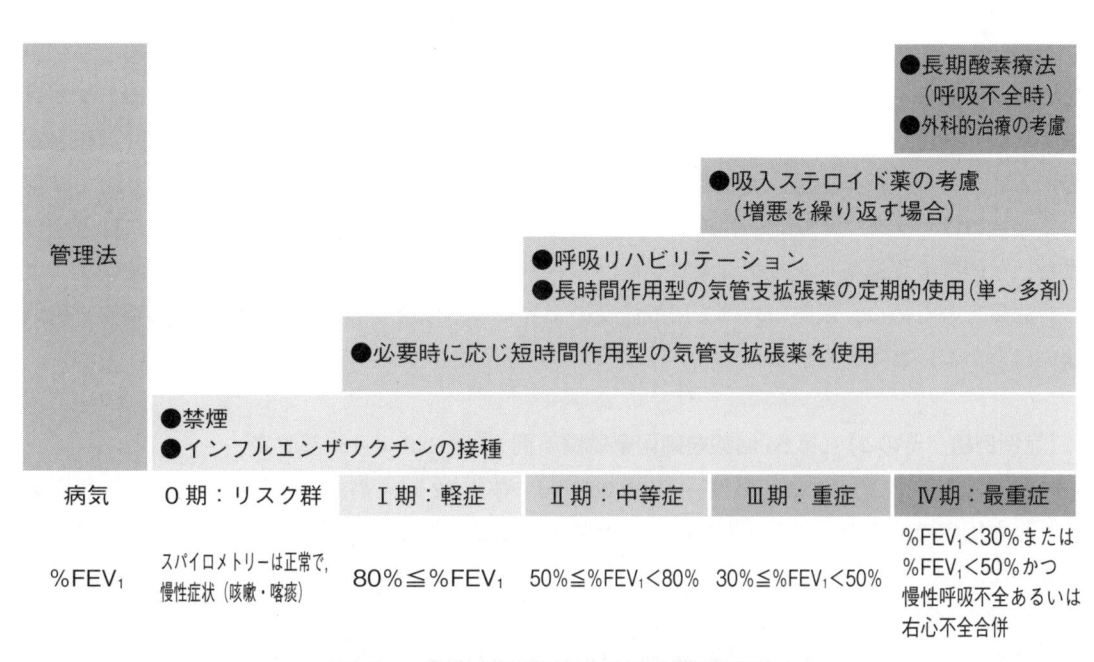

管理法					
					●長期酸素療法（呼吸不全時）●外科的治療の考慮
				●吸入ステロイド薬の考慮（増悪を繰り返す場合)	
			●呼吸リハビリテーション●長時間作用型の気管支拡張薬の定期的使用（単～多剤）		
		●必要時に応じ短時間作用型の気管支拡張薬を使用			
	●禁煙●インフルエンザワクチンの接種				
病気	0 期：リスク群	I 期：軽症	II 期：中等症	III 期：重症	IV 期：最重症
%FEV$_1$	スパイロメトリーは正常で、慢性症状（咳嗽・喀痰）	80％≦%FEV$_1$	50％≦%FEV$_1$＜80％	30％≦%FEV$_1$＜50％	%FEV$_1$＜30％または%FEV$_1$＜50％かつ慢性呼吸不全あるいは右心不全合併

図 5.3　慢性安定期 COPD の病期別管理

（市田公美，細山田真編（2009）薬学生のための新臨床医学—症候および疾患とその治療，p.103，廣川書店）

こしていることがあり，その他に，全身性の炎症，栄養障害，骨格筋機能障害など全身的な疾患に進展する可能性も考えておく．本患者では膿性喀痰があるので，呼吸器感染が考えられることから，アモキシシリン，マクロライド系などの抗生物質の投与を考慮する．

COPDの治療ガイドライン（日本呼吸器学会）が公表されており，禁煙を第一に行う．さらに，インフルエンザや肺炎球菌の感染により重篤に悪化するため，ワクチンの接種を行い，感染を予防することが推奨される．

薬物治療では，呼吸困難の増悪には必要に応じて短時間作用型気管支拡張薬が用いられる（図5.3）．Ⅲ期には，長時間作用型のβ_2受容体刺激薬／吸入用ステロイド配合の吸入剤が，それぞれの単剤使用よりも，呼吸機能の改善や増悪の予防に優れている（日本呼吸器学会COPDガイドラインより）．

また，テオフィリン製剤も追加的に適用されるが，COPDに用いられる抗コリン薬の吸入剤やβ_2受容体刺激薬に比べて有効性を示すデータが少ない．喀痰調整薬はCOPDの増悪頻度と増悪回数を有意に減少させるためN-アセチルシステイン，カルボシステイン，アンブロキソールが用いられる．

ところで，本患者では抗コリン薬の吸入剤を用いることはできない．なぜなら，前立腺肥大症による排尿障害のため，泌尿器科で治療継続中であり，抗コリン作用性の薬物は排尿障害を促進（悪化）させるために禁忌である．

2）患者は，前立腺肥大症による排尿障害のため，泌尿器科で治療継続であることから，処方薬剤を確認する．排尿障害が継続すると腎機能の悪化を起こすが，血液検査の結果，腎機能の指標である尿素窒素およびクレアチニンには異常はみられない．なお，本症例には関連しないが，高血圧や緑内障治療のためにアドレナリンβ受容体遮断薬を使用の患者では，喘息症状を悪化させるために使用を中止する．

3）尿酸の高値（9.0 mg/dL，基準：7.0 mg/dL以下）が問題視される．痛風発作を起こしていないが，尿酸値を低下させる必要がある．そのための食事内容の見直し（プリン体制限，アルコール飲料の制限）を行い，患者の尿量を調べる．薬物治療では，キサンチンオキシダーゼ阻害薬であるアロプリノールを用いて尿酸産生を抑制する．しかし，COPD治療でテオフィリンを使用する場合には，テオフィリンの代謝が抑制される相互作用のため効果が高まる可能性に注意する．また，尿酸排泄促進薬ベンズブロマロンやプロベネシドの使用も考えられるが，前立腺肥大による排尿障害のために，尿路における尿酸濃度の上昇による尿酸結石の生成を避ける必要から用いないほうがよいと考えられる．

【症例例題 その2】（第96回薬剤師国家試験 問238〜240より一部改変）
外来通院中の患者（72歳，男性）．身長168 cm，体重62 kg．高血圧症と心筋梗塞の既往があり，高血圧症の治療中である．慢性心不全と気管支喘息を有しており，処方1により良好に経過していた．

血液検査：
　PT-INR（prothrombin time-international normalized ratio） 2.0
血漿中薬物濃度：

  テオフィリン 7.0 μg/mL
  ジゴキシン 1.0 ng/mL
(処方1)
ワルファリンカリウム錠1 mg   1回1錠（1日2錠）
テオドール錠(注1) 200 mg   1回1錠（1日2錠）
プランルカスト水和物カプセル112.5 mg 1回2カプセル（1日4カプセル）
  1日2回 朝夕食後 14日分
ジゴキシン錠0.25 mg   1回1錠（1日1錠）
プレミネント配合錠(注2)   1回1錠（1日1錠）
  1日1回 朝食後 14日分
アドエア500ディスカス(注3) 28吸入用 1個
  1日2回 朝・就寝前   1回1吸入

(注1) テオドール錠：テオフィリンを含有する徐放性の錠剤の販売名（商品名）の1つ
(注2) プレミネント配合錠：1錠中にロサルタンカリウム50 mgとヒドロクロロチアジド12.5 mgを含有する錠剤の販売名（商品名）の1つ
(注3) アドエア500ディスカス：1ブリスター中にサルメテロールキシナホ酸塩72.5 μg（サルメテロールとして50 μg）とフルチカゾンプロピオン酸エステル500 μgを含有する吸入剤（ドライパウダーインヘラー・エアゾール）の販売名（商品名）の1つ

その後，口腔カンジダ症を発症したため，処方2が追加された．
(処方2)
ミコナゾールゲル経口用2% 5 g   2本
  1日4回 毎食後・就寝前 口腔内塗布 7日分

[解説]
 症例から得られた問題点と収集すべき患者情報などについて考えてみる．まず，示された問題点は次のものがある．
1) 高血圧症と心筋梗塞の既往，現在，高血圧症の治療中
2) 慢性心不全
3) 気管支喘息
4) 口腔カンジダ症
 これらの問題点と処方薬剤の対応については次のように考えられる．
 1) 高血圧症にはプレミネント配合錠が用いられている．通常，降圧薬は原則として単剤で使用するため，2剤の併用は初期には行わない．そのため，ロサルタンカリウム50 mgとヒドロクロロチアジド12.5 mgを含有する配合剤を用いる理由には，単剤では降圧目標に達しなかったことが推察される．また，ロサルタンカリウムを配合する場合には食塩感受性高血圧やタンパク尿を有する場合に用いられる．一方，心筋梗塞の治療経過を知ることも必要であり，心筋梗塞治療後にワルファリンカリウム錠が処方されていると考えられるので，治療モニタリングに有用となる．臨床検査項目のPT-INR（プロトロンビン時間 国際標準比）は，通常ワルファリンコントロ

ール時の指標に用いられ，正常値は1.0であるが，ワルファリンのコントロール時には，PT-INR 2～3でコントロールすることが多い．なお，心筋梗塞治療後の経過において，ワルファリンカリウムを投与中に血小板凝集阻害薬を併用する場合には，出血傾向が増強されるので，追加処方に注意して，血液凝固検査を実施して検討する必要がある．

2）慢性心不全の治療には，ジゴキシン錠が処方されており，血漿中薬物濃度1.0 ng/mLは有効安全域であるが，採血時を確認すべきである．採血時は定常状態に到達した後，すなわち，ジゴキシンでは維持量の連続投与開始後約7日以後（半減期1～1.5日の5倍）となる．また，患者への副作用モニタリングとして，初期症状の消化器症状（食欲不振，悪心，嘔吐，疲労感，目のかすみ，ぼんやりした感じ），不整脈の有無を確かめる．一方，高血圧症の治療にも用いられるロサルタンカリウムは適応外であるが，慢性心不全治療ガイドライン（日本循環器学会2005年）において推奨される．ヒドロクロロチアジドについては，低カリウム血症を起こして，ジギタリス製剤の薬効を増強することにより，不整脈を誘発するために併用禁忌である．処方医師への照会と協議が必要となる．加えて，血清カリウム値，血圧，血清クレアチニン等の腎機能検査の結果について調べる．

3）気管支喘息ではスパイロメトリーを行い，1秒率（FEV_1）の検査結果および喘息発作の状況などを把握しておきたい．テオドール錠，プランルカスト水和物カプセル，アドエア500ディスカス28吸入用が処方されている．テオフィリン血漿中薬物濃度7.0 μg/mLは有効域（8～20 μg/mL）に少し達しないが，患者に喘息発作がなければ，このままでよい．なお，患者の生活習慣において喫煙習慣を確かめるとよい．喫煙はテオフィリンの血漿中濃度の変動要因である．テオフィリンの徐放性製剤には，錠剤，カプセル剤，顆粒剤，懸濁シロップ剤があり，それぞれに放出制御やコーティングに違いがあるため，吸収性も違いがあり，生物学的に同等ではない製剤が複数存在する．剤型変更の場合にはその特性に注目して検討する．プランルカスト水和物カプセルは，選択的ロイコトリエン受容体阻害薬であり，気道収縮抑制作用もあり，喘息発作を予防する目的で用いられるが，喘息発作を起こしたときに緩解する目的には無効である．

サルメテロールキシナホ酸塩は長時間作用型のアドレナリン β_2 受容体刺激薬であり，気管支の拡張作用による喘息発作の軽減が期待される．単剤の吸入用製剤もあるが，指示された回数以上に使用するなど過量投与では，不整脈や心停止を起こすことがある．さらに，テオフィリンとともに低カリウム血症を起こすため，ヒドロクロロチアジドとの併用では増強される可能性があり，ジゴキシンの薬効増強への薬理学的相互作用への影響を想定する必要がある．

フルチカゾンプロピオン酸エステルは吸入用ステロイド剤であり，全身性の副作用を起こしにくく，気道の炎症を改善するために気管支喘息治療ガイドラインにおいて推奨される．しかし，吸入後に口腔内に残存すると口腔内カンジダ症，咽喉の痛み，声がれ（嗄声）を起こしやすくなるため，吸入後には，うがいを励行するように患者に指導する．また，吸入用ステロイドのうち，ディスカスとロタディスクは吸入用ドライパウダーであり，吸入とは逆に，吸入口（マウスピース）からデバイスの内部には息を吹き込まないように注意する．

4）口腔カンジダ症の発症の起因には処方されたアドエア500ディスカス中のフルチカゾンプロピオン酸エステルが考えられる．ステロイド剤には免疫抑制作用があり，口腔内において発現し，口腔内に常在する真菌であるカンジダが増殖し，感染を起こしたと考えられる．ミコナゾー

ルのゲル経口用剤は口腔内カンジダ症に適用され，口腔内に塗布した後に嚥下する．食道カンジダ症では口に長く含み，少しずつ嚥下する．しかし，CYP2C9，CYP3Aに対して阻害作用を有するため，併用時の薬物相互作用に注意を向ける．例えば，本症例においては，ワルファリンとは併用禁忌であり，ワルファリンの抗凝血作用を増強するため，PT（プロトロンビン時間）は延長し，PT-INRも上昇する．そのため，患者のPT-INR値を確認すべきである．出血傾向が現れ，PT-INRが2以上に上昇した場合，ワルファリンの投与を一時中断する．さらに，ミコナゾールの投与も中止して，アムホテリシンBのシロップ剤に変更する．本剤は，消化管からほとんど吸収されないため，全身性の真菌感染症に対しては無効であるが，口腔内に限定して適用できる．舌で患部に広くいきわたらせ，できるだけ長く含んだ後に嚥下するように指導する．

5.3 演習問題

問1 患者情報を得るために必要な情報資料に<u>該当しないもの</u>はどれか．
1 診療録（カルテ）
2 看護記録
3 薬剤管理指導記録
4 医療用医薬品製品情報概要
5 お薬手帳

[正解] 4
[解説] 4は医療用医薬品の添付文書の内容をパンフレットとして補完するものであり，患者情報を得るための資料ではない．1〜3および5は患者情報を得ることができ，5では他の病院での交付された薬剤についても服用状況を知ることができる．

問2 患者から得られた情報のうち，患者の主訴は何に該当するか．
1 Subjective data
2 Objective data
3 Assessment
4 Plan
5 Problem

[正解] 1
[解説] SOAPとして整理するとき，1は患者の主訴や質疑といった患者の主観的事実である．患者の言葉や状況を内容とする．2は客観的事実として，検査値や診断結果，処方せん内容，

使用薬剤，既往歴など．3は評価や回答となる内容であり，判断，考察，目標，意見など．4は計画であり，診断や治療方針，検査の追加，TDM，薬物投与の開始あるいは中止，情報提供，フィードバックなどの内容を含む．5は問題点であり，1つの問題点についてSOAP形式でまとめる．

問3 ジゴキシン投与中の心不全患者における次の問題点のうち，治療薬物血中濃度モニタリング (TDM) を計画すべきものはどれか．
1 チアジド系利尿薬の投与
2 不整脈の出現
3 血栓および塞栓症の併発
4 エナラプリルマレイン酸塩の投与
5 低カリウム血症

正解 2

解説 1は低カリウム血症を起こすことでジゴキシンの強心作用が増強するため，ジゴキシン血中濃度には変化がない．2はジゴキシンの血中濃度上昇が起因する可能性がある．心不全に起因する場合もあるのでTDMを実施する．3〜5はジゴキシン血中濃度には影響しない．

問4 テオフィリン製剤の投与計画に必要な患者情報は次のどれか．
1 血清クレアチニン値
2 血清尿素窒素 (BUN) 値
3 プロトロンビン時間
4 喫煙習慣の有無
5 クレアチニンクリアランス

正解 4

解説 1と5は腎機能の指標であり，腎排泄型薬物の投与計画に用いられる．2は腎機能の指標であるが，投与計画には用いられない．3は血液凝固の指標であり，ワルファリンの薬効指標となる．4はテオフィリンの薬物代謝酵素 (CYP1A2) を誘導し，クリアランスを上昇させるので，投与計画には確認すべき患者情報である．

問5 ワルファリンカリウム投与の患者情報のうち，投与量の調整に役立つ指標はどれか．
1 1秒率
2 食事習慣
3 クレアチニンクリアランス
4 WBAPTT (全血活性部分トロンボプラスチン時間)
5 PT-INR (プロトロンビン時間 国際標準比)

[正解] 5

[解説] 1は気管支喘息やCOPDなど呼吸機能の指標である．2は納豆，クロレラ食品，緑黄色野菜などビタミンKがワルファリンに拮抗するために患者情報としては重要であるが，投与量の調整に有用な患者情報は5である．3は腎機能の指標であり，腎排泄型薬物の投与計画に用いられる．4はヘパリン製剤による抗凝血作用の指標となる．

問6 次の症例について，以下の (1)，(2) に答えよ．（第95回薬剤師国家試験 問238〜240改変）

[症例]
52歳の男性が，健康診断にて高血圧，高尿酸血症及び腎機能低下を指摘され，近医を受診した．
受診時の検査結果は以下のとおりで，下記の処方が出された．

　　身長 170 cm，体重 81 kg，血圧 162/104 mmHg，血清尿酸 9.2 mg/dL，
　　血清クレアチニン（S_{cr}）1.8 mg/dL，
　　尿タンパク（±），尿糖（−），尿潜血（−），尿 pH 6.0，
　　アスパラギン酸アミノトランスフェラーゼ（AST）20 IU/L，
　　アラニンアミノトランスフェラーゼ（ALT）18 IU/L，
　　γ-グルタミルトランスペプチダーゼ（γ-GTP）15 IU/L，
　　血中尿素窒素（BUN）11 mg/dL

[処方]
　　アムロジピン　口腔内崩壊錠 2.5 mg　　　1錠
　　アロプリノール錠 100 mg　　1錠
　　　1日1回　朝食後　　　　　14日分

(1) この患者に関する患者情報に関する記述のうち，正しいものを2つ答えよ．
　　a　BMI（body mass index）は約28である．
　　b　Cockcraft-Gault の式から算出したクレアチニンクリアランスは 55 mL/分である．
　　c　肝機能の低下が認められる．
　　d　BUN 値が正常時よりも高いことが腎機能の低下を示している．

[正解] a，b

[解説] a　BMI ＝ 体重（kg）÷ 身長（m）2 ＝ 81 ÷ 1.7^2 ＝ 28.03 ≒ 28
　　　b　(140 − 年齢) × 体重 ÷ (72 × 血清クレアチニン値) ＝ (140 − 52) × 81 ÷ (72 × 1.8) ＝ 55
　　　c　肝機能指標である AST，ALT，γ-GTP は基準範囲内である．
　　　d　BUN 値は基準範囲内である．血清クレアチニンが基準範囲に比べて高い．

(2) この患者への処方せんへの考察について，正しいものを2つ答えよ．
- a　1日の尿量が2L以上になるように多めの水を飲むことを説明する．
- b　アムロジピン口腔内崩壊錠は，1日3回毎食後に服用するため，疑義照会を行う．
- c　尿酸値の改善がみられないときには，アロプリノール錠を増量することを提案する．
- d　高血圧の改善がみられないときには，メチクラン錠を併用することを提案する．

正解　a，c

解説
- a　高尿酸血症による腎での尿酸結石を予防する．尿をアルカリ化する食品の摂取も有効である．
- b　アムロジピン錠は1日1回朝食後服用で用いる．処方の通りで疑義照会の必要はない．なお，アムロジピンはグレープフルーツジュースによるCYP3A4の阻害の影響が小さい．
- c　アロプリノールの代謝物であるオキシプリノール（キサンチンオキシダーゼ阻害作用を有する）は腎排泄されるため，増量すると蓄積されて副作用が起こりやすくなる．
- d　メチクラン錠はチアジド系利尿薬であり，高尿酸血症には不適である．

問7　次の症例について，以下の(1)，(2)に答えよ．（第95回薬剤師国家試験　問209〜210より一部改変）

［症例］
18歳男性．既往歴に特記すべきことはなかったが，体のだるさとともに，突然，上眼瞼と下肢に浮腫が出現してきた．血圧は140/85 mmHgで，血液検査・尿検査を行ったところ，結果は以下のとおりであった．

血液検査：白血球　5,800/μL，Hb　14.2g/dL，血小板数　$2.5 \times 10^5/\mu$L，アスパラギン酸アミノトランスフェラーゼ（AST）32 IU/L，アラニンアミノトランスフェラーゼ（ALT）38 IU/L，血中尿素窒素（BUN）28 mg/dL，血清クレアチニン（S_{cr}）1.6 mg/dL，クレアチニンクリアランス（C_{cr}）50 mL/min，Na 138 mEq/L，K 4.5 mEq/L，Cl 102 mEq/L，総コレステロール　268 mg/dL，血清総タンパク　5.6 g/dL，血清アルブミン　2.6 g/dL，空腹時血糖　108 mg/dL，HbA1c　5.6%

尿検査：尿潜血（−），尿タンパク（4+）3.8 g/day，尿比重 1.018．

この患者が（処方1）の薬を1か月間内服したところ，症状は一時改善したが再発したため，（処方2）が追加となった．

（処方1）プレドニゾロン5 mg　1日11錠（4，4，3）　朝昼夕食後
（処方2）シクロスポリン25 mg　1日4カプセル　朝夕食後

(1) この患者に関する患者情報に関する記述のうち，正しいものを2つ答えよ．
- a　尿崩症の特徴がみられる．

b　コレステロール性の脂質異常がみられる．
   c　糖尿病性腎症の特徴がみられる．
   d　ネフローゼ症候群の特徴がみられる．

[正解]　b，d

[解説]　本症例はネフローゼ症候群であり，タンパク尿（3.5 g/day 以上），血清総タンパク 6.0 g/dL 以下，高脂血症（血清総コレステロール 250 mg/dL 以上），浮腫が認められる．処方された薬剤はネフローゼ症候群に適用される．（処方2）としてシクロスポリンが追加されたことから，ステロイド抵抗例や減量すると再燃する難治例であると考えられる．
   a　尿崩症ではタンパク尿はみられない．
   c　空腹時血糖および HbA1c は正常範囲である．

(2)（処方1）および（処方2）を服用後，患者症状は安定していた．患者は処方薬とともに下記のいずれかの飲食物を摂取するようになった．その後，再発を繰り返し症状の悪化が認められ，シクロスポリン血中濃度のトラフ値（朝服用直前値）は測定限界以下となった．症状悪化の原因と考えられる飲食物について，正しいものを1つ答えよ．
   a　大豆イソフラボン　　　　b　グレープフルーツジュース
   c　ヨーグルト　　　　　　　d　ウコン
   e　セント・ジョーンズ・ワート

[正解]　e

[解説]　セント・ジョーンズ・ワート（セイヨウオトギリソウ）は CYP3A4 を誘導し，シクロスポリンの代謝消失を促進するので血中濃度が低下しやすい．なお，シクロスポリンは腎機能が低下した患者では腎機能障害を起こしやすい．腎機能障害はシクロスポリンの副作用として高頻度にみられる．主な発現機序は用量依存的な腎血管収縮作用によると考えられ，通常，減量または休薬により回復する．BUN 上昇，クレアチニン上昇を示し，腎血流量減少，糸球体濾過値の低下がみられるので，腎機能指標のフォローを行う．

6 薬物療法の個別化に関する情報

> **C15　薬物治療に役立つ情報**
> 　(3)　テーラーメイド薬物治療を目指して
> 　　1　【遺伝的素因】
> 　　　1　薬物動態に影響する代表的な遺伝的素因について，例を挙げて説明できる
> 　　　3　遺伝的素因を考慮した薬物治療について，例を挙げて説明できる
> 　　2　【年齢的要因】
> 　　　1　新生児，乳児に対する薬物治療で注意すべき点を説明できる
> 　　　3　高齢者に対する薬物治療で注意すべき点を説明できる
> 　　3　【生理的要因】
> 　　　1　生殖，妊娠時における薬物治療で注意すべき点を説明できる
> 　　4　【合併症】
> 　　　1　肝臓疾患を伴った患者における薬物治療で注意すべき点を説明できる
> 　　　2　腎臓疾患を伴った患者における薬物治療で注意すべき点を説明できる

6.1　遺伝的情報

6.1.1　はじめに

　ヒトゲノム情報が解読された現在において，患者の遺伝子情報を考慮した上での薬物療法の個別化，いわゆるテーラーメイド医療が推進されている．ここで取り扱われる遺伝子情報には，薬物代謝酵素やトランスポーターといった薬物動態に関与するタンパク質をコードする遺伝子や受

容体などの薬理作用に関与するタンパク質をコードする遺伝子などが含まれる．ヒトゲノム情報の解読に伴って多くの遺伝子多型の存在が明らかとなり，この変異型遺伝子を保有する患者においては，野生型遺伝子を保有する患者と比べて薬効が異なることが多く報告されている．具体的には，特定の遺伝子を有するがために薬理効果や副作用が強く現れたり，あるいは期待した効果が得られないといったことが生じてくる．遺伝子多型の代表としては一塩基多型，すなわちSNPs（single nucleotide polymorphisms）が挙げられる．また近年では，タンパク質をコードする遺伝子のエクソン部分に変異がなくても，その前後あるいは遺伝子内に含まれるイントロンに遺伝子多型が存在することで特定の遺伝子の発現量に変化が生じるといったような，エピジェネティクスに影響を及ぼす遺伝子多型によっても薬効に個人差が生じることが報告されている．このように，タンパク質をコードする遺伝子本体のみならず，その周辺の遺伝子変異も最終的には薬効の個体差に影響することが明らかとなってきている．

　遺伝子情報は薬効の個体差に深く結び付いており，今後は個々の患者の遺伝子情報を加味した上で，その患者に最適な薬物療法を選択し，提供することが求められる．

　本項では，遺伝子多型が薬効の個体差に影響を及ぼす代表的な例とこのような遺伝的情報を加味した上での薬物療法の個別化について述べる．

6.1.2　遺伝子多型が薬効の個体差に及ぼす影響

1　*N*-アセチルトランスフェラーゼ2（NAT2）の遺伝子多型 [1)]

　NAT2は，イソニアジド，スルホンアミド類，プロカインアミド，ヒドララジン，カフェインなどの同素環および複素環アリルアミンやヒドラジン様薬物の無毒化過程に関与している．

　NAT2遺伝子には，野生型NAT2遺伝子である *NAT2*4* のほかに，多くの遺伝子多型が存在し，白人では12種類程度，日本人では4種類の変異が存在するといわれている（表6.1）．

　NAT2の遺伝子型により，*NAT2*4* ホモ対立遺伝子をもちNAT2活性が高い群をrapid型，*NAT2*4* および変異のヘテロ対立遺伝子をもつintermediate型，変異同士のホモ対立遺伝子をもちNAT2活性が低い群をslow型と分類できる．

　この *NAT2* 遺伝子多型の分布には人種差が存在するといわれており，日本人におけるslow型の割合は約10％であるのに対して，欧米人におけるslow型の割合は約50％であるとされている．

a）イソニアジド

　抗結核薬であるイソニアジドは，NAT2によってアセチルイソニアジドへ変換され，その後加水分解を受けることでアセチルヒドラジンを生成する．このアセチルヒドラジンは，イソニアジドによる肝障害の原因になるといわれている．一方，NAT2のslow型においては，イソニアジドは *N*-アセチル化されにくく，イソニアジドの加水分解によってヒドラジンが生成される．このヒドラジンは，強い肝毒性を有している．

　抗結核療法においては，イソニアジドとリファンピシンの併用療法が一般的に行われるが，リファンピシンには酵素誘導作用によって酸化的加水分解作用が増強するといわれている．NAT2

表 6.1　ヒト NAT2 遺伝子の変異，酵素活性および頻度

遺伝子	塩基変異	*in vivo, in vitro* における酵素活性	日本人における頻度
*NAT2*4*	—	正常	約 44%
*NAT2*5A*	T341C, C481T	不明[a]，低下[b]	—
*NAT2*5B*	T341C, C481T, A803G	低下	約 4%
*NAT2*5C*	T341C, A803G	不明	—
*NAT2*5D*	T341C	不明	—
*NAT2*6A*	C282T, G590A	低下	約 32%
*NAT2*6B*	G590A	不明	—
*NAT2*7A*	G875A	低下	—
*NAT2*7B*	C282T, G857A	低下	約 19%
*NAT2*12A*	A803G	不明	—
*NAT2*12B*	C282T, A803G	不明	—
*NAT2*12C*	C481T, A803G	不明	—
*NAT2*13*	C282T	不明	—
*NAT2*14A*	G191A	低下[a]，不明[b]	—
*NAT2*14B*	G191A, C282T	低下[a]，不明[b]	—
*NAT2*14C*	G191A, T341C, C481T, A803G	不明	—
*NAT2*14D*	G191A, C282T, G590A	不明	—
*NAT2*17*	A434C	不明	—
*NAT2*18*	A854G	不明	—

a：*in vivo*，b：*in vitro*
（澤田康文編（2001）薬物動態・作用と遺伝子多型，p.198，医薬ジャーナル社より引用）

の slow 型においては，イソニアジドの N-アセチル化への変換速度が遅く，かつ，イソニアジドの加水分解作用の増強により，肝毒性の強いヒドラジンが大量に生成される結果，強い肝障害が発生するといわれている．したがって，NAT2 の slow 型においてはイソニアジドの投与量を減量し，逆に rapid 型おいては投与量を増量することで十分な治療効果を得ることができる．このように，NAT2 の遺伝子型を用いることで，イソニアジドを用いた治療の個別化ができることから，NAT2 の遺伝子検査は有用であると考えられる．

2　CYP2C19 の遺伝子多型[1]

CYP2C19 で代謝される薬物の代表例として，プロトンポンプ阻害薬（PPI）であるオメプラゾールやランソプラゾールが挙げられており，遺伝学的に CYP2C19 の機能を欠損する個体（poor metabolizer：PM）は日本人を含むモンゴル系人種で 13〜20%，コーカサス系人種で 3〜4% と報告されている[2]．

a）オメプラゾール

オメプラゾールの代謝には，CYP2C19 と CYP3A4 が関与するが，その関与の程度は CYP2C19 のほうが大きいことから，オメプラゾールの体内動態は，*CYP2C19* 遺伝子多型による影響を受

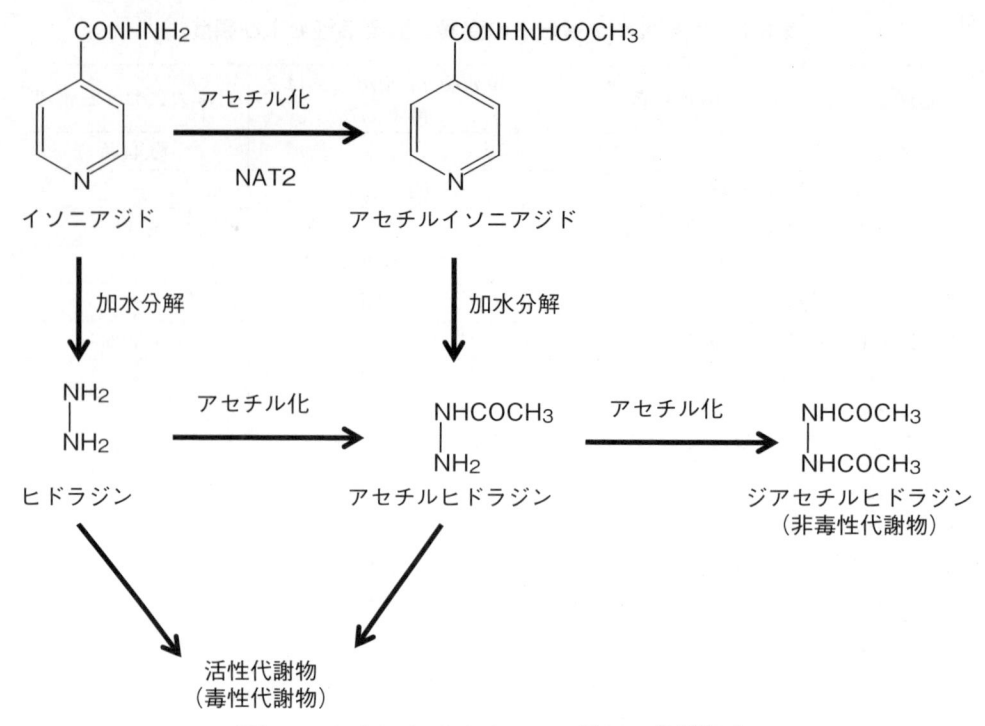

図 6.1　ヒトにおけるイソニアジドの代謝経路
(澤田康文編 (2001) 薬物動態・作用と遺伝子多型, p.201, 医薬ジャーナル社より一部改変)

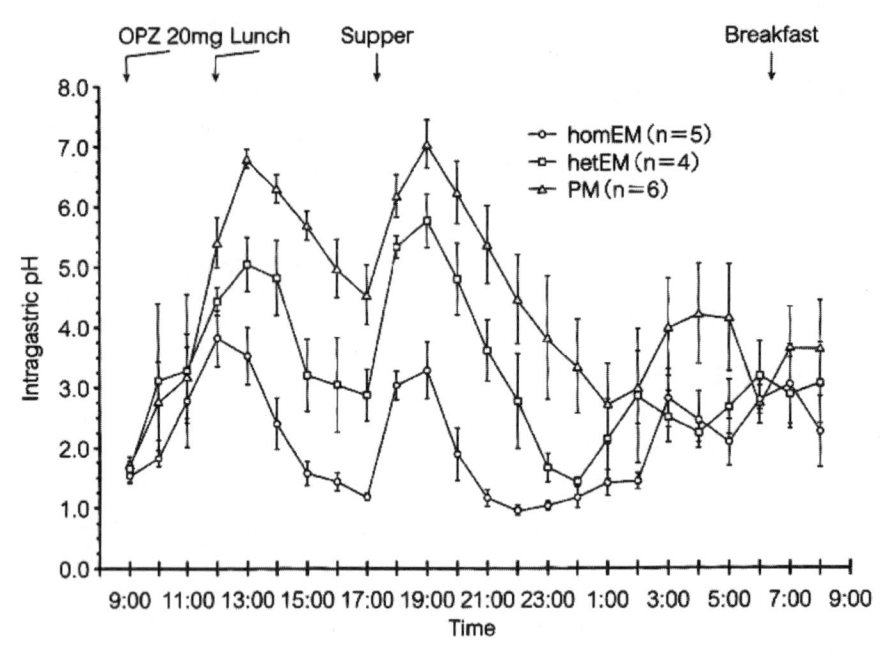

図 6.2　*CYP2C19* 遺伝子変異とオメプラゾール服用後の胃内 pH の変化
(澤田康文編 (2001) 薬物動態・作用と遺伝子多型, p.139, 医薬ジャーナル社)

けやすい．

　CYP2C19 の野生型ホモ接合体（homEM），ヘテロ接合体（hetEM）および変異型ホモ接合体（PM）において，オメプラゾール服用後の胃内 pH を比較した結果有意な差が認められ，PM 群で胃内 pH が最も高く，次いで hetEM 群，homEM 群の順であった（図 6.2）．さらに，オメプラゾール服用後の AUC は，homEM 群を 1 とすると hetEM 群で 3.3，PM 群では 12.1 となり，オメプラゾール服用後の胃内 pH の差が，*CYP2C19* 遺伝子多型による薬物動態の違いに起因することが示唆されている．

　また，*CYP2C19* の遺伝子多型は，PPI を用いたヘリコバクター・ピロリの除菌療法における成功率にも影響を及ぼすと報告されている．ヘリコバクター・ピロリの除菌療法では，胃内 pH を高い状態に保つことで胃内における抗生物質の安定性を図ることが重要であるが，オメプラゾール，アモキシシリンおよびクラリスロマイシンの 3 剤を用いた除菌療法における *CYP2C19* 遺伝子多型の影響を調査した研究では，homEM 群での除菌率が 28.6％であったのに対し，hetEM 群では 60.0％，PM 群では 100％と，変異型アレルを有している患者における除菌率が高いということが報告されている[3]．したがって，CYP2C19 の homEM あるいは hetEM の患者にオメプラゾールを含むヘリコバクター・ピロリの除菌療法を適応する場合には，オメプラゾールの投与量を増量することで除菌率を高くすることができるものと考えられる．

3　シトクロム P450（CYP）2D6 の遺伝子多型[1]

　CYP2D6 は，三環系抗うつ薬，選択的セロトニン再取り込み阻害薬 selective serotonin reuptake inhibitor（SSRI），統合失調症治療薬，β 遮断薬，抗不整脈薬など多くの薬物の代謝に関与している．この CYP2D6 には遺伝子多型が存在し，日本人においては 1％未満と低頻度ではあるものの，ほとんど代謝能を有しないヒトである poor metabolizer（PM）が存在するとされている．

4　UDP グルクロノシルトランスフェラーゼ（UGT）1A1 の遺伝子多型[1]

　UGT はグルクロン酸転移酵素とも称されるように，薬物や生体内物質に対するグルクロン酸抱合を触媒する第 II 相反応を担う酵素である．UGT は UGT1 と UGT2 に大別され，さらにそれぞれには多くのアイソザイムが存在しており，発現している組織やその基質もアイソザイム間で大きく異なる．ここでは，イリノテカンの薬物動態に関連性の深い *UGT1A1* の遺伝子多型について述べる．

　イリノテカンは，トポイソメラーゼ阻害作用をもち，消化器系がんや呼吸器系のがんなどに用いられるが，このイリノテカンは，肝臓やほかの組織においてカルボキシエステラーゼによる代謝を受け，活性代謝物である SN-38 が生成される（図 6.3）．その後 SN-38 は，肝臓において UGT1A1 を介したグルクロン酸抱合を受けることで水溶性が増大し，主に胆汁中へ排泄される．*UGT1A1* には，*UGT1A1*6*，*UGT1A1*28* などの遺伝子多型が存在することが明らかとなっており，*UGT1A1*6*，*UGT1A1*28* などの変異型アレルを有する患者においては，前述の SN-38 に対するグルクロン酸抱合能が低下していることから，SN-38 の代謝が遅延する．*UGT1A1*6*，*UGT1A1*28* のいずれかをホモ接合体（*UGT1A1*6/*6*，*UGT1A1*28/*28*）あるいはヘテロ接合

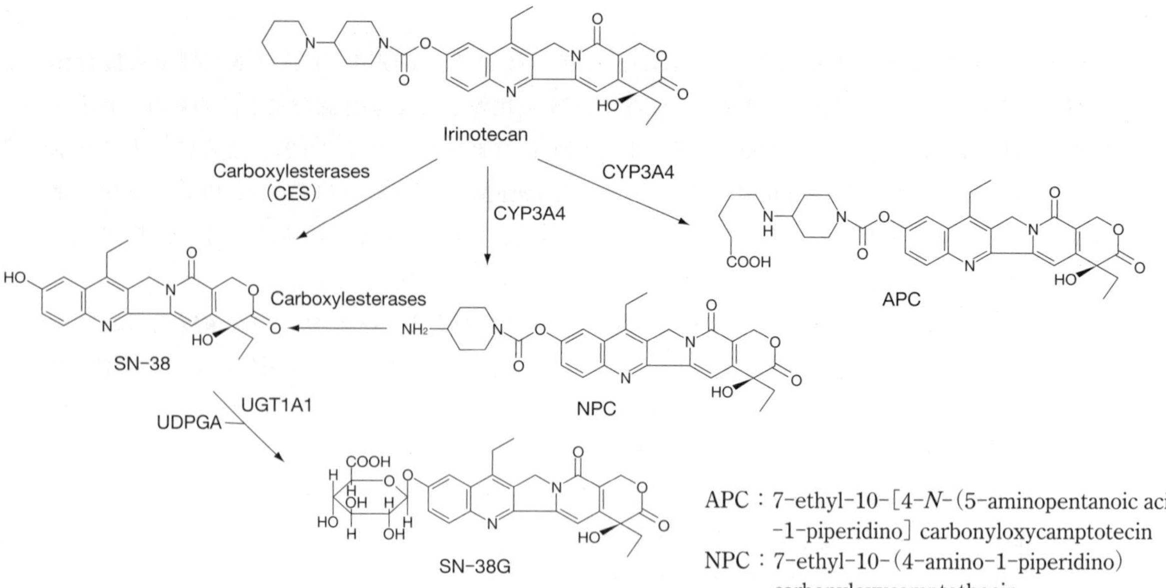

図6.3 イリノテカンの代謝経路
（トポテシンインタビューフォームより）

APC：7-ethyl-10-[4-N-(5-aminopentanoic acid)-1-piperidino] carbonyloxycamptotecin
NPC：7-ethyl-10-(4-amino-1-piperidino) carbonyloxycamptothecin

体（*UGT1A1***6*/**28*）としてもつ患者では，SN-38の代謝が遅延することに伴ってSN-38が体内に蓄積し，好中球減少症などの重篤な副作用が発現する可能性が高くなる．したがって，このような患者においては，投与量を減量するなどの措置が必要となる．

6.2 年齢的情報

6.2.1 高齢者における薬物療法

多くの薬剤では，高齢者における投与量の上限が決められていたり，初回投与時は低用量から始め，個々の患者の反応により投与量を調整しなければならない．

高齢者の多くは慢性疾患をもち，多くの併用薬を処方されている．そのため，薬物相互作用が起こる頻度は増大する．また，高齢者によく使用される薬物の種類は状況により変化し，例えば，養護介護施設の高齢者では，抗精神病薬，催眠薬など投与頻度が一般の高齢者に比べ多い．加齢のため肝臓や腎臓をはじめとするさまざまな臓器の機能やその予備能が低下している．さらに，慢性疾患を有する場合，低下した生理的予備能はさらに減少している．このため，一般的に高齢者では個体間変動が大きくなる．したがって，加齢による病態生理学的，薬力学的および薬動力学的変化に伴う，薬物の選択，用法・用量に留意することがきわめて重要である．

表 6.2　加齢に伴う体組織比率成分の変化

	無機塩類（%）	タンパク質（%）	水分（%）	脂肪分（%）
新生児	3.2	13.4	70	13.4
1歳児	3	13.4	61.2	22.4
10歳児	4.2	17.3	64.8	13.7
成人	5.5	16.5	60	18
高齢者	4	12	54	30

(Puig, M.:"Body composition and growth," in *Nutrition in Pediatrics*, ed. 2, edited by W.A. Walker and J.B. Watkins. Hamilton, Ontario, B.C. Decker, 1996 より)

吸収：加齢により，小腸表面積の減少や胃内 pH の上昇が認められるが，これらによる薬物の吸収量や吸収速度に対する影響はそれほど大きくない．しかしながら，胃排出速度の変化により，腸管からの薬物の吸収時間は影響を受ける．

分布：加齢により，通常，体重と体水分率は減少するが，体脂肪率は増加する（表 6.2）．体水分率，とくに細胞外液の一部をなす血漿量の減少により水溶性薬物の血中濃度や組織濃度が変化する．また，体脂肪率の増加により，脂溶性薬物の分布容積は増加し，薬物体内半減期が長くなる場合がある．さらに，肝機能の低下によりアルブミンの生合成が減少した場合，タンパク結合率の大きな薬物では，分布容積が変化する．例えば，ワルファリンのように血漿アルブミンとのタンパク結合率の大きな薬物では，遊離薬物の血中濃度が高くなるため，用法・用量に留意する．α_1 酸性糖タンパクは増大するため，塩基性薬物の結合は増加する．

代謝：加齢による薬物代謝能の個体間変動は大きい．チトクローム P450 系薬物代謝酵素による薬物代謝能は全般に減少し，肝クリアランスが約半分に低下する場合もある．リファンピシンなどによる肝薬物代謝酵素の誘導は高齢者で減少する．さらに，加齢に伴う肝血流量の減少により，リドカインのように高い肝クリアランスを有する薬物は，大きく影響を受ける．しかしながら，グルクロン酸抱合などの抱合反応による代謝は，加齢による影響をあまり受けない．

排泄：腎血流量は，加齢とともに急速に減少する．30 歳以降，クレアチニンクリアランスは年齢が 10 歳増すごとに，約 8 mL/min/1.73 m^2 減少するといわれている．高齢者では，糸球体の機能が低下しているにもかかわらず，筋肉量の減少に伴いクレアチニン産生量も低下するため，血清クレアチニン濃度は正常範囲レベルの場合もある．したがって，高齢患者では，正常範囲の血清クレアチニン値であっても，ジゴキシンのように主に腎排泄を受ける薬物のクリアランスは，約半分に減少する場合もある．このように加齢に伴い腎機能は低下しつづけるため，長期間投与され続ける薬物の投与量は，定期的に検討されるべきである．また，N-アセチルプロカインアミドやモルヒネ-6-グルクロン酸のような活性代謝物は，腎クリアランスの低下により蓄積するため，腎疾患をもつ高齢の患者の場合には，重篤な副作用が発現する可能性が高い．さらに，尿細管分泌能の低下により，メトトレキサート，ペニシリン系抗生物質，プロベネシド，サリチル酸や有機酸の排泄は減少する．

効果：作用部位での効果は，加齢に伴い影響を受ける．これは，受容体数の減少，薬物が受容体に作用した後の細胞内事象の変化，あるいは恒常性の維持反応（受容体のダウンレギュレーションやアップレギュレーションなどを含む）の変化による．例えば，βアドレナリン作動薬などでは，加齢に伴うβアドレナリン受容体の減少により反応が低下する．手術などのためワルファリンを中止した場合，高齢者では凝固状態への復帰に時間がかかる．

また，高齢者では，初回通過効果が減少しているため，経口投与されたプロプラノロールやベラパミルの生体利用率の増加に伴い薬物血中濃度は上昇し，プロドラッグの経口投与時においては，活性体の血中濃度は減少する．ジアゼパムやクロルジアゼポキシドのようなベンゾジアゼピン系薬物，アミトリプチリンやイミプラミンのような三環系抗うつ薬，クロルプロマジンのような向精神薬，モルヒネや N-アセチルプロカインアミドなどは，肝代謝により活性代謝物を生じるため，その血中濃度に影響を及ぼす．

副作用：高齢者は副作用を起こすと重症化しやすく，QOL にも支障をきたす．疾患と直接関連するものでは，副腎皮質ホルモン投与による骨量減少に伴う骨折や緑内障や後嚢白内障のリスクの増大，副腎皮質ホルモンや利尿薬による高血糖に基づく糖尿病の悪化，NSAIDs による腎血流量の減少に基づく腎機能の低下や体温の異常低下，さらには血圧低下や高血圧症などが起こりやすい．また，高齢者では，ベンゾジアゼピン系薬物の代謝が遅くなり，長時間にわたる鎮静効果を引き起こすことで，転倒や骨折のリスクを増大させる可能性がある．ACE 阻害剤などの降圧剤の投与により過度の降圧が起こった場合，高齢者では脳梗塞等を起こす可能性がある．高齢者に対するアルミニウムを含む制酸薬は便秘になりやすく，マグネシウムを含む制酸薬は下痢を起こしやすい傾向がある．

基礎疾患を有する高齢者：種々の基礎疾患を有する高齢者においては，さらに注意が必要である．例えば，心臓伝導障害の患者では，βアドレナリン遮断薬，ジゴキシン，ジルチアゼム，三環系抗うつ薬やベラパミルで心ブロックが起こりやすい．また，慢性腎機能障害患者では，アミノ配糖体や NSAIDs で急性腎不全，認知症患者では，アマンタジン，抗コリン薬，抗けいれん薬やレボドパで錯乱の増強やせん妄が起こりやすい．さらに，クロルフェニラミンやジフェンヒドラミンのような抗ヒスタミン薬は，処方せん医薬品のみならず，一般用医薬品（OTC）にも配合されており，強力な抗コリン作用を有するため，排尿障害が惹起されやすく，前立腺肥大や緑内障をもつ患者で注意が必要である．また，抗うつ薬のアミトリプチリンとドキセピンなどは強力な抗コリン作用と鎮静作用がある．長時間作用型糖尿病治療薬のクロルプロパミドでは，高齢者ではその作用がより強く現れ，長時間にわたって低血糖が続き，血液中のナトリウム値も下がる場合がある．

コンプライアンス：コンプライアンスそれ自身は，年齢によって影響を受けないが，服用薬剤数の増加や精神活動の低下などにより，高齢患者は指示通りに薬物を服用せず，通常，処方されたものより少なめに服用する傾向がある．

6.2.2　新生児，乳児および小児における薬物療法

　新生児，乳児および小児における薬物治療において，とくに，新生児や乳児では，血液脳関門や薬物代謝系の発達は未熟であるため留意する．また，これら患児における薬物動態に関するデータは少なく，薬物の安全性に関するデータやそれを推測できるデータもきわめて少ない．さらに，効果や副作用などの薬物作用や代謝および排泄に影響する種々のパラメータが，年齢とともに大きく変化することに留意した上で薬物治療を行う必要がある．

　正期産新生児（0〜27日）では，水分量および脂肪量が乳幼児などと違い，体重に対する体表面積の比が大きい．血液脳関門は未熟であり，薬物は中枢神経系に分布し，毒性が現れることがある．乳幼児（28日〜23か月）では，身体の成長が急速な時期であるため，肝および腎クリアランスの成熟度に関しても大きな個体差が存在する．この時期では薬物の体内クリアランスが成人値を上回る場合がある．また，種々のクリアランス経路の発達時期には差異があるため，薬物の主代謝経路が成人と異なる場合がある．経口投与における吸収は安定するようになる．児童（2〜11歳）では，肝臓および腎臓における薬物クリアランス経路はほぼ成熟しており，ときに体内クリアランスが成人値を上回る場合もある．薬物クリアランスの変動は，個々の薬物に対する代謝経路の成熟度に依存する．また，思春期の始まりにはかなり個人差があり，通常女児のほうが早く，通常9〜11歳あたりで始まる．この時期，見かけ上の活性が変動する薬物代謝酵素がある．

吸収：消化管からの薬物吸収は，特に胃内滞留時間の長い新生児においては成人よりも遅いが，皮膚および皮下からの薬物吸収は，新生児や乳児においてきわめて良好であるため，おむつなどからの予期しない化学物質の吸収による中毒も懸念される．乳児や小児の排便回数は多様であり，また，坐剤挿入の刺激により排便をきたすことがあるため，排便とともに坐剤が排泄され，坐剤投与が困難になる場合がある．

分布：薬物の血漿タンパク結合は，新生児では成人より少なく，生後2〜3か月でほぼ成人の値に近づく．しかしながら，体水分率や体脂肪率が，成人とは大きく異なるため，水溶性や脂溶性がきわめて高い薬物では，その血中濃度に影響する（表6.2）．

代謝：肝クリアランスは，新生児では非常に低く，生後2〜3か月から徐々に上昇する．したがって，新生児では，多くの薬物の血中半減期は成人の2〜3倍長い．また，薬物代謝速度の上昇率は薬物によりさまざまである．例えば，バルビツール酸やフェニトインでは，生後約1か月で成人のそれと同程度となる．しかしながら，テオフィリンの血中半減期は，新生児では約30時間ときわめて長いが，生後数か月以内に成人の代謝速度に達する．その後1〜2歳では成人の代謝速度を超えはじめ，3〜4歳児では成人の代謝速度の約2倍となる．したがって，テオフィリンは新生児期では体重当たりの投与量をきわめて低くし，逆に6か月から4歳までは増量する．そのため，小児患者におけるテオフィリンの投与量は，時として成人と同量もしくは成人の投与

量を上回るような場合もある．さらに，小児期におけるテオフィリンの代謝経路は，成人とそれとは異なり，カフェインへの代謝経路に進みやすく，かつ，成人と比較してカフェインの代謝速度が遅いため，血中カフェイン濃度は上昇する．

排泄：新生児および乳児では，多くの薬物の排泄速度は非常に遅い．腎からの排泄は糸球体ろ過，尿細管再吸収および尿細管分泌の各々に依存しているが，新生児ではいずれの機能も未熟であり，生後約2年でこれらの機能は成熟する．また，腎血流量は，1～2歳で成人の値（約600 mL/min/1.73 m^2）に達する．そのため，新生児および乳児では，アミノグリコシド系抗生物質やその他の腎から排泄される抗生物質などの投与量には注意を要する．

特異な副作用：新生児では，薬物投与により，特有の疾患や副作用が生じる場合がある．例えば，新生児ではグルクロン酸転移酵素の活性が低いため，クロラムフェニコールによるグレイ症候群が起こることがある．また，新生児出血の予防などに用いられるフィトナジオンの大量投与やサルファ剤投与によりビリルビンがアルブミン結合部位より遊離し，核黄疸やビリルビン脳症などの高ビリルビン血症を引き起こすことがある．また，水痘やインフルエンザ患者へのサリチル酸系製剤やNSAIDs投与によるライ症候群の発症などが報告されている．

コンプライアンス：小児におけるノンコンプライアンスの割合は高い．とくに，複雑な処方を要するような若年性糖尿病，てんかんや喘息などの慢性疾患を有する患児においては，さらにノンコンプライアンスの割合が高くなる．

① ノンコンプライアンスに陥りやすい薬物側の要因
・薬物の服用方法が複雑な場合，すなわち，複数の薬剤を別々の時期に，または，異なった用量で服用する場合．これは高齢者における服用の際にも問題となる．
・インスリン注射や喘息吸入剤のように使用方法が複雑ないし不便な場合．
・長期間にわたる服用．
・味やにおいが不快な場合．
・副作用を体験した場合　など．

したがって，処方はできるだけ単純にし，可能なかぎり患児の学校における生活スケジュールや親のスケジュールに合わせるようにする．

② ノンコンプライアンスに陥りやすい親側の要因
・水剤を投与する場合などに，食事用のスプーンなどで計量し投与すると誤った服用量になる場合がある．
・薬物治療において親として自らが果たすべき役割を理解していない場合．

したがって，薬物治療時の効果や副作用に関する懸念や誤解を解き，期待や不満などに関して十分に話し合いをしておくことが重要である．

③ ノンコンプライアンスに陥りやすい患児側の要因
・指示に従わないために生じるマイナスの結果を自ら否定する場合がある．

このような場合，患児（特に幼い子）にもわかりやすいように病気や薬のことを話し，きちん

と薬を飲むよう励ますことが重要である．

新生児，乳児および小児の薬用量に関する換算：一般用薬の小児の投与量は，2～4歳までというように年齢幅で表されていることが多い．また，処方薬においても個々の薬物によって体重や体表面積のどれが投与量を決定する最も良い基準であるかについては異なっている．しかしながら，特に幼児においては身長もしくは体長の測定に誤差がつきまとい，体重と身長から求めた体表面積に誤差が頻繁に生じることといわれている．そのため，悪性腫瘍などの投与量に対しては，特別な注意を払う必要がある．

1. Augsberger 式（生後1～12歳児）＝ {(患児の年齢 × 4 ＋ 20)／100} ×成人量
2. Young 式＝{患児の年齢／(小児の年齢 ＋ 12)} ×成人量
3. Ivady & Dirner の式＝

    体重 20 kg 以下または 6 歳以下の場合：{体重（kg）× 2 ＋ 5}／100 ×成人量

    体重 20 kg 以上または 6 歳以上の場合：{体重（kg）＋ 30}／100 ×成人量

4. Crawford 式＝（患児の体表面積（m^2）／1.73）×成人量

    ただし，新生児の投与量を体表面積比によって換算すると，過量となりやすいので注意が必要である．

5. von Harnack の換算表（体表面積基準）

3か月児	6か月児	1歳児	3歳児	7.5歳児	12歳児	成人
1/6	1/5	1/4	1/3	1/2	2/3	1

6.2.3　妊娠中ならびに授乳婦における薬物療法

妊娠中における薬物療法：母体と胎児の健康にとって薬物が不可欠な場合もあり，薬剤師は医薬品の専門家として薬物の危険性と有益性について説明する必要がある．この際，妊娠の自然奇形発生率は，1～3％程度存在することを十分に説明する．

例えば，妊婦の糖尿病治療ではインスリンが絶対使用となる．これは，経口血糖降下薬が胎盤を通過するため新生児に重篤な低血糖や催奇形性をもたらす場合があるが，インスリンは胎盤を通過せず，より血糖値をコントロールしやすいためである．サイアザイド系利尿薬は，母親の血漿量を減少させ胎児の酸素と栄養の供給に悪影響を及ぼし，また，新生児の低ナトリウム血症，低カリウム血症，血小板減少症を起こしうる．女性がエトレチナートを使用した場合，中止後6か月以上たっても胎児に先天異常を引き起こすことがあるため，使用中止後少なくとも1年間は妊娠を控える．

妊娠中に投与された薬物の胎児への直接的な有害作用として，受胎後3週目までに与えられた薬物では，胚を死滅させるため，この期間での催奇形性はほとんど認められない．4～8週目の器官形成期では，臓器や各種器官の発生や分化時期にあたるため，催奇形性に関しては最も危険性が高く，この時期に胎児に影響を及ぼす薬剤は，流産ならびに解剖学的欠損や機能不全を起こす．その後の9～16週目には，性器の分化や口蓋の閉鎖などが行われる．胎児のさらなる発育・

成長が続く妊娠中期や後期（16週目以降の器官形成期以降）に投与された薬物は，いわゆる催奇形性は起こしにくいが，胎児の子宮内発達を遅延することにより，それまで正常に形成された胎児の器官や組織においても，機能や成長に影響を及ぼすことがある．また，薬物が胎盤機能へ影響すると，母体から胎児への酸素や栄養の供給を減少させることで発育不全を招くことがある．子宮に重篤な緊張亢進を起こす場合には早産を誘発することがある．さらに，薬物が母親の生理状態や生化学的動態を変化させ，間接的に胎児にさまざまな影響を及ぼす可能性がある．

現在，わが国の「医療用医薬品添付文書の使用上の注意記載要領」[5]における「使用上の注意の記載項目及び記載順序」の8には「妊婦，産婦，授乳婦，等への投与」があり，その項の(2)に，「動物実験，臨床使用経験，疫学的調査等で得られている情報に基づき，必要な事項を記載すること」の記載がある．また，(3)には，「データ」に基づき「理由」，「注意対象期間」と「措置」を妊婦，産婦，授乳婦への投与に関する表現方法を用い記載するよう定められている．しかしながら，現状の多くの添付文書では，「妊娠又は妊娠している可能性のある婦人には，治療上の有益性が危険性を上回る場合にのみ投与すること」などごく一般的な情報提供にとどまっている．妊婦に対する海外の公的な医薬品に関するリスクカテゴリーとしては，米国Food and Drug Administration（FDA）の「Pregnancy Category」[6]（表6.3）やオーストラリア医薬品評価委員会 Australian Drug Evaluation Committee（ADEC）の「妊娠中の投薬とそのリスク評価基準 Prescribing medicines in pregnancy：An Australian categorisation of risk of drug use inpregnancy」[7]

表6.3 米国FDAによる薬剤の胎児への危険度分類基準（FDA Pregnancy Category）と代表的薬物

カテゴリー	説明	代表的薬物	症状など	機序，その他
A	ヒトにおける対照比較試験（well-controlled study：randomized control trail（RCT）またはRCTではないがよく吟味された対照群が設けられている）によって胎児への危険性のないことが証明されている薬物．全薬剤の1％弱がこのカテゴリーに入る．	葉酸，ピリドキシンなど		
B	動物試験によって，胎仔に対する危険性のないことが認められているが，ヒトにおいて対照試験は行われていない．あるいは，胎仔に対する危険性が動物試験によって認められているが，対照ヒト試験では認められていない薬物．動物生殖試験では胎仔へのは否定されているが，ヒト妊婦での対照試験は実施されていないもの．全薬剤の20％弱がこのカテゴリーに入る．	イブプロフェン，インドメタシン，スクラルファート，セフォキシム，ファモチジン，アカルボース，エリスロマイシン，シクロベンゾジアゼピンなど		イブプロフェン，インドメタシンは，妊娠後期において，カテゴリーD
C	適切な動物試験またはヒトにおける試験は行われていないか，胎児に対する有害作用（催奇形性，胎仔毒性など）が動物試験において認められているが，ヒトのデータは入手されていない薬物．ここに分類される薬剤は，利益が胎児への危険性よりも大きい場合にのみ使用すること．全薬剤の約66％がこのカテゴリーに入る．	コレラ，A型・B型肝炎，麻疹，インフルエンザ，破傷風-ジフテリア，水痘などの不活化ワクチン	これらワクチンの接種に関しては，感染の危険がある場合には，施行しても差し支えない．	
		プロプラノロール	徐脈と低血糖を起こし，成長遅延	
		トリアムシノロン，フェロジピン，オメプラゾール，メトプロロール，リファンピシン，アマンタジン，フロセミド，エナラプリル（妊娠初期），カプトプリル（妊娠初期），リシノプリル（妊娠初期），シクロフロキサシン，ゲンタマイシン，クラリスロマイシン，ジゴシンなど	動物で催奇形作用や胎仔毒性	これらの薬物は母乳中に移行

表 6.3 つづき

カテゴリー	説明	代表的薬物	症状など	機序，その他
D	ヒト胎児に対する危険性の証拠が存在するものの，ある種の状況，例えば，生命を脅かす状態，またはより安全な薬剤を用いることができないか，無効である重篤な疾患等の場合には，利益がリスクを上回ることがある場合に使用が容認される薬物．全薬剤の約7%がこのカテゴリーに入る．	6-メルカプトプリン，シクロホスファミド，クロラムブシル，ブスルファンなどの抗腫瘍薬	成長遅延，下顎発育不全，口蓋裂，頭蓋骨形成不全，耳欠損，内反足などの胎児異常	胎児組織はきわめて早い分化・成長を示すため，DNA代謝率が高く，抗腫瘍薬に対して非常に感受性が高い
		プロピルチオウラシル，メチマゾール	甲状腺腫	
		テトラサイクリン	歯のエナメル質形成不全や骨成長の遅延	胎盤を通過して濃縮されて胎児の骨や歯に蓄積し，そこでカルシウムと結合する
		ストレプトマイシン，トブラマイシン，カナマイシン	第8神経障害	
		バルプロ酸，フェノバルビタール，フェニントイン，プリミドンなどの高用量の抗けいれん薬服用や4種類以上の抗けいれん薬の併用	口蓋裂，心臓奇形，頭蓋顔面の奇形，内臓異常や精神遅滞	妊婦に抗てんかん薬を投与する場合，最小有効量のできうる限り最少併用薬剤数の投与を綿密な計画のもとに行う
		妊娠中期および後期におけるエナラプリル，カプトプリル，リシノプリルなどのアンジオテンシン変換酵素阻害薬	腎機能不全，羊水過少，頭蓋顔面変形，四肢拘縮，胎児肺発育不全	
		リチウム	心臓奇形など	特に分娩直前に血清リチウム濃度の異常上昇
X	証明された胎児に対する危険性が，利益の可能性を上回り，妊婦または妊娠する可能性のある婦人には禁忌である薬剤．全薬剤の約7%がこのカテゴリーに入る．動物またはヒトでの試験で胎児異常が証明されている場合，あるいはヒトでの使用経験上胎児への危険性の証拠がある場合，またはその両方の場合で，この薬剤を妊婦に使用することは，他のどんな利益よりも明らかに危険性の方が大きいもの．ここに分類される薬剤は，妊婦または妊娠する可能性のある婦人には禁忌である．	プラバスタチン，シンバスタチン	骨などに対する先天性奇形	
		メトトレキサート	抗がん剤の副作用に類似	
		はしか，流行性耳下腺炎などの生ワクチン		
		エトレチナート	代謝産物であるエトレチンも脂肪組織に蓄積し，服用中止後も催奇形性を有する	精子形成能に異常を起こすことがあるため，男性の場合にも，投与中および投与中止後少なくとも6か月間は避妊．催奇形性があり副作用の頻度が高いので，投与中および投与後少なくとも2年間は献血を行わない
		ビタミンA，ビタミンD	ビタミン過剰症	
		エルゴタミンなど麦角アルカロイド	子宮収縮	
		男性ホルモン，女性ホルモンなど	心臓・四肢等の先天異常や女児の外生殖器に男性化を起こす．さらに，胎児が成長し思春期に達した後，女性では，排卵前期の粘液の異常，子宮内膜腔，月経機能不全，自然流産，子宮頸形成不全などを起こしたり，男性では尿道狭窄と尿道下裂が認められる	
		ミソプロストール	妊婦で完全または不完全流産および子宮出血	子宮収縮作用

表 6.4　オーストラリア医薬品評価委員会の「妊娠中の投薬とそのリスク評価基準」

カテゴリー	説　明
A	多数の妊婦および妊娠可能年齢の女性に使用されてきた薬だが，それによって奇形の頻度や胎児に対する直接・間接の有害作用の頻度が増大するといういかなる証拠も観察されていない．
B1	妊婦および妊娠可能年齢の女性への使用経験はまだ限られているが，この薬による奇形やヒト胎児への直接・間接的有害作用の発生頻度増加は観察されていない．動物を用いた研究では，胎児への障害の発生が増加したという証拠は示されていない．
B2	妊婦および妊娠可能年齢の女性への使用経験はまだ限られているが，この薬による奇形やヒト胎児への直接・間接的有害作用の発生頻度増加は観察されていない．動物を用いた研究は不十分または欠如しているが，入手しうるデータは胎児への障害の発生が増加したという証拠は示されていない．
B3	妊婦および妊娠可能年齢の女性への使用経験はまだ限られているが，この薬による奇形やヒト胎児への直接・間接的有害作用の発生頻度増加は観察されていない．動物を用いた研究では，胎児への障害の発生が増えるという証拠が得られている．しかし，このことがヒトに関してもつ意義ははっきりしていない．
C	その薬理効果によって，胎児や新生児に有害作用を引き起こし，または，有害作用を引き起こすことが疑われる薬だが，奇形を引き起こすことはない．これらの効果は可逆的なこともある．
D	ヒト胎児の奇形や不可逆的な障害の発生頻度を増す，または，増すと疑われる，またはその原因と推測される薬．これらの薬にはまた，有害な薬理作用があるかもしれない．
X	胎児に永久的な障害を引き起こすリスクの高い薬であり，妊娠中あるいは妊娠の可能性がある場合は使用すべきでない．

(表 6.4) がある．これらは，あくまでも処方時における評価基準であり，偶発的な服用などによる事後の対応を示すものではない．両者とも，ヒトの胎児毒性に関する情報が不十分な場合，動物実験での胎児毒性や催奇形性に関する情報を判断に用いる工夫がなされている．両者の分類基準はともに薬剤の胎児に対する影響度を A，B，C，D，X の 5 段階のカテゴリーで示した評価基準である．米国 FDA の Pregnancy Category では，A，B，C，D，X の順に危険度が増しているが，オーストラリア医薬品評価委員会の分類基準においては，カテゴリー B1，B2，B3 ではヒトでのデータを欠いている場合や動物実験のみに基礎を置くデータであり，また，カテゴリー C や D では薬理効果や薬理作用の概念が入るため，必ずしもアルファベット順に危険度が増大するわけではない．

　これらリスクカテゴリーがわが国の「添付文書記載要領」と大きく異なる点は，カテゴリー A と B であり，妊婦に対する最適な薬物療法を実際に行うための根拠となる．ただ，米国 FDA の Pregnancy Category では，「well-controlled studies in pregnant women」とヒトの対照比較研究を主要項目として定義しており，オーストラリア医薬品評価委員会の分類基準においては，「Drugs which have been taken by a large number of pregnant women」とリスクの増大や発生頻度の増加に関する使用実績に配慮し定義されている．

　服薬時期に関しては，日本の医療用医薬品添付文書記載要領の別表 2 において「妊娠（〜か月以内）」，「妊娠後半」，「妊娠末期」と具体的な時期を示す概念がある．しかしながら，米国 FDA Pregnancy Category ならびにオーストラリア医薬品評価委員会の分類基準では，具体的な妊娠の時期をカテゴリーの構成要素としていない．

表 6.5 乳汁への移行し,乳児に影響を及ぼす主な薬物

	薬物	副作用
抗てんかん薬	フェノバルビタール プリミドン クロナゼパム	鎮静,食欲不振 活性代謝物による副作用 無呼吸
抗ヒスタミン薬（鎮静）	クロルフェニラミン ジフェンヒドラミン プロメタジン	眠気,食欲不振
	クレマスチン	眠気,興奮
β遮断薬	アセブトロール アテノロール	低体温,徐脈,チアノーゼ 低血圧,徐脈,一過性多呼吸
ビタミン類	ビタミン A（高投与量） ビタミン D（高投与量）	ビタミン過剰症

授乳婦における薬物療法[8]：母体血液から乳汁への薬物移行は，ほぼ濃度依存的な受動輸送である．ただ，乳汁の pH が血漿よりもやや低いため，タンパクとの結合率が低い弱塩基性の薬物や高脂溶性の薬剤は，乳汁へ移行しやすい（表6.5）．よく使用される母乳/血漿比は，母乳中薬物濃度を，同時点の血漿中薬物濃度と比較したものであるため，母乳/血漿比が1以上でも血漿中濃度が低ければ，母乳中濃度もわずかである．

母乳中薬物が乳児に与える影響は，母乳中薬物濃度，一定期間中に乳児が摂取する母乳の量，乳児における当該薬物の吸収性，当該薬物に対する乳児の代謝能や排泄能，また当該薬物の乳児に対する毒性の強さなどによって決まる．一般的に，体内半減期の長い薬物や長期間に大量投与する薬物の使用は避けるべきである．しかしながら，インスリンやエピネフリンなどのように母乳に移行しない薬物もある．また，経口吸収が悪いため母親に非経口的に投与された薬物は，通常，乳児に経口的に与えても吸収されない．テトラサイクリンはかなりの量が母乳へ移行するが，母乳中のカルシウムにより沈殿するので，授乳を受けた乳児が吸収する量は一般にきわめて低いとされている．さらに，ブロモクリプチン，エストラジオール，レボドパやトラゾドンは，母乳分泌を抑制または阻害する．

乳児への有害性が懸念される薬を服用する場合で，その後授乳の再開を希望する場合は，母乳が止まらないように服薬期間中は搾乳を続け，この期間の母乳は廃棄する．

6.3 臓器別疾患情報

6.3.1　肝障害

肝臓は，薬物や異物代謝のほかに，血清タンパクの合成や糖新生，胆汁の合成と分泌など，多

くの役割を担っている．したがって，肝炎，肝硬変あるいは肝がんといった疾患に罹患している患者においては，薬物や異物代謝能の低下，血清タンパクの組成や含量の変動，胆汁合成能の低下などが引き起こされる．このような肝障害患者においては，肝臓での代謝排泄を受ける薬物の動態が大きく変化する．

　肝機能の低下時には，肝血流量（Q_h）と肝固有クリアランス（$CL_{int,h}$）のいずれか，あるいは両方が低下することが考えられる．また，血清タンパクの組成や含量の変動は，薬物のタンパク結合率に影響を及ぼす．さらに，肝固有クリアランスは薬物によって大きく異なることから，生理学的薬物動態モデルを応用することが有用であるとされている．

　肝クリアランスは（式1）で表される．

$$CL_h = \frac{Q_h \times f_{ub} \times CL_{int,h}}{Q_h + f_{ub} \times CL_{int,h}} \tag{式1}$$

ここで，CL_h は肝クリアランス，Q_h は肝血流量，f_{ub} は血漿タンパク非結合率，$CL_{int,h}$ は肝固有クリアランスを示す．

　肝固有クリアランスが小さい場合，すなわち，肝臓における薬物代謝能が低い薬物の場合は，$Q_h \gg f_{ub} \times CL_{int,h}$ となる．したがって，（式1）の分母 $f_{ub} \times CL_{int,h}$ は無視できることから，（式1）は（式2）のように変換できる．

$$CL_h \approx \frac{Q_h \times f_{ub} \times CL_{int,h}}{Q_h} = f_{ub} \times CL_{int,h} \tag{式2}$$

すなわち，肝固有クリアランスが小さい（肝臓における薬物代謝能が低い）薬物の場合には，その肝クリアランスは血漿タンパク非結合率と肝固有クリアランスの積で表されることから，このような薬物の動態は，肝血流量の影響を受けない．しかしながら，肝臓の実質的疾患等によって肝機能自体が障害されている場合などは，肝機能の低下に伴って肝固有クリアランスが低下するため，肝クリアランスが低下するほか，血清タンパクの組成や含量の変動によってタンパク結合率が変化した場合には，同様に肝クリアランスが変化することに留意しなければならない．

　一方，肝固有クリアランスが大きい場合，すなわち，肝臓における薬物代謝能が高い薬物では，$f_{ub} \times CL_{int,h} \gg Q_h$ となる．したがって，（式1）の分母 Q_h は無視できることから，（式1）は（式3）のように変換できる．

$$CL_h \approx \frac{Q_h \times f_{ub} \times CL_{int,h}}{f_{ub} \times CL_{int,h}} = Q_h \tag{式3}$$

すなわち，肝固有クリアランスが大きい（肝臓における薬物代謝能が高い）薬物の場合には，その肝クリアランスは肝血流量とほぼイコールと表されることから，肝硬変などの疾患に罹患して肝血流量が低下している患者においては，このような薬物の動態が大きく変化する．つまり，肝クリアランスが低下する．したがって，肝固有クリアランスが大きい薬物を肝血流量が低下している患者に投与する場合には，投与量を減量する必要がある．

　また，肝クリアランスは，肝抽出率（E）を用いることで（式4）のとおり表すことができる．

表 6.6 肝抽出率に基づく薬物分類

E < 0.3	0.3 ≦ E < 0.7	E > 0.7
Carbamazepine	Aspirin	Alprenolol
Diazepam	Quinidine	Desipramine
Digitoxin	Codeine	Isoproterenol
Indomethacin	Nortriptyline	Lidocaine
Phenobarbital		Meperidine
Phenytoin		Morphine
Procainamide		Nitroglycerin
Theophylline		Pentazocine
Tolbutamide		Propoxyphene
Valproic acid		Propranolol
Warfarin		Verapamil

※表にあげた薬物はいずれも肝臓からの消失が全身クリアランスの30%以上を占めることが知られている．

（乾賢一，奥村勝彦編（2010）医療薬学 第5版，p.438，廣川書店）

$$CL_h = Q_h \times E \quad (式4)$$

さらに，経口投与後に初回通過効果を受ける薬物のバイオアベイラビリティは（式5）で表される．

$$F = 1 - E \quad (式5)$$

E が低い薬物，すなわちバイオアベイラビリティが大きい薬物では，肝障害により E が低下した場合においてもバイオアベイラビリティはそれほど変化しない．しかしながら，E が大きい薬物，例えば $E = 0.8$ の薬物で，肝障害によって $E = 0.4$ と低下したと仮定すると，そのバイオアベイラビリティは2倍に上昇し，かつ，肝クリアランスは1/2に減少する．このように，肝障害患者に対しては，各薬物の薬物動態学的特徴とその薬物の投与経路を踏まえた個別化が必要となる．

6.3.2 腎障害

腎臓は，薬物や老廃物を尿として体外に排出するほかに，血清電解質の恒常性維持，レニン分泌などの血圧調節，エリスロポエチンの産生と分泌といった内分泌機能，ビタミンの活性化など，多くの役割を担っている．したがって，腎機能が低下した場合には，腎排泄型薬物の排泄が低下することにとどまらず，生体恒常性の変動に伴うといった二次的な原因によって薬効が変化することがある．

一般的に，腎機能の指標としては，クレアチニンクリアランス（C_{cr}）が用いられる．クレアチニンクリアランスは，糸球体ろ過速度を示すものであり，血液検査によって得られる血清クレアチニン濃度（S_{cr}）と蓄尿によって得られる尿中クレアチニン濃度（U_{cr}）および1分間尿量（V）を用いて（式6）により算出することができる．

$$C_{cr}\,(\mathrm{mL/min}) = \frac{U_{cr}\,(\mathrm{mg/dL}) \times V\,(\mathrm{mL/min})}{S_{cr}\,(\mathrm{mg/dL})} \tag{式6}$$

また，（式7）および（式8）で示される Cockcroft & Gault 式を用いることで，S_{cr} と体重および年齢によって蓄尿せずに C_{cr} を算出することが可能である．

$$C_{cr}\,(\mathrm{mL/min}) = \frac{(140-年齢) \times 体重\,(\mathrm{kg})}{72 \times S_{cr}\,(\mathrm{mg/dL})} \quad (男性) \tag{式7}$$

$$C_{cr}\,(\mathrm{mL/min}) = \frac{0.85 \times (140-年齢) \times 体重\,(\mathrm{kg})}{72 \times S_{cr}\,(\mathrm{mg/dL})} \quad (女性) \tag{式8}$$

小児の場合には，（式9）で示される Schwartz の計算式を用いることで C_{cr} を算出できる．この計算式は，2歳以上11歳以下に適用可能である．

$$C_{cr}\,(\mathrm{mL/min}) = \frac{0.55 \times 身長\,(\mathrm{cm})}{72 \times S_{cr}\,(\mathrm{mg/dL})} \tag{式9}$$

このように算出した C_{cr} を指標として投与量を調節する指標が，添付文書に記載されている医薬品が存在する．

1 ファモチジン

ファモチジンはヒスタミン H_2 受容体遮断薬であり，投与後は主として腎臓から未変化体として排泄される．したがって，腎機能低下患者にファモチジンを投与すると尿中排泄の減少に伴って血中濃度が上昇する．そのため，表6.7のような指標が添付文書に記載されている．

表6.7　ファモチジンの腎機能低下患者への投与法

＜1回20mg　1日2回投与を基準とする場合＞

クレアチニンクリアランス（mL/min）	投与法
$C_{cr} \geqq 60$	1回20mg　1日2回
$60 > C_{cr} > 30$	1回20mg　1日1回 1回10mg　1日2回
$30 \geqq C_{cr}$	1回20mg　2～3日に1回 1回10mg　1日1回
透析患者	1回20mg　透析後1回 1回10mg　1日1回

（ガスターD錠添付文書より）

2 オセルタミビル

オセルタミビルはノイラミニダーゼ阻害作用を有する抗インフルエンザ薬であり，A型またはB型インフルエンザウイルス感染症およびその予防に用いられる．その薬物動態は腎機能に依存

していることが明らかとなっているため，高度な腎機能障害者においては投与量の調整が必要であるとされている．このため，腎機能に応じた投与法が添付文書に記載されている（表6.8）.

表6.8 腎機能障害患者におけるオセルタミビルの投与法

C_{cr} (mL/min)	投与法（治療）	投与法（予防）
C_{cr} > 30	1回 75 mg　1日2回	1回 75 mg　1日1回
10 < C_{cr} ≦ 30	1回 75 mg　1日1回	1回 75 mg　隔日
C_{cr} ≦ 10	推奨用量は確立していない	

（タミフルカプセル添付文書より，一部改変）

参考文献・資料

1. 澤田康文編（2001）薬物動態・作用と遺伝子多型, p.139, 医薬ジャーナル社
2. オメプラール錠添付文書
3. Furuta, *et al.*, Effect of genetic differences in omeprazole metabolism on cure rates for *Helicobacter pylori* infection and peptic ulcer. *Ann. Intern. Med.*, 1998 Dec 15；**129**（12）：1027-1030
4. トポテシン注インタビューフォーム
5. 医療用医薬品の使用上の注意記載要領について 平成9年4月25日 薬発第607号
6. http://www.fda.gov/fdac/features/2001/301_preg.html#categories
7. Australian Drug Evaluation Committee（ADEC）http://www.tga.gov.au/ docs/html/adec/adec.htm, http://www.tga.gov.au/docs/pdf/medpreg.pdf
8. http://www.ukmicentral.nhs.uk/drugpreg/qrg_p1.htm

6.4 演習問題

問1 N-アセチルトランスフェラーゼ2（NAT2）の遺伝子多型によって，体内動態が変化することが知られている薬物は次のうちどれか．
1　プロプラノロール
2　イソニアジド
3　ファモチジン
4　ペニシリン
5　オメプラゾール

正解　2

解説　NAT2には遺伝子多型が存在し，その基質の代表的なものとしてイソニアジドが挙げられ

る．

問2 オメプラゾールやランソプラゾールの代謝に関与し，遺伝学的にその機能を欠損する個体（poor metabolizer：PM）の割合が日本人を含むモンゴル系人種で13〜20％存在する薬物代謝酵素は次のうちどれか．
1　CYP1A1
2　CYP2D6
3　CYP2C9
4　CYP2C19
5　CYP2E1

正解　4

解説　オメプラゾールやランソプラゾールはCYP2C19およびCYP3A4により代謝される．CYP2C19には遺伝子多型が存在し，PMの割合は日本人を含むモンゴル系人種で13〜20％である．

問3 UDPグルクロノシルトランスフェラーゼ（UGT）1A1の変異型アレルをホモ接合体あるいはヘテロ接合体としてもつ患者において，投与量の減量などの措置は必要となる抗悪性腫瘍薬は次のうちどれか．
1　イリノテカン
2　シスプラチン
3　フルオロウラシル
4　アドリアマイシン
5　シクロホスファミド

正解　1

解説　UGT1A1の変異型アレルである*UGT1A1*6*, *UGT1A1*28* のいずれかをホモ接合体（*UGT1A1*6/*6*, *UGT1A1*28/*28*）あるいはヘテロ接合体（*UGT1A1*6/*28*）としてもつ患者では，イリノテカンの活性代謝物であるSN-38の代謝が遅延することに伴ってSN-38が体内に蓄積し，好中球減少症などの重篤な副作用が発現する可能性が高くなる．

問4 グレイ症候群を発症する恐れがあるため，新生児には禁忌となっている抗生物質は次のうちどれか．
1　ペニシリン
2　クラリスロマイシン
3　バンコマイシン
4　ストレプトマイシン
5　クロラムフェニコール

|正解| 5
|解説| 新生児ではグルクロン酸転移酵素の活性が低く，クロラムフェニコールによるグレイ症候群が起こることがあるため，禁忌とされている．

問5　次のうち，一般的に高齢者において増加するものはどれか．
1　糸球体ろ過速度
2　血清アルブミン値
3　体脂肪率
4　体水分率
5　体重

|正解| 3
|解説| 一般的に，加齢によって体脂肪率が増加する．このため，脂溶性薬物の分布容積が増加することがある．

問6　妊婦に用いることができる糖尿病治療薬は，次のうちどれか．
1　グリクラジド
2　ピオグリタゾン
3　メトホルミン
4　ミチグリニド
5　インスリン

|正解| 5
|解説| 1〜4の薬物は，血液胎盤関門を透過する可能性があるため，妊婦に禁忌である．

問7　次の薬物のうち，腎機能低下患者に投与した際に体内に蓄積しやすい薬物はどれか．
1　ニフェジピン
2　ファモチジン
3　オメプラゾール
4　リドカイン
5　プロプラノロール

|正解| 2
|解説| ニフェジピン，オメプラゾール，リドカイン，プロプラノロールは肝代謝により消失するが，ファモチジンは未変化体として尿中排泄されることにより消失するので，腎機能低下患者において体内に蓄積しやすい．

7 医療現場における中毒情報

> **D2 病院実習**
> （5）薬剤を造る・調べる
>   3 【中毒医療への貢献】
>   4 薬物中毒患者の中毒原因物質の検出方法と解毒方法について討議する

7.1 急性薬物中毒について

　中毒に関連した情報は様々である．中毒の原因となる物質により大きくカテゴリー別に分けられる．医薬品，工業用品，農業用品，家庭用品，自然毒など中毒の原因とされるものは多岐にわたる．また，その臨床症状は特異的なものもあるが，非特異的な場合も多い．（財）日本中毒情報センターの「2010年受信報告」によるとセンターが1年間に受信した急性中毒のデータが解析され，中毒起因物質分類による代表的なものについて表7.1のような結果が得られている[1]．中毒起因物質がわかればその中毒症状に対する対処の仕方もわかってくるものも多い．さらに中毒症状を緩和する解毒剤などの有効性も発揮できる．

7.2 薬剤師の中毒への関わり

　臨床の場において薬剤師が中毒診療に関わる場合は，中毒情報の提供や起因物質の究明，治療法への参画など様々な関わり方ができる．さらにチーム医療としてそれぞれの資格を越え，横断的な中毒の専門家としてクリニカル・トキシコロジストの資格取得（日本中毒学会認定）など活

躍の場が広げられている．筆者の経験ではパラコート配合剤，有機リン系農薬による中毒，フッ化水素の曝露などは致命的な例が多く，早急な対応が求められた．そのため，薬剤師は常に興味を持って中毒に関する文献や学会などから知識を得て，身につけておくことが重要である．

7.3 薬剤師と中毒情報

中毒情報の収集には日本中毒学会誌や(財)日本中毒情報センターから提供される情報を活用する．インターネットを利用して(財)日本中毒情報センターから中毒起因物質の情報を入手することが可能である（会員制情報もある）．しかし，中毒の原因となる物質は様々であり，頻繁に発生するものではないため，文献図書を駆使することが中毒情報の収集において不可欠となってくる．中毒情報を入手する際に活用できる文献を表7.2に紹介する．

7.4 中毒起因物質の究明

臨床現場においてはある程度の中毒起因物質の同定ができれば，対症療法が可能となる．薬物の起因物質の分析には簡易検査法としてTriage® DOAが用いられている．機器分析としては

表7.1 代表的な中毒・誤飲起因物質 2010年

カテゴリー	起因物質
家庭用品	タバコ関連，乾燥剤，化粧品，漂白剤，家庭用殺虫剤，芳香剤
医薬品	解熱鎮痛消炎剤，感冒薬，催眠鎮静剤，アレルギー用薬，外皮用剤（ステロイド含有剤）
農業用品	殺虫剤（有機リン系，カーバメート系），除草剤（グリホサート，パラコート系），殺菌剤：石灰硫黄合剤
自然毒	シュウ酸塩含有（クワズイモ），ジャガイモ，きのこ，ハチ，ムカデ，マムシ
工業用品	灯油，ガソリン，シンナー，酸（フッ化水素），ガス類（一酸化炭素，硫化水素）

参考：(財) 日本中毒情報センター資料より

表7.2 中毒情報を入手する際に活用できる文献

急性中毒処置の手引き —必須272種の化学製品と自然毒情報（第三版）：日本中毒情報センター編 じほう 2004
急性中毒ハンドファイル：森 博美，山口 均編 医学書院 2011
症例で学ぶ中毒事故と対策（改訂版）：日本中毒情報センター編 じほう 2000
中毒百科 —事例・病態・治療 改訂第2版：内藤裕史 南江堂 2006
薬・毒物中毒救急マニュアル 改訂7版：西 勝英監修 医薬ジャーナル 2008
農薬中毒の症状と治療法 第13版：農薬工業会 2010
産業中毒便覧（増補版）：後藤 稠，池田正之，原 一郎編 医歯薬出版 1984

HPLC，REMEDi-HS®，GC/MS などがある[3]．起因物質の分析には時間と設備を必要とするため，分析ができる施設に分析依頼をするか，各施設において分析機器を備えなければならない．そのため全国の拠点となる施設には分析機器が配備されたが，分析を行う人材が必要となる．薬剤師はそういう場でも活躍できる．

7.5 急性中毒の処置方法

急性中毒の処置としては，中毒起因物質を排泄させ吸収を抑えるために胃洗浄，活性炭の投与，強制利尿，腸洗浄，塩類下剤の投与などが行われる．さらに血液を浄化させる目的で活性炭カラムによる血液吸着や血液透析，血漿交換などが行われる．呼吸管理には気道の確保，酸素吸入などが行われる．多くの場合が対症療法である．中毒起因物質によっては解毒薬や拮抗薬が使用できる場合もある．

7.6 急性中毒時に使用される拮抗薬および第一選択薬[2][4][5]

1 失活した酵素活性の回復

プラリドキシムヨウ化メチル（PAM）は有機リン系農薬によるコリンエステラーゼ阻害に対し酵素活性を回復させる．ヒドロキソコバラミン（シアノキット®）はシアンによるチトクロームオキシダーゼ阻害に対し酵素活性を回復させる．

2 受容体で競合的に拮抗

フルマゼニル（アネキセート®）は GABA 受容体複合体のベンゾジアゼピン受容体に結合することによりベンゾジアゼピン系薬剤の結合を阻害する．アトロピン硫酸塩はムスカリン受容体において，有機リン系農薬による過剰なアセチルコリンと競合的に拮抗する．

3 化学反応により毒性の低い物質へ変化

チオ硫酸ナトリウム（デトキソール®）はヒ素，シアンを毒性の低い物質に変換する．

4 毒性の低下と排泄の促進

ジメルカプロール（バル®）は中毒を起こす金属類（ヒ素，水銀，鉛，クロムなど）と結合し錯化合物を形成して尿中排泄を促す．アセチルシステイン（アセチルシステイン内用液）はアセトアミノフェン中毒で枯渇したグルタチオンの前駆体であり，肝毒性のある代謝物 N-アセチル p-ベンゾキノニミンを抱合反応させるために必要なグルタチオンを増加させ，肝障害を防ぐ．

5 その他

エタノールはアルコールデヒドロゲナーゼに対する親和性が強いため，メタノール，エチレングリコールの代謝が阻害され毒性が抑えられる．メチレンブルーはアニリン系除草剤などによるメトヘモグロビン血症に対し，ロイコメチレンブルーに変化するときにメトヘモグロビンをヘモグロビンに還元する．亜硝酸アミルはシアン中毒においてヘモグロビンのFe^{2+}を酸化し，メトヘモグロビンFe^{3+}を形成してチトクロムオキシダーゼに結合したCN^-と競合させることにより，CN^-を解離しチトクロムオキシダーゼを賦活化させる．

参考書籍・文献

1. (剤) 日本中毒情報センター (2011) 2010年受信報告，中毒研究，Vol.24，No.2，127-158，へるす出版
2. 浦部晶夫，島田和幸，川合眞一 編 (2011) 中毒治療薬，今日の治療薬，1061-1069，南江堂
3. 日本病院薬剤師会他 編 (2010) 中毒医療への貢献，スタンダード薬学シリーズ11 病院・薬局実務実習 II，164-168，東京化学同人
4. 森 博美，山口 均 編 (2011) 急性中毒ハンドファイル，医学書院
5. 日本中毒学会 (2008) 急性中毒の拮抗薬—最近の話題，中毒研究，日本中毒学会機関誌，Vol.21，No.4，353-378，へるす出版
6. 堀岡正義 著 (2008) 調剤学総論，南山堂

7.7 演習問題

問1 小児に見られる家庭での誤飲の原因物質に防虫剤があるが，商品名が不明の場合，比重の差を利用し成分を簡易に鑑別する方法として，正しいのはどれか．
1 水に入れて浮いたものはナフタリンである．
2 水に入れて浮いたものはパラジクロルベンゼンである．
3 飽和食塩水に入れて沈んだものはパラジクロルベンゼンである．
4 飽和食塩水に入れて沈んだものは樟脳である．
5 飽和食塩水に入れて沈んだものはナフタリンである．

[正解] 3
[解説] 防虫剤の簡易鑑別方法として水に入れて浮いたものが樟脳（カンフル），さらに飽和食塩水に入れて沈んだものがパラジクロルベンゼンである．

問2 有機リン系農薬の中毒の際に，阻害された血清コリンエステラーゼの酵素活性を回復させる目的で使用される薬剤はどれか．
　1　フルマゼニル
　2　アトロピン硫酸塩
　3　プラリドキシムヨウ化メチル
　4　アセチルシステイン
　5　チオ硫酸ナトリウム

[正解]　3
[解説]　1　ベンゾジアゼピン系中毒の拮抗剤．
　　　　2　有機リン剤中毒の場合にアセチルコリンの作用を抑えるために使用される．
　　　　4　アセトアミノフェン中毒の場合，肝障害予防のために使用される．
　　　　5　シアン中毒の場合などに用いられる．

8 医療現場における医療情報管理

> **D1 実務実習事前学習**
> 　（6）服薬指導と患者情報
> 　　2【患者情報の重要性に注目する】
> **D2 病院実習**
> 　（4）ベッドサイドで学ぶ
> 　　4【薬剤管理指導業務】

　薬剤師は，医療現場において，人権の中で最も基本的な生命・健康の保持増進に寄与するために重大な責務を担う．また，薬剤師は，患者に関連する医療情報の授受と管理，さらにはその加工，提供において，医療人としての倫理規範を遵守し，患者医療情報の保護，秘密保持に努めなければならない．さらに，薬剤師は，医薬品情報に関する高い知識および技能の水準を保ち，適確な判断を行える能力を常に養い，薬物療法の有効性・安全性を確保し，適正使用を推進するための有益な情報を管理，分析し，提供していくことが責務である．（日本薬剤師会　薬剤師倫理指針より一部抜粋改変）

　以上のような観点から，本章では，医療現場における医療情報管理について，高知大学医学部および附属病院（以下，高知大病院）における患者医療情報管理の具体例を含み概説する．

8.1 患者医療情報管理における医療情報保護

　平成15年5月に成立した個人情報保護法（個人情報の保護に関する法律）は，あらゆる分野において適応されるが，特に医療の場においては，患者医療情報の保護が重要となる．しかしながら，患者医療情報は，ほとんどの場合，医療関係者が共有するため，その保護にあたっては，倫理規範を遵守した対処が必要である．

現在，多くの医療施設，特に特定機能病院等においては，大規模な電子カルテシステム等のインフラが導入され，診療録等の患者医療情報は，下記の全ての項目を満たすシステムが構築され，その中で管理が行われている．

○真正性の確保

　正当な権限において作成された記録に対し，虚偽入力，書き換え，消去および混同が防止されており，かつ，第三者から見て作成の責任の所在が明確であること．

○見読性の確保

　必要に応じ電磁的記録に記録された事項を出力することにより，直ちに明瞭かつ整然とした形式で使用に係る電子計算機その他の機器に表示し，書面を作成できるようにすること．

○保存性の確保

　電磁的記録に記録された事項について，保存すべき期間中において復元可能な状態で保存することができる措置を講じていること．

　これらの基準が明記されている「医療情報システムの安全管理に関するガイドライン」（厚生労働省，第4.1版 平成22年2月改訂）においては，「医療情報の取扱に関する事項」の中に，医療・健康情報を取り扱う際の「電子的な医療情報を扱う際の責任のあり方」を策定して明確な情報の取り扱いルールを規定し，特に情報保護に対する使用者・管理者の責任分界点を明確化している．

　また，本ガイドラインでは，保存義務のある診療録等を医療機関等の外部に保存する場合の指針を含み，薬局における薬剤服用歴の記録等は，診療報酬の算定上必要とされる各種文書として取り扱いに注意を要するとされている．

　情報システムの安全管理においては，

（1）利用者の識別および認証

（2）情報の区分管理とアクセス権限の管理

（3）アクセスの記録（アクセスログ）

（4）不正ソフトウェア対策

（5）ネットワーク上からの不正アクセス等に対する措置が講じられていること

以上が必須である．

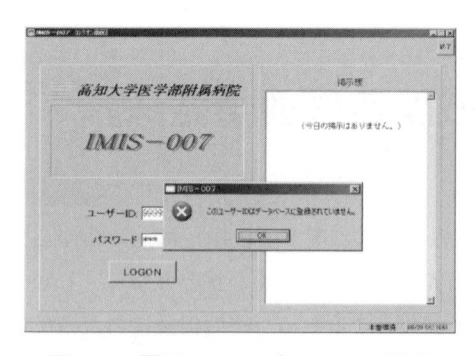

図 8.1　電子カルテパスワード画面　　　　図 8.2　ICカード

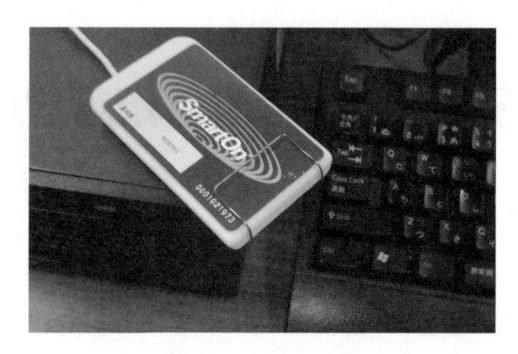

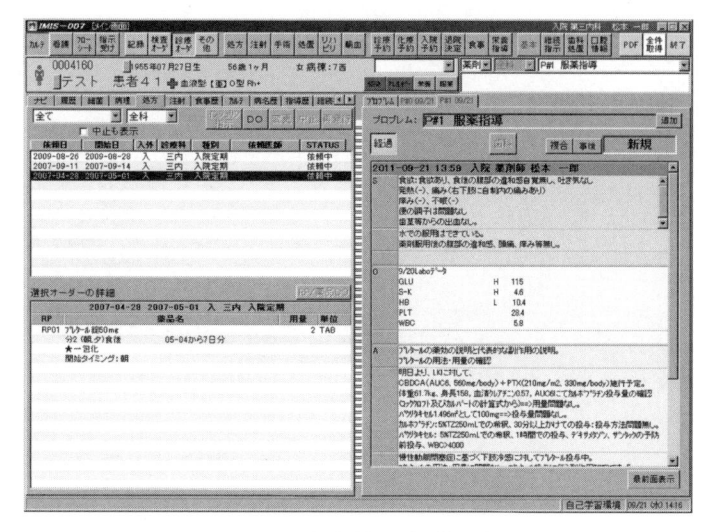

図 8.3　薬剤管理指導記録

　高知大病院における電子カルテシステムも，図 8.1 および図 8.2 に示すような ID・パスワードや IC カードを用いた認証制度により（1）利用者の識別および認証を確保し，また，（2）以下の情報の区分管理とアクセス権限の管理等の項目において，ガイドラインを遵守したシステム管理を行っている．

　また，図 8.3 に，薬剤師が患者に対して薬剤管理指導を行った場合の指導記録を示した．指導記録は，直接，電子カルテに書き込まれ，利用者の識別および認証により保護され，さらに，アクセス記録（アクセスログ）も管理されている．

8.2　患者医療情報管理における患者同意

　個人情報保護法において，「医療機関で保管する診療記録等は，第三者に提供することもあり，個人情報を提供する際の基本原則は例外を除き，情報の提供について本人の同意を得ることが必要．（第 23 条）」と明記されている．図 8.4 に，高知大病院おける総合同意書（外来患者用）の例を示した．高知大学病院では，外来受診時・入院時において，患者に総合同意書の提出を促し，外来の場合，未提出の患者は，同意を取得したものとみなし，入院の場合は，原則，全員に提出してもらっている．

　また，患者情報の保護というよりも，安全確保措置・リスク管理としての優位性を有するが，手術等の医療行為を受ける場合の安全確保措置（個人情報保護法：第 28 条）も患者の同意取得を必要とし，手術等の患者に大きな負荷が生じる医療行為に対する同意はもとより，患者医療情報確保に対する患者の理解を得ることを基本としている．

　さらに，医薬品の使用に関する患者の同意取得の必要性の代表的な例として，改正薬事法における「バイオ・ゲノムの世紀」に対応した安全確保の充実（平成 14 年 7 月 31 日公布）に規定

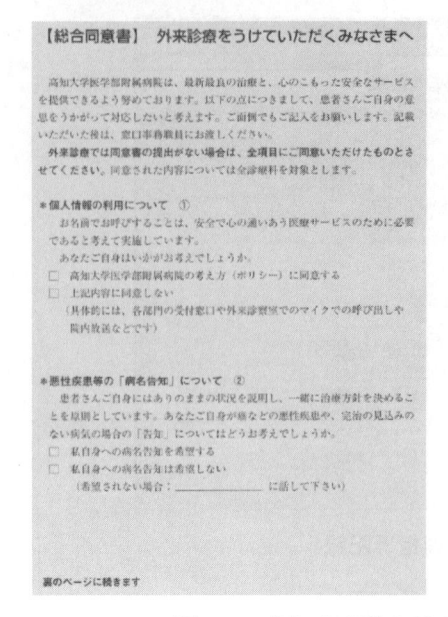

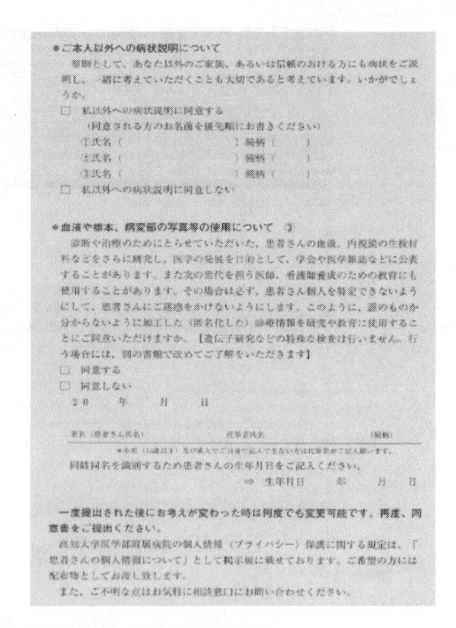

図 8.4　高知大病院おける総合同意書（外来患者用）

図 8.5　生物由来製品・特定生物由来製品の同意書

される生物由来製品・特定生物由来製品の特性をふまえた安全確保措置（医師その他医療関係者は，使用対象患者に対し，適切な説明を行い，その理解を得るよう努めなければならない）が挙げられる．高知大病院においても，生物由来製品・特定生物由来製品の使用予定患者に対しては，医師，薬剤師および看護師等の医療従事者が図 8.5 に示す同意書を用いて，使用に対する同意取得，医薬品の安全性確保のための情報管理を行っている．

8.3 治験・医師主導型臨床研究における患者情報保護

1 同意説明と取得

　薬事法で規定する医薬品の開発に係わる治験を行うにあたっては，患者医療情報は厳しく管理される．高知大病院においても，臨床試験センターを設置しており，その中で薬剤部が治験担当部門を担っている．治験担当部門の所属メンバーは，薬剤師はもとより，看護師，臨床検査技師，事務職員が所属し，患者（この場合は被験者）の医療情報の保全に努め，治験の円滑な遂行にあたっている．

　治験に係わる諸事を定める新 GCP（医薬品の臨床試験の実施の基準に関する省令（平成9年第28号））においては，実施医療機関の長は，被験者の秘密の保全が担保されるよう必要な措置を講じなければならない．また，治験に係る業務に関する手順書を作成し，新 GCP で定める文書および手順書に従って治験を遂行し，被験者への同意説明とその確認，モニタリング，監査等における秘密保全など，個人情報の保護に努めなければならないと明記されている．

　以下に，新 GCP で定められ，高知大病院で，統一書式として記載している同意説明文書の項目を列挙する．

同意説明文書
1) 当該治験が試験を目的とするものである旨
2) 治験の目的
3) 治験責任医師の氏名，職名及び連絡先
4) 治験の方法
5) 予測される治験薬による被験者の心身の健康に対する利益（当該利益が見込まれない場合はその旨）及び予測される被験者に対する不利益
6) 他の治療方法に関する事項
7) 治験に参加する期間
8) 治験の参加を何時でも取りやめることができる旨
9) 治験に参加しないこと，又は参加を取りやめることにより被験者が不利益な取り扱いを受けない旨
10) <u>被験者の秘密が保全されることを条件に，モニター，監査担当者及び治験審査委員会等が原資料を閲覧できる旨</u>
11) <u>被験者に係る秘密が保全される旨</u>
12) 健康被害が発生した場合における実施医療機関の連絡先
13) 健康被害が発生した場合に必要な治療が行われる旨
14) 健康被害の補償に関する事項

15) 当該治験の適否等について調査審議を行う治験審査委員会の種類，各治験審査委員会において調査審議を行う事項その他当該治験に係る治験審査委員会に関する事項
16) 当該治験に係る必要な事項

　一方，医療分野における臨床的学術研究である医師主導型臨床研究は，個人情報保護法の法的義務の適用除外部分である．しかしながら，「ヒトゲノム・遺伝子解析研究に関する倫理指針」，「遺伝子治療臨床研究に関する指針」，「疫学研究に関する倫理指針」および「臨床研究に関する倫理指針」等の指針により患者医療情報の保護・管理の指針が示されている．疫学研究における観察研究などは必ずしも文書による同意取得を必要としないが，介入研究においては，ほとんど

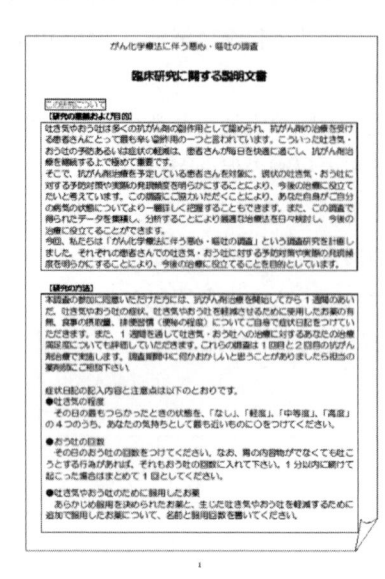

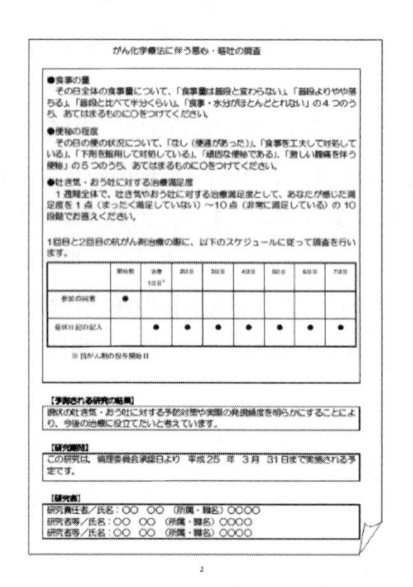

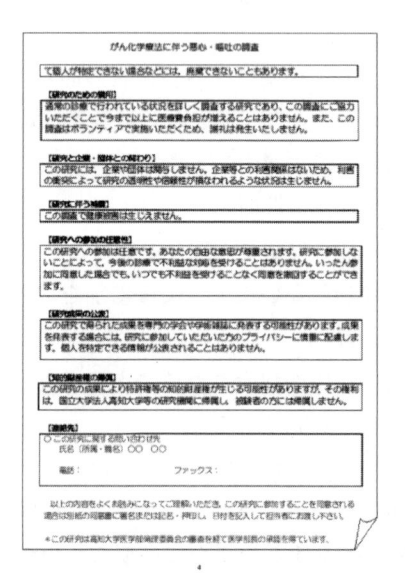

図 8.6　医師主導型臨床研究　同意説明文書

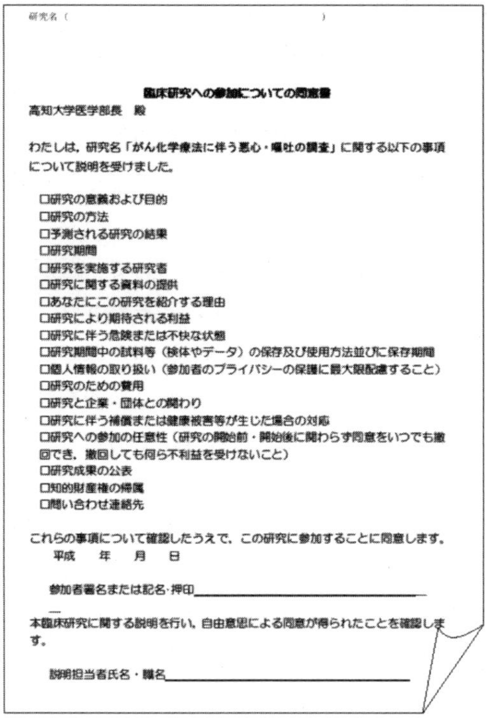

研究名（　　　　　　　　　　　　　）

臨床研究への参加についての同意書

高知大学医学部長　殿

わたしは，研究名「がん化学療法に伴う悪心・嘔吐の調査」に関する以下の事項について説明を受けました。

□研究の意義および目的
□研究の方法
□予測される研究の結果
□研究期間
□研究を実施する研究者
□研究に関する資料の提供
□あなたにこの研究を紹介する理由
□研究により期待される利益
□研究に伴う危険または不快な状態
□研究期間中の試料等（検体やデータ）の保存及び使用方法並びに保存期間
□個人情報の取り扱い（参加者のプライバシーの保護に最大限配慮すること）
□研究のための費用
□研究と企業・団体との関わり
□研究に伴う補償または健康被害等が生じた場合の対応
□研究への参加の任意性（研究の開始前・開始後に関わらず同意をいつでも撤回でき，撤回しても何ら不利益を受けないこと）
□研究成果の公表
□知的財産権の帰属
□問い合わせ連絡先

これらの事項について確認したうえで，この研究に参加することに同意します。

平成　　年　　月　　日

参加者署名または記名・押印＿＿＿＿＿＿＿＿＿＿＿＿＿＿＿

本臨床研究に関する説明を行い，自由意思による同意が得られたことを確認します。

説明担当者氏名・職名＿＿＿＿＿＿＿＿＿＿＿＿＿＿＿

図 8.7　医師主導型臨床研究　同意文書

が（一部介入の程度による場合もある），図 8.6 および図 8.7 に示すような同意説明文書による患者の同意取得が必要である．高知大病院においても，臨床的学術研究に関しては，原則，全ての研究において医学部倫理委員会の審議・承認と研究機関長の許可が必要であり，患者の同意を得て，患者医療情報あるいは患者由来試料（血液，尿など）の利用が認められる．

2　匿名化と情報管理者

治験および臨床的学術研究における個人情報の取り扱い方においては，研究計画に応じて，匿名化（ある人の個人情報から，個人を識別する情報の全部または一部を取り除き，代わりにその人と関わりのない符号または番号を付けること）の手法が必要となる．以下に代表的な匿名化手法を示す．

① 連結可能匿名化

必要な場合に個人を識別できるようにその人と新たに付された符号または番号との「対応表」を残す方法．

② 連結不可能匿名化

個人を識別できないように「対応表」を残さない方法．連結不可能匿名化された情報は個人情報に該当しない．

これらの手法と，匿名化情報の保存場所，外部施設への提供方法など，倫理委員会で厳しく審議し，承認審査を行う．匿名化情報の管理においては，研究ごとに，「個人情報管理者」を置き，

特に，ヒトゲノム・遺伝子解析研究などは，研究責任者または研究担当者（研究分担者）が，「個人情報管理者」を兼ねることはできず，臨床研究上の個人情報は厳しく管理される．

薬学生は，医療現場における医療情報管理に関し，その保護，加工，提供等における法的制約とその具体的事例について，実務実習の医療現場においてこそ深く理解すべきものであり，本章ではその一部事例を示し，概説した．

さらに，医薬品の開発治験あるいは臨床学術研究において，医療現場に係わる薬剤師の役割，特に患者医療情報に係わる役割は，今後益々増大すると推察され，他職種からの期待は大きい．他の章で詳しく述べられるであろうが，医薬品の情報管理，基本的な医薬品情報源からの情報収集，医薬品情報の加工と利用，医薬品情報の提供，医薬品情報を利用した調査・研究等においても，患者医療情報に係わる事項は厳しく管理されるべきである．

今後，医療情報の電子化は益々進み，蓄積された大量の患者医療情報を利用したデータ解析およびその情報発信（例えば，病院の機能評価に用いるクリニカルインディケーターにおける患者医療情報の外部発信，データマイニングの手法を用いた網羅的な患者医療情報の利用等）が盛んになると考えられる．倫理観を持って医療情報を管理するために，薬学生には，その理解を深めることを望む．

8.4 演習問題

問1 電子カルテシステムにおける診療録，薬剤管理指導記録等の患者医療情報管理上，「正当な権限において作成された記録に対し，虚偽入力，書き換え，消去および混同が防止されており，かつ，第三者から見て作成の責任の所在が明確であること」とされる安全管理の規定はどれか．
  1 倫理性
  2 見読性
  3 保存性
  4 真正性
  5 認証性

正解 4

問2 医薬品の治験において，「‥‥‥被験者への同意説明とその確認，モニタリング，監査等における秘密保全など，個人情報の保護に努めなければならない」と明記されているのは，次のうちどれか．

1　臨床研究に関する倫理指針
　　2　ヒトゲノム・遺伝子解析研究に関する倫理指針
　　3　改正薬事法
　　4　医薬品の臨床試験の実施の基準に関する省令
　　5　疫学研究に関する倫理指針

[正解]　4

問3　個人情報の取り扱い方において，「必要な場合に個人を識別できるようにその人と新たに付された符号または番号との「対応表」を残す方法」は，次のうちどれか．
　　1　個人情報管理
　　2　連結不可能匿名化
　　3　連結可能匿名化
　　4　安全確保措置
　　5　健康被害補償

[正解]　3

日本語索引

ア

アクセス記録　221
アクセスログ　221
アザチオプリン　66
亜硝酸アミル　216
アセタゾラミド　62
アセチルシステイン　215
N-アセチルトランスフェラーゼ 2　192
N-アセチルプロカインアミド　197
アゾール系抗真菌剤　61, 65
アネキセート　215
アミオダロン　61
アミノ糖系抗生物質　61
アムホテリシンB　61
アリスキレン　60
アルコール　66
アロプリノール　61, 66
アンジオテンシンⅡ受容体拮抗剤　64
安全性　75
安全性情報　85
　入手経路　140
安全性速報　109
アンブリセンタン　64
Augsberger 式　201
ITT 解析　36

イ

イエローレター　108, 155
医学中央雑誌　35, 162
医師主導型臨床研究同意説明文書　224
医師主導型臨床研究同意文書　225
イソニアジド　192
　代謝経路　194
一次資料　75, 114
医中誌　35
一般用医薬品　5
　リスク区分　56
一般用医薬品添付文書　55
遺伝子多型　192
遺伝的情報　191
イマチニブ　61

医薬品
　開発　17
　情報源　73
　治験相談　19
　適正使用　5
医薬品安全管理責任者　96
医薬品安全性情報　157
　活用ステップ　140
医薬品安全性情報報告書　110
医薬品安全対策情報　83, 108, 141
医薬品, 医薬部外品, 化粧品及び医療機器の製造販売後安全管理の基準　42
医薬品, 医薬部外品, 化粧品及び医療機器の品質管理の基準　42
医薬品医療機器情報提供ホームページ　81, 111, 141, 152, 153, 112
医薬品医療機器審査センター　92
医薬品医療機器総合機構　81, 92, 111, 141, 152, 155
医薬品・医療機器等安全性情報　83, 94, 108, 110, 141
医薬品インタビューフォーム　68, 82
医薬品業務手順書
　作成事項　145
医薬品情報
　医療現場　91
　収集　111
　伝達要件　138
　病院　108
　評価　85, 114
　薬局　129
医薬品情報学　7
医薬品情報源　75
医薬品情報室　116
医薬品情報データベース　153
医薬品添付文書　51, 152
医薬品の市販後調査の基準　42
医薬品の製造販売後の調査及び試験の実施の基準　42
医薬品の臨床試験の実施の基準に関する省令　223
医薬品副作用被害救済基金　91
医薬品副作用被害救済・研究振興

調査機構　91
医薬品副作用報告制度　91
イリノテカン　195
　代謝経路　196
医療安全情報　84, 112, 114
医療機器
　治験相談　19
医療現場　91
医療情報サービス　159
医療情報システムの安全管理に関するガイドライン　220
医療情報保護　219
医療法　96
医療保険制度　97
医療用医薬品　4
医療用医薬品再評価結果・再審査結果　85
医療用医薬品製品情報概要　85
医療用医薬品添付文書　51
医療用医薬品添付文書情報　82
イレッサ　151
インスリン製剤　118
インターネット
　情報　86
インタビューフォーム　67, 108
インターフェロン類　67
イントラネット　115
インパクトファクター　35, 86
インフォームド・アセント　26
インフォームド・コンセント　26
Ivady & Dirner の式　201

エ

エゼチミブ　63
エタノール　216
エトラビリン　62
エトレチナート　201
エノキサシン　66
エビデンス　30
エプレレノン　64
エベロリムス　64
ACE 阻害剤　64
H_2 遮断薬　66
HIV 訴訟　91
HIV プロテアーゼ阻害剤　61
HMG-CoA 還元酵素阻害剤　63
NCCN ガイドライン　160

日本語索引

オ

お薬手帳　130, 146
オクトレオチド　62
お知らせ文書　94
オセルタミビル　208
オッズ比　164
　　信頼区間　165
オーファンドラッグ　4
オメプラゾール　193
Odds 比　164

カ

介護保険制度　99
外用活性型ビタミン D_3 製剤　65
葛根湯　67
カリウム製剤　64
カルシウム拮抗薬　61, 65
カルベジロール　62
加齢　197
肝クリアランス　206
肝血流量　206
肝固有クリアランス　206
観察的研究　163
ガンシクロビル　61
間質性肺炎　57
患者向医薬品ガイド　84
肝障害　205
感染症　41
肝抽出率　207
がんデータベース　160
漢方薬
　　相互作用　67

キ

既収載医薬品
　　薬価改定　100
希少疾病用医薬品　4
キニジン　65
キヌプリスチン・ダルホプリスチン　61
95%信頼区間　33
急性中毒
　　処置方法　215
急性薬物中毒　213
禁忌　57, 58
緊急安全性情報　83, 93, 109, 155

ク

くすりのしおり　154
クリニカル・トキシコロジスト　213
クレアチニンクリアランス　208
グレイ症候群　200
グレープフルーツジュース　62
クロイツフェルト・ヤコブ病訴訟　91
クロラムフェニコール　61, 200
Crawford 式　201

ケ

警告　57, 58
刑法
　　薬剤師　102
血液法　95
血清クレアチニン濃度　208
健康被害
　　再発防止対策　92
検証的試験　24

コ

抗悪性腫瘍薬
　　警告　58
厚生労働省緊急ファックス情報　94
厚生労働省発表資料　83
抗てんかん剤　62
後発医療用医薬品　28
後発品
　　薬価基準　100
抗不整脈薬　65
抗リウマチ薬
　　腎不全時の使い方　127
高齢者
　　薬物療法　196
コクランライブラリ　35
コクランレビュー　159, 162
個人情報保護　132
コホート研究　32
コモン・テクニカル・ドキュメント　20
コルヒチン　63
根拠に基づく医療　158
Cockcroft & Gault 式　208

サ

再審査制度　38
再評価制度　39
サリドマイド訴訟　91
3R の原則　19
三次資料　75, 114

シ

シアノキット　215
ジェネリック医薬品　28
シクロスポリン　67
ジゴキシン　64, 65, 197
市場実勢価格加重平均値調整幅方式　100
システマティックレビュー　35
実験的研究　163
疾病及び関連保健問題の国際統計分類　154
シトクロム P450 2D6　195
市販後調査　38
　　医薬品情報　43
市販直後調査　108
　　副作用情報収集　110
シプロフロキサシン　61
ジメルカプロール　215
重大な副作用　59
重篤副作用疾患別対応マニュアル　155
手術前の休薬期間　119
受動的医薬品情報提供　115, 125
授乳婦
　　薬物療法　205
守秘義務規定　132
小柴胡湯エキス　67
使用上の注意
　　改訂情報　83
　　改訂のお知らせ　94
使用成績調査　43
脂溶性ビタミン　67
小児
　　薬物療法　199
承認情報　84
承認審査　26
情報
　　伝達方法　139
情報管理者　225
情報源
　　医薬品集　76, 77
　　院内製剤　80
　　相互作用　79
　　注射薬の配合変化　80
　　中毒　79
　　妊婦，授乳婦　79
　　副作用　78
　　服薬指導　80
　　保険薬事典　80
　　薬品鑑別　80
　　薬物治療　77
情報提供

日本語索引　*231*

患者　130
　緊急安全性情報　115
　処方支援　116
　製造・販売中止　121
　不良品回収　122
　包装変更　120
　薬物療法　116
症例-対照研究　31
症例報告　163
初回通過効果　198
処方薬　4
新医薬品
　承認件数　27
腎障害　207
新生児
　薬物療法　199
新薬
　開発過程　4
　薬価算定　100
信頼区間　164
診療ガイドライン　158
診療報酬　99
Schwartzの計算式　208

ス

スイッチOTC医薬品　5
水溶性ビタミン　66
スティーブンス・ジョンソン症候群　57
スモン訴訟　91
スルファメトキサゾール・トリメトプリム　61

セ

製造販売後臨床試験　43
製造物責任法　102
生物由来製品　41, 222
セイヨウオトギリソウ　63, 189
絶対リスク減少率　37, 164
セフェム系　66
セント・ジョーンズ・ワート　63, 189

ソ

相互作用
　チトクロームP450　59
相対危険度　164
相対リスク　37
相対リスク減少率　37, 164
創薬　17
ソリブジン事件　91

SOAP形式　173

タ

第一類医薬品　56
第Ⅰ相試験　24
第Ⅲ相試験　24
第三類医薬品　56
胎児への危険度分類基準　202
大衆薬　5
対照群イベント発生率　37
第0相試験　25
第Ⅱ相試験　24
第二類医薬品　56
第Ⅳ相試験　25
タクロリムス　60
ダサチニブ　61
ダナゾール　61
ダビガトラン　63
探索的試験　24
胆汁酸製剤　62

チ

チオ硫酸ナトリウム　215
チクロピジン　62
治験　24
チトクロームP450
　相互作用　59
チーム医療
　問題点を共有するための初期計画　180
中毒情報データベース　158
中毒情報　214
中毒性表皮壊死症　57
治療群イベント発生率　37
治療必要数　37, 164

テ

定期的安全性最新報告　39
テオフィリン　64
鉄剤　65
デトキソール　215
テトラサイクリン　65
デフェラシロクス　62
テーラーメイド医療　191
テルビナフィン　62
添付文書
　記載内容　52

ト

同意説明文書　223

統計量
　計算方法　37
東邦大学医学メディアセンター　158
ドクターレター　93, 108, 155
特定使用成績調査　43
特定生物由来製品　41, 95, 222
匿名化　225
ドセタキセル　63
ドラッグ・ラグ　28
トルバプタン　63

ナ

生ワクチン　60
ナルフラフィン　64

ニ

二次資料　75, 114
二重盲検　163
日米EU医薬品規制調和国際会議　20
ニフェジピン　64
日本医薬情報センター　153
日本医薬品一般名称データベース　154
日本医療機能評価機構　112, 159
日本中毒情報センター　158, 214
乳児
　薬物療法　199
尿中クレアチニン濃度　208
妊娠
　薬物療法　201
妊娠中の投薬とそのリスク評価基準　202, 204

ノ

能動的医薬品情報提供　115
ノルフロキサシン　61
ノンコンプライアンス　200

ハ

パクリタキセル　63
パブリケーションバイアス　157
バル　215
バンコマイシン　61
パンフレット　85
Per-Protocol解析　36

ヒ

非ステロイド性消炎鎮痛剤 61
ピタバスタチン 60
ビタミンE 67
ヒドロキソコバラミン 215
皮膚粘膜眼症候群 57
秘密漏示 132
非臨床試験 20
P糖タンパク質 59
PL法 102
PMDAメディナビ 112

フ

ファモチジン 208
フィブラート系薬剤 61
フェノバルビタール 65
不活化ワクチン 64
副作用 39
　症例情報 82
副作用・感染症報告制度 39
副作用情報 155
副作用症例データ 156
副作用報告 123
副腎皮質ホルモン剤 63
物性に関する情報 75
プラリドキシムヨウ化メチル 215
フルボキサミン 61
フルマゼニル 215
フルルビプロフェン 66
ブルーレター 108
プロトロンビン時間国際標準比 183
ブロナンセリン 64
プロブコール 62
プロブレムリスト 172, 175
ブロモクリプチン 61
文献検索データーベース 161
PUVA療法 60
von Harnackの換算表 201

ヘ

米国国立がん研究所 160
併用禁忌 60
併用注意 60
ヘパリン 64
β-遮断剤 64

ホ

報告率比 156
保険給付 98
保険調剤 101
保険薬剤師 101
保険薬局 101
ホスカルネット 61
ボセンタン 60

マ

マイクロドーズ試験 25
慢性安定期COPD
　病期別管理 181
慢性閉塞性肺疾患 181
Mindsアブストラクト 159

ミ

ミコフェノール酸モフェチル 65

ム

無作為化比較試験 33

メ

メタアナリシス 33
メチレンブルー 216
メトクロプラミド 61
メルカプトプリン 66
メルクマニュアル 158
メルファラン注射剤 61
免疫抑制剤 60

モ

モダフィニル 62
モルヒネ-6-グルクロン酸 197
問題志向型システム 169, 172
問題志向型診療記録 171

ヤ

薬害エイズ事件 91
薬剤学的配合禁忌 59
薬剤管理指導記録 221
薬剤師

過失責任 147
　刑法上の責任 102
　民法上の責任 102
薬剤情報説明書 131
薬剤情報提供文書 146
薬事法 95
薬品安全対策情報 94
薬物・飲食物間相互作用 59
薬物相互作用 59
薬物動態 74
薬物動態学的相互作用 59
薬物・薬物間相互作用 59
薬力学的相互作用 59
薬歴 146
薬価基準 100
薬価サーチ 154
薬価算定方式 100
薬局窓口 146
薬効・薬理 74
Young式 201

ユ

有害事象 39
有害症状
　初期症状 57
有効性 74
UDPグルクロノシルトランスフェラーゼ 195

ラ

ライエル症候群 57
卵胞・黄体ホルモン剤 61

リ

リスクマネジメント 138
利尿剤 64
リファンピシン 62
臨床研究 31
臨床試験 24
臨床薬理試験 24

ロ

ロスバスタチン 60

ワ

ワルファリン 65

外国語索引

A

absolute risk reaction　164
absolute risk reduction　37
ADEC　202
ADR　39
adverse drug reaction　39
adverse event　39
Adverse Event Reporting System　156
ADVISE　158
AERS　156
An Australian categorisation of risk of drug use inpregnancy　202
ARR　37, 164
Australian Drug Evaluation Committee　202

B

Best Evidence　35

C

case-control　31
case-control study　162, 163
case report　163
caution　57
CER　37
CI　33, 164, 165
Clinical Evidence　34
Cochrane Library　35
cohort study　163
confidence interval　33, 165
contraindication　57
control event rate　37
COPD　181
critical appraisal　34
CTD　20
CYP3A4　59
CYP2C19　193
CYP2D6　195

D

diagnosis procedure combination　99
Doctor Letter　93
DPC　99
drug-drug interaction　59
drug-food interaction　59
Drug Safety Update　83, 94
DSU　83, 94, 108, 109, 141

E

EBM　29, 158
EER　37
EMA　152
EMBASE　35
eMC　152
evidence-based medicine　158
experimental event rate　37

F

FDA　202
Food and Drug Administration　202

G

Good Post-marketing Study Practice　42
Good Post-Marketing Surveillance Practice　42
Good Quality Practice　42
Good Vigilance Practice　42
GPMSP　42
GPSP　42
GQP　42
GVP　42

I

ICD　154
ICH　20
IF　82, 109
impact factor　86
Intention To Treat Analysis　36
International Conference on Harmonisation of Technical Requirements for Registration of Pharmaceuticals for Human Use　20
International Statistical Classification of Diseases and Related Health Problems　154
interview form　67
Intranet　115
iyakuSearch　153

J

Japan Council for Quality Health Care　112
JAPIC　153
JCQHC　112

M

Medical Information Network Distribution Service　159
MEDLINE　35, 161
meta-analysis　163
Minds　159

N

NAT2　192
National Cancer Institute　160
National Comprehensive Cancer Network　160
NCCN　160
NCCN Clinical Practice Guidelines in Oncology　160
NCI　160
NGC　160
NNT　37, 164
number needed to test　164
number needed to treat　37

O

orphan drug　4
OTC drugs　5
over the counter drugs　5

P

package inserts　51
PAM　215
PDQ　160
PECO　34, 35
Pharmaceutical and Medical Devices Agency　111

pharmaceutical incompatibility 59
Pharmaceuticals and Medical
　Devices Safety Information 94
pharmacodynamic drug interaction
　59
pharmacokinetic drug interaction
　59
Physician Data Query 160
PICO 34, 35
PMDA 92, 111, 141
PMS 38
POMR 171
POS 169, 172
Post Marketing Surveillance 38
Pregnancy Category 202, 204
Prescribing medicines in pregnancy
　202
problem oriented medical record
　171
problem oriented system 169
product liability 102

prothrombin time-international
　normalized ratio 182
PRR 156
PSUR 39
PT-INR 182
PubMed 35, 161

R

randomized controlled trial 33
randomized-control study 163
RCT 33
relative risk 37, 164
relative risk reduction 37, 164
review 163
RR 37, 164
RRR 37, 164
RxList 152

S

single nucleotide polymorphisms
　192
SNPs 192

T

The electronic Medicines
　Compendium 152
The European Medicines Agency
　152
The National Guideline
　Clearinghouse 160
Triage® DOA 214

U

UGT 195
UpToDate 35